MÉDECIN DES MORTS

Philippe Charlier

Médecin des morts

récits de paléopathologie

Fayard

ISBN : 978-2-213-62722-9

À Isabelle, pour ce temps volé

« La main du Seigneur se posa sur moi, son esprit m'emporta, et je me trouvai au milieu d'une vallée qui était pleine d'ossements. Il m'en fit faire le tour ; le sol de la vallée en était couvert, et ils étaient tout à fait desséchés. Alors le Seigneur me dit : « Fils d'homme, ces ossements peuvent-ils revivre ? ». Je lui répondit : « Seigneur Dieu, c'est toi qui le sais ! ». Il me dit alors : « Prononce un oracle sur ces ossements. Tu vas leur dire : Ossements desséchés, écoutez la parole du Seigneur. Je vais faire rentrer en vous l'esprit, et vous vivrez. Je vais mettre sur vous des nerfs, vous couvrir de chair et vous revêtir de peau. Je vous donnerai l'esprit, et vous vivrez. Alors vous saurez que je suis le Seigneur ». Je prononçai l'oracle, comme j'en avais reçu l'ordre. Pendant que je prophétisais, il y eut un bruit, puis une violente secousse, et les ossements se rapprochèrent les uns des autres. Je vis qu'ils se couvraient de nerfs, la chair repoussait, la peau les recouvrait, mais il n'y avait pas d'esprit en eux. Le Seigneur me dit alors : « Adresse un oracle à l'esprit, prophétise, fils d'homme. Tu vas dire à l'esprit : Ainsi parle le Seigneur Dieu : Viens des quatre vents, esprit ! Souffle sur ces morts, et qu'ils vivent ! ». Je prophétisai comme il m'en avait donné l'ordre, et l'esprit entra en eux : ils revinrent à la vie, et ils se dressèrent sur leurs pieds. C'était une foule immense. »

(*Ezéchiel*, 37, 1-10)

Préface

par Irène Frain

Lorsqu'ils tentent de délivrer les Occidentaux de leurs angoisses de mort, les moines bouddhistes ont souvent recours à la fable. En lisant l'ouvrage de Philippe Charlier, j'ai été hantée par le souvenir d'une de ces historiettes, aussi réjouissantes que riches de signification philosophique. Une vieille sorcière moderne, me raconta ainsi un lama, ne se remettait pas d'avoir perdu sa jeunesse et sa beauté. Dans sa terreur de la mort, elle ne cessait d'inviter son fils à dîner et passait sur lui ses obsessions morbides. Un soir où, comme d'habitude, dans le restaurant où ils s'étaient retrouvés, elle lui avait égrené, des hors d'œuvre au dessert, l'interminable chapelet de ses plaintes et de ses peurs, son regard s'arrêta subitement sur un pot où s'épanouissait une fleur magnifique. Aigre et impérieuse comme toujours, la vieille chipie décréta : « C'est une fleur artificielle ! » Son fils, lui, remarqua tout de suite que la plante était parfaitement naturelle ; et comme elle se refusait à s'en laisser persuader, il allongea le bras vers la plante où il venait de repérer un calice flétri, le saisit entre le pouce et l'index et le tendit à la sorcière avec ce seul commentaire : « La mort est la preuve de la vie. » La harpie comprit la leçon : elle considéra longuement les pétales fanés et ne lui parla plus jamais de sa peur de mourir.

Démonstration parfaite qu'il n'y a rien de morbide dans l'exploration du monde physique des défunts. Anatomopathologiste de formation, Philippe Charlier passe ses journées à disséquer et à traquer leurs secrets, ce qui ne l'empêche pas, loin de là, d'être un bon vivant ! Et c'est précisément parce qu'il vit excellemment, qu'à force d'interroger les ossements des morts, leurs tissus, cheveux, débris de vêtements, restes d'embaumement, parfois même scarifications et tatouages, il a compris que les défunts s'adressent à nous dans une langue qui, pour relever strictement de la chimie organique, nous est infiniment plus intelligible que celle des spectres, revenants et autres fantômes dont l'imagination des conteurs, cinéastes et écrivains a, de tout temps, peuplé les œuvres de fiction. Certes, après l'avoir regardé découper la chair de ses cadavres, la scruter au microscope et décoder ses séquences ADN, vous n'en saurez pas plus, en fin de compte, sur Dieu et le Diable, l'Enfer et le Paradis. Mais vous serez tellement plus instruit sur la vie quotidienne de feus nos semblables ! Aussi bien que s'ils vous avaient adressé leur testament ou érigé à votre intention quelque fabuleux monument. À travers ce que leurs restes révèlent de leurs accidents ou maladies, Philippe Charlier déduit non seulement un âge, mais aussi une alimentation, un métier, un habitat, un mode de déplacement, des plaisirs, des passions. Le peuple des morts – « les Plus Nombreux », comme les appelaient si judicieusement les Grecs – rejoint ainsi le monde des vivants et, depuis des temps et des lieux parfois très reculés – la préhistoire, l'Égypte pharaonique, les royaumes étrusques, l'Empire Inca –, nous relate la chronique d'époques qu'à moins d'être archéologues, historiens professionnels, vous n'auriez jamais approchées de façon humaine et sensible, sinon par le biais des fictions littéraires et cinématographiques.

Et même si cinéastes et romanciers se flattent de ressusciter ces époques révolues par le « mentir-vrai » des dialogues et mises en scène, ils sont eux-mêmes de plus en plus modelés par la pensée scientifique, et par conséquent plus avides de questionner les morts, célèbres ou moins célèbres. Agnès Sorel était-elle vraiment l'irrésistible « Dame de Beauté » de la légende ? Et si Jeanne d'Arc avait été un homme ? Au fait, l'a-t-on réellement brûlée à Rouen ? Et Richelieu, de quoi est-il mort ? Les restes officiels du Dauphin sont-ils vraiment ceux du malheureux fils de Louis XVI et de Marie-Antoinette, ou a-t-on affaire, une fois de plus, à une splendide imposture ? Et l'ancêtre des Européens, Ötzi, découvert par hasard momifié à la frontière de l'Autriche et de l'Italie, qu'est-ce qu'il fichait là-haut, en trois mille avant J.-C., à la lisière des glaciers, avec son arc, ses flèches, son poignard de silex et ses tatouages qui suivent curieusement la trace des méridiens chinois d'acupuncture ? Guerrier ? Chaman ? Camelot itinérant ?

Ma curiosité, en ce domaine, s'avère inépuisable ; quoiqu'elle soit constamment aiguillonnée par un romanesque foncier dont je n'ai jamais réussi à me départir, je ne me distingue guère de mes contemporains, aussi naturellement portés à interroger les traces des autres, poursuivis que nous sommes tous par les notres dans un univers qui multiplie les indices, qu'il s'agisse de la détection de notre ADN ou des signatures laissées par nos ordinateurs, téléphones portables, cartes bancaires, sans compter les caméras vidéos qui poussent maintenant comme chiendent dans notre espace urbain. D'où la moderne passion planétaire pour les enquêtes criminelles, les romans, les films policiers. Mais aussi, depuis quelques années, l'intérêt grandissant pour des investigations scientifiques dans le passé telles que celles de Philippe Charlier – comme si c'étaient là les seules balises un peu sûres dans un monde de plus en plus flottant...

Depuis l'adolescence, ce jeune et brillant médecin, par ailleurs archéologue à ses heures, nourrissait le projet de croiser les méthodes, la rigueur et les enseignements de ces deux disciplines, et d'établir ainsi les bases d'un nouveau champ d'investigation scientifique, la paléomédecine. À travers ce vagabondage savant entre reliques de saintes et scanners de momies, ADN de maîtresses royales, ouvertures de nécropoles, radiographies de squelettes de toute époque et de toute origine, c'est chose faite. J'ai personnellement lu son livre comme je l'ai fait de ma collection de « Maigret » ; et je demeure persuadée qu'en plus des historiens et des hommes qui consacrent leur vie à soulager de leurs souffrances les corps malades, les amateurs de littérature policière trouveront ici de quoi durablement abreuver leur imaginaire. Et ceux qui écrivent – pourquoi pas ? – des idées de scénario ou de roman...

I. F.

PROLOGUE

La paléopathologie consiste en l'étude médicale des vestiges humains exhumés lors de fouilles archéologiques ou conservés dans des collections muséographiques. Cette discipline, qui apporte de plus en plus d'informations aux archéologues et aux historiens, s'intéresse autant aux squelettes qu'aux momies et aux fragments de corps déposés dans les musées ou les reliquaires des églises. Elle permet, en utilisant tous les moyens médicaux (radiographie, anatomopathologie, génétique, analyse élémentaire, médecine légale...), de déterminer l'état de santé des populations du passé. Nous écrivons en fait, avec quelques centaines d'années de retard (parfois des milliers !), le carnet de santé des morts, mais aussi leur livret de famille lorsque nous parvenons à préciser les liens familiaux entre différents squelettes d'une même nécropole. Parfois, en effet, il nous est possible de résoudre des problèmes historiques grâce à ces examens : authentification d'un corps, recherche des causes d'un décès, détermination du régime alimentaire...

Au travers de vingt-huit exemples, nous allons tenter de dresser un panorama de cette discipline scientifique et des découvertes exceptionnelles auxquelles elle a déjà pu mener.

1.

Qui a tué la Dame de cœur ?

L'étude des restes d'Agnès Sorel

Première maîtresse officielle d'un roi de France, Agnès Sorel a illuminé la première moitié du XVe siècle. Selon les différentes traditions historiques, elle serait venue au monde entre 1409 et 1425 (1422 pour la plupart des historiens). On ignore également si elle vit le jour en Picardie ou dans le Berry. Ses parents, Jean Soreau et Catherine de Maignelais, de petite noblesse terrienne, lui donnèrent une éducation soignée qui la propulsa très vite, sa grande beauté aidant, parmi les filles d'honneur d'Isabelle de Lorraine, duchesse d'Anjou et reine de Sicile. Concernant la rencontre entre le roi Charles VII et Agnès Sorel, en 1443, de nouveau les opinions divergent, certains la situant à Saumur, d'autres à Toulouse. Dans tous les cas, les commentateurs rapportent que le roi fut tant impressionné par la jeune demoiselle qu'il n'arriva pas à fermer l'œil de la nuit !

Dès l'année suivante, pour la rapprocher de lui, il la fit entrer au service de sa propre épouse, la reine Marie d'Anjou. Dès lors, elle participa activement aux affaires de l'État et de son royal amant. Elle exerça un pouvoir réel, ou du moins une certaine influence sur le gouvernement au sein d'un groupe d'amis par ailleurs proches conseillers du roi (par exemple, Jacques Cœur, Pierre de Brézé ou Étienne

Chevalier). Le pape Pie II s'étonna même de la présence permanente d'Agnès à proximité du souverain : « À table, au lit, au Conseil, il fallait toujours qu'elle soit à ses côtés. »

Amoureux et reconnaissant, Charles VII lui offrit, entre autres propriétés et seigneuries, le château de Beauté-sur-Marne (actuellement sur les communes de Nogent-sur-Marne et de Vincennes), faisant d'elle, du coup, la « Damoyselle de Beaulté ». Pour chaque enfant qu'elle donna à son roi, celui-ci lui offrit une nouvelle résidence : Issoudun, Vernon-sur-Seine (Eure), Roque-Sezière (Aveyron). Pendant six ans, les deux amants se sont aimés dans une certaine insouciance. Puis tout s'est brutalement arrêté début février 1450.

Avertie d'un probable complot destiné à tuer le monarque, Agnès se met en route de Loches, en Indre-et-Loire, vers la Normandie où Charles VII combat les Anglais, bien décidée à avertir son amant. Le voyage est éprouvant, Agnès est enceinte de son quatrième enfant, l'hiver est rude et les chemins peu carrossables. Finalement, épuisée, elle arrive au Mesnil-sous-Jumièges, accouche d'un enfant qui ne survit pas (ou peu, les chroniqueurs ne sont pas d'accord...). Quelque temps après, elle est prise d'un « flux de ventre », expression médicale témoignant d'un symptôme et non d'une maladie particulière : Agnès perd des matières par l'anus ou le vagin. S'agit-il d'une dysenterie ? D'une fièvre puerpérale ? Une rumeur vite propagée parle d'empoisonnement. Voyant la mort approcher, Agnès nomme ses trois exécuteurs testamentaires : Étienne Chevalier (son confident, trésorier du roi), Jacques Cœur (grand argentier du souverain) et Robert Poitevin (son médecin personnel). Elle confie ses enfants à Antoinette de Maignelais, sa cousine. À six heures trente du soir, le 9 février 1450, elle rend le dernier soupir après avoir prononcé ces mots : « C'est peu de choses et orde et fétide de nostre fragilité. »

Très tôt, donc, on suspecte un empoisonnement : sa mort est par trop brutale et inattendue ; elle est trop jeune et trop belle pour finir ainsi ; ou encore son importance financière et politique aurait-elle suscité des jalousies ? On parle de Louis XI, d'un complot anglais... Rien de bien précis, en somme. Dans les mois qui suivent, un procès est instruit contre Jacques Cœur, son fidèle ami, assorti de multiples chefs d'accusation et d'une édifiante mauvaise foi : conspiration contre le roi, empoisonnement d'Agnès Sorel, envoi d'armes aux infidèles, exportation d'argent blanc, concussions au Languedoc, fabrication d'écus courts de poids, reddition d'un esclave chrétien à son maître musulman, recrutement de force d'un pèlerin allemand pour l'équipage d'une galée, fraude sur l'exportation du sel, fabrication d'un faux sceau aux armes du roi, extorsion au détriment des sieurs de Canillac et de La Fayette, commission de deux mille écus pour le mariage de Jeanne de France avec le comte de Clermont, prévarications sur les indemnités perçues au titre des marques de Gênes et de Catalogne, détournement partiel de certains fermages appartenant au roi, perceptions de sommes en sus des tailles sans l'autorisation du roi, prêts d'argent faits à ce dernier moyennant un taux excessif. C'est Jeanne de Vendôme, dame de compagnie d'Agnès Sorel, qui joue le rôle d'accusatrice de Jacques Cœur dans la section consacrée à l'empoisonnement de la Dame de Beauté. Au bout de ce procès-fleuve, le grand argentier est dégagé des accusations meurtrières (« En regard des poisons, pour ce que le procès n'est pas en état de juger pour le présent, nous n'en faisons à présent aucun jugement et pour cause », dit le texte du verdict, prononcé le 29 mai 1453), mais néanmoins emprisonné pour détournements de fonds. « Je reconnais tous les torts possibles, sauf les poisons d'Agnès Sorel », déclare-t-il. Finalement emprisonné, il parvient à s'enfuir, gagne le sud de la France, puis Rome, passe au service du pape qui le somme d'aller livrer bataille contre les Turcs en Morée ; il finit par mourir en galère lors du siège de Chios.

Charles VII fait ouvrir le corps de la Dame de Beauté à Jumièges (Normandie) et en fait retirer le cœur qu'il ordonnne de placer sous un magnifique mausolée de marbre noir dans le chœur de l'abbaye (la dalle funéraire servira, un temps, de table à découper la viande chez un boucher de Rouen après le pillage de l'abbaye et avant indentification par un érudit local au XIXe siècle). « C'est un peu de moi que je vous abandonne », dit-il aux moines en partant, laissant là l'organe de sa bien-aimée (et probablement ses entrailles retirées au même moment, c'est-à-dire lors de l'embaumement du cadavre). Déposé dans un triple cercueil de chêne, de cèdre et de plomb, le corps gagne lentement Loches en cortège et l'on imagine fort bien des cérémonies mortuaires à chaque arrêt du convoi dans une ville importante. Peut-être même le corps est-il présenté (ou seulement le visage ?), ce qui justifie les soins de conservation temporaire. Puis Agnès est enterrée avec faste dans le chœur de l'église Notre-Dame (dorénavant collégiale Saint-Ours), sous un gisant d'albâtre la figurant, un livre d'heures dans les mains et le visage rayonnant. Deux agneaux sont représentés à ses pieds, probable écho artistique de son prénom. Mais son repos n'est pas long...

Chaque génération de chanoines se met en devoir de demander le déplacement du tombeau, censé gêner l'office mais aussi troubler, par la lubricité de son occupante, la tranquillité des ouailles (c'était une maîtresse certes *officielle*, mais une courtisane avant tout). Louis XI s'y oppose : « Soit, mais rendez l'argent dont elle a fait don à votre église ! » Machine arrière immédiate des ecclésiastiques... Seul Louis XVI finit par céder et autorise le déplacement du corps et du tombeau : « Année 1777, mars, le cinq, payé aux ouvriers qui ont démoli le tombeau de la belle Agnès trois livres et ce pour boire. Le six, payé pour l'achat d'une urne pour déposer les cendres de la belle

Agnès deux livres et deux sols. » Ce compte des chanoines montre bien qu'ils ne se sont pas ruinés pour leur bienfaitrice ! En effet, l'urne achetée est une poterie en grès de la Puisaye (Nièvre), typique des productions qui inondaient le marché des céramiques dans la seconde moitié du XVIIIe siècle. D'une grande solidité, elle était préférable à un vase de métal précieux qui, sans doute, eût été pillé au cours des différentes révolutions... En même temps que l'on « réduit » le corps en présence d'un médecin qui décrit les ossements encore présents, certains prélèvent des cheveux pour se confectionner des reliques ou réaliser leur propre perruque. Quant aux dents d'Agnès Sorel, elles sont récupérées par la noblesse lochoise pour servir de prothèses bon marché, car elles sont non seulement de prestigieuse origine, mais, comble de tout, d'une extrême qualité malgré l'ancienneté du corps. Il existe, plus près de nous, de nombreux exemples de pratiques comparables. Dans *Les Misérables*, Victor Hugo fait ainsi parler Fantine vendant ses cheveux puis ses dents pour gagner un maigre pécule : « M'arracher mes deux dents de devant ! s'exclama-t-elle, horrifiée. Mais je serai horrible ! Les cheveux repoussent, mais les dents ? » C'est en effet mutilée qu'elle se présente quelque temps après devant Marguerite : « La chandelle éclairait son visage. C'était un visage sanglant. Une salive rougeâtre lui souillait le coin des lèvres, et elle avait un trou noir dans la bouche. Les deux dents avaient été arrachées. » On retrouve parfois de tels crânes lors d'examens paléopathologiques ; l'état bucco-dentaire apparaît excellent, l'âge est jeune, mais deux, parfois quatre dents sont manquantes : le sujet les a vendues de son vivant, à moins qu'on ne les lui ait arrachées à sa mort ou lors du pillage de sa tombe. La tradition rapporte également que les aristocrates romains faisaient arracher les plus belles dents de leurs plus beaux esclaves pour faire confectionner leurs propres prothèses...

Revenons à notre Dame de Beauté. En 1793, son tombeau, placé à l'entrée de la nef de la collégiale Saint-Ours, est brisé par un contingent de soldats venus de l'Indre, dirigé par le révolutionnaire Pocholle (il a pris le gisant d'Agnès pour celui d'une sainte). Après moult dégradations, l'urne est enterrée dans le cimetière près de l'église. En 1801, le préfet Pommereul la fait récupérer et placer en lieu sûr dans le bâtiment de la sous-préfecture, alors située dans le logis royal de Loches. Entre 1806 et 1809, le gisant est envoyé à Paris pour être restauré par le sculpteur Beauvallet. Des morceaux sont recollés, des parties manquantes sont modelées en plâtre (les mains, les plis de la robe, les ailes et les têtes des angelots et une partie des corps des agneaux placés aux pieds du gisant). Le visage est intact, à l'exception du bout du nez d'Agnès. Des goujons en fer sont utilisés pour le maintien de certains éléments entre eux. 1809 : le gisant, dont la restauration vient enfin d'être achevée, est installé au rez-de-chaussée de la tour dite « d'Agnès Sorel », dans le logis royal de Loches. Des vitraux sont alors réalisés pour décorer les fenêtres de la salle, figurant Charles VII jeune et son amante. On aurait pu penser qu'il se serait agi de la dernière translation ou, du moins, du dernier dérangement de la belle Agnès, mais il n'en fut rien. En 1970, parce qu'il gênait la visite des touristes, on démonta à nouveau le gisant pour le transporter au premier étage du même bâtiment. Une nouvelle restauration de la pierre eut alors lieu, notamment un remplacement des goujons en fer (qui avaient rouillé et provoqué un éclatement de la pierre et du plâtre) par d'autres en cuivre. Quelques restaurations (externes) furent également effectuées en 1997.

Enfin (mais rien n'est sûr...), le 28 septembre 2004, le conseil général d'Indre-et-Loire, sous l'impulsion conjointe de Gérard Coulon, de Jean-Yves Couteau et de Pascal Dubrisay, fit procéder au transfert du tombeau de la belle Agnès depuis le logis royal jusqu'à la collégiale Saint-Ours afin de respecter (définitivement ?) les vœux de la « Damoyselle de Beaulté ». À l'occasion de la translation du gisant, il nous a été demandé d'étudier les restes encore conservés en son sein. Devant de multiples crépitements de flashes, ce jour radieux du début de l'hiver, le gisant s'est donc élevé, porté par des engins industriels. Trois logettes avaient été ménagées sous la pierre, d'un mètre de large chacune. Celle du centre contenait une urne en céramique d'une quarantaine de centimètres de haut, couverte d'une assiette brisée. Celle-ci a été déposée, puis, lentement, nous avons soulevé ce couvercle afin d'examiner l'intérieur et de voir ce qu'il pouvait rester des précédentes exhumations et des différents transferts du corps.

Dès l'ouverture, plusieurs constatations se sont imposées : une odeur doucereuse s'échappait de l'urne, mélange d'humidité et de senteur d'épices. Nous n'avons su que plusieurs semaines plus tard la raison de cette sensation prise initialement pour une hallucination. Dans le vase, un crâne reposait sur un lit de poussières et de débris grisâtres. Ses deux grandes orbites nous fixaient, couvertes de dépôts blanchâtres (il s'agissait des yeux qui s'étaient desséchés) ; il ne s'agissait pas d'un crâne, en réalité, mais bien plutôt d'une véritable tête momifiée. Les sourcils étaient visibles, ainsi que quelques cheveux encore adhérents au cuir chevelu et de larges secteurs de peau, d'une extrême fragilité. Immédiatement, nous avons réalisé un prélèvement d'os afin de tenter une extraction d'ADN. Le but n'était pas de comparer l'ADN d'Agnès Sorel avec celui de ses descendants actuels (ce qui n'aurait eu aucun sens, compte tenu des nombreux aléas inhérents à un prestigieux arbre généalogique, de 555 ans d'âge !), mais de vérifier le sexe génétique de l'individu. Cette étude avait en effet plusieurs buts à atteindre : vérifier qu'il s'agissait bien d'Agnès Sorel, déterminer la cause du décès et connaître l'état de santé général avant celui-ci.

Le lendemain, l'urne fut transportée en voiture jusqu'au centre hospitalier régional universitaire (CHRU) de Lille, dans le service d'anatomie et cytologie pathologiques. Là, déposée sur une paillasse blanche, parmi la verte étendue des champs de betteraves d'alentour, elle allait séjourner pendant presque six mois. Vingt-deux spécialistes de dix-huit laboratoires se sont alors acharnés jour et nuit à tout connaître d'elle jusque dans les moindres détails. Nous avons réussi à répondre à bien plus de questions qu'initialement prévu, ce qui fait de l'examen paléopathologique d'Agnès Sorel une étude unique en son genre.

Afin de ne pas fouiller l'urne (et les dix-sept centimètres de remplissage sur lesquels reposait le crâne) à l'aveugle, les docteurs David Morillon et Anne Cotten ont réalisé un examen scannographique de celle-ci. Entre deux examens de patients, toujours au CHRU de Lille, l'urne a été déposée sur la table et passée au scanner. Millimètre par millimètre, le vase et son contenu ont été examinés dans leur intégralité. Sont apparus de multiples esquilles osseuses, des fragments métalliques (provenant du sarcophage de plomb et des ferrures équipant les deux cercueils en bois), des tessons de céramique (provenant du couvercle brisé), de multiples morceaux de bois et des gravats de taille variable. En raison de leurs densités différentes aux rayons X, cinq couches stratigraphiques bien distinctes ont été isolées, correspondant très probablement aux cinq pelletées différentes des fossoyeurs lors de la réduction du corps en 1777. Or, l'étude des ossements correspondant à chacune de ces strates a révélé des compositions nettement différentes : d'abord les ossements des membres inférieurs en bas, puis ceux du bassin et des mains, puis du thorax et des membres supérieurs, enfin ceux du crâne et de vertèbres cervicales. Autrement dit, lorsque les chanoines ont fait procéder en 1777 à la réduction du corps, les ossements ont été ramassés des pieds à la tête et ainsi déposés dans l'urne funéraire (procédé désormais bien connu et décrit pour d'autres sépultures, notamment les incinérations hellénistiques d'Alexandrie, par Gilles Grévin). Le crâne a ensuite été déposé au-dessus (avec un effet théâtral indéniable), et ainsi est-il apparu à la réouverture.

Plusieurs jours de suite, ces informations connues, nous avons fouillé l'urne funéraire en respectant ces différents niveaux stratigraphiques. Le crâne a été nettoyé, de même que l'ensemble des ossements. Chaque type de fragment (métallique, céramique, gravats, végétal, os) a été classé couche par couche. Sept dents ont été retrouvées lors de la fouille archéologique de l'urne. Elles présentaient des cassures relativement fraîches, contemporaines de leur extraction brutale à la pince en 1777, 1793, et lors de chaque réouverture, lorsque les pilleurs de la tombe avaient tenté de les prélever pour en faire des reliques (les témoins ont laissé la description de l'usage de tenailles en fer pour arracher ces dents des arcades osseuses : nul doute que les éclatements de l'émail se sont produits à ce moment).

L'authentification des restes, c'est-à-dire leur attribution définitive à Agnès Sorel, a été possible grâce à un très important faisceau d'arguments. L'examen anthropologique du crâne a montré qu'il avait tous les caractères de celui d'un sujet féminin. L'analyse des nombreux cheveux retrouvés a révélé des caractéristiques européennes et une couleur blonde naturelle (dissimulée par un important dépôt de surface brunâtre dû au liquide de décomposition solidifié). Le degré de fermeture des sutures crâniennes, la faible usure dentaire et l'absence totale d'arthrose étaient autant d'arguments en faveur d'un âge évalué entre 25 et 30 ans. Enfin, la reconstitution du visage à partir du crâne, mais aussi la superposition des traits du crâne sur plusieurs représentations contemporaines d'Agnès Sorel ont montré une compatibilité excellente avoisinant 100 % (ce qui ne peut être rapporté au hasard).

Outre ces données anthropologiques concordantes, d'autres éléments – archéologiques, cette fois-ci – allaient dans le même sens. Ainsi, d'infimes débris de fils d'or ont été retrouvés dans les cheveux encore présents dans l'urne funéraire, mais aussi dans les mèches prélevées au moment de l'exhumation de 1777 (maintenant réparties dans différents musées et plusieurs collections particulières). Ils correspondent à de minuscules fragments de la mantille dorée dont était parée la défunte au moment de son inhumation. D'autre part, des débris de bois ont été découverts, mêlés aux ossements. Leur étude botanique par le docteur Cristoph Brombacher a permis d'identifier plusieurs essences, notamment du chêne. De nombreux fragments de lamelles de plomb étaient présents dans l'urne ; or nous savons qu'Agnès Sorel reposait dans un triple cercueil de chêne, de cèdre et de plomb. Nous savons aussi que l'urne funéraire qui avait servi en 1777 à recueillir ses restes était une poterie bon marché achetée neuve, à peu de frais ; et c'est bien cette céramique ordinaire qui contenait toujours les restes d'Agnès. Enfin, une datation au carbone 14 a été réalisée par le laboratoire Archéolabs (Grenoble) sur de petits ossements (métacarpiens et phalanges) ; elle indiquait qu'il y avait 93,4 % de chances pour que les restes humains soient ceux d'un individu mort entre 1400 et 1480. Cet intervalle encadre parfaitement la date du décès d'Agnès, le 9 février 1450.

Nous avons ensuite réalisé de nombreux prélèvements des matières organiques encore présentes à la surface des ossements, principalement au niveau du crâne. D'importantes informations nous ont été fournies par ces examens anatomo-pathologiques, qui ont permis d'observer directement au microscope les tissus et cellules de la Dame de Beauté.

Ainsi de nombreux cheveux (plus d'une centaine) ont été récupérés dans l'urne funéraire, ainsi que près d'une dizaine encore présents sur la voûte crânienne. Au maximum, ils mesuraient 23 centimètres de long. Ils étaient d'une section ronde à ovale, et d'un diamètre maximal de

80 micromètres. Si l'on applique des principes de classification médico-légaux, tous ces caractères indiquaient un sujet européen. L'angle d'éruption par rapport à la surface de la peau était de 80°, correspondant à des cheveux lisses. À l'observation directe, ceux-ci apparaissaient noirs (ce qui nous déconcerta quelque peu, Agnès Sorel étant connue comme « Agnès la Blonde »...), mais, en réalité, les examens microscopiques et biochimiques ont très vite montré que les cheveux, naturellement blonds, avaient été recouverts d'une gangue de plomb (provenant du cercueil) et de matière décomposée. En fait, le liquide de putréfaction corporelle, particulièrement acide, aurait attaqué le plomb du sarcophage, réalisant un précipité d'oxyde de plomb qui se serait secondairement déposé sur le corps et les cheveux d'Agnès, bloquant ainsi leur décomposition ; il en aurait résulté une momification naturelle, ce que l'on retrouve assez souvent dans les inhumations en cercueil plombé, pour des périodes parfois fort lointaines, comme la momie du Fin-Renard, ce petit garçon gallo-romain retrouvé au début du XXe siècle et conservé actuellement au Musée du Berry, à Bourges.

Revenons à Agnès Sorel. Des traces de torsion et de cassure de ses cheveux, visibles lors de l'examen en lumière polarisée, étaient d'importants arguments en faveur d'une coiffure avec les cheveux tirés en arrière (coiffure « en tension »). Enfin, l'examen microscopique de la peau du front a montré que ceux-ci n'étaient pas épilés aussi haut qu'on peut encore voir sur ses portraits (celui de *La Vierge de Melun* de Jean Fouquet, au musée des Beaux-Arts d'Anvers, par exemple, où la Madone est figurée sous les traits d'Agnès Sorel), qui ont exagéré ce trait, probablement dans le cadre d'une convention artistique.

Il est d'ailleurs possible qu'Agnès Sorel se soit épilé le front pour des raisons esthétiques de mode, mais aussi bien pour équilibrer son visage. En effet, comme le laissa constater l'examen anatomique du crâne, ses orbites (et ses yeux) étaient particulièrement grands (pour ne pas dire démesurés). Dégager le front revenait à diminuer l'importance des yeux vis-à-vis du reste du visage, donc harmoniser l'aspect général.

Des sourcils étaient encore en place, momifiés par les quelques dépôts de sels de plomb (déposés à la surface de multiples parties du corps : sourcils, peau, quelques secteurs musculaires...). Pas plus que ses cheveux ses sourcils n'ont été épilés autant qu'il y paraît sur les portraits.

De nombreux prélèvements cutanés ont été réalisés au niveau du visage, puis étudiés au microscope. Ils n'ont pas mis en évidence de maquillage, la surface cutanée étant occupée par ce même dépôt mêlant liquide de décomposition et sels de plomb. En revanche, la très faible quantité de mélanine dans l'assise basale de l'épiderme plaidait en faveur d'un teint de peau très pâle, en accord avec les représentations de la Dame de Beauté.

Les sept dents retrouvées nous ont ensuite permis de connaître un peu mieux son mode de vie et son alimentation. Aucune n'était porteuse de carie. Les dépôts de tartre étaient extrêmement légers et aucune inflammation n'était à noter. Tout cela correspondait à un état bucco-dentaire relativement bon. Aucun signe dentaire ni osseux de carence alimentaire n'a été mis en évidence. D'autre part, l'examen au microscope du tartre encore présent à la surface des dents a permis d'identifier des cellules de la muqueuse buccale d'Agnès Sorel et les débris de ses derniers repas : fibres végétales et carnées, pollens, rares cristaux provenant de la fragmentation des meules à grain ou de légumes mal lavés, etc. La détermination exacte de cet ensemble permettra peut-être de connaître plus précisément le régime alimentaire d'Agnès dont on peut d'ores et déjà dire qu'il était varié, compte tenu des très nombreux types de fibres rencontrés.

L'examen microscopique des dents proprement dites (et non plus du tartre qui les recouvrait) a eu pour but de reconstituer certains détails chronologiques de la vie de la Dame de Beauté. En réalité, l'étude histologique du cément dentaire (un des constituants de la racine), dont le rythme de dépôt est annuel, a permis d'approcher son âge exact au moment du décès. Le principe semble relativement simple : après avoir sectionné la dent dans un plan transversal, on réalise une section épaisse de 10 à 15 microns, puis il suffit de compter les anneaux de cément (de la même manière qu'on dénombre les stries d'un arbre). Mais le cément précise également le nombre de grossesses et l'âge de la mère à ce moment. Les anneaux sont en effet extrêmement larges lors de la gestation, probablement pour des raisons hormonales. Grâce à un matériel installé au premier étage de son cabinet médical, dans une maison du Cambrésis (Walincourt-Selvigny), le docteur Joël Blondiaux a donc déterminé qu'Agnès Sorel serait décédée à un âge compris entre 23 ans et 9 mois et 27 ans et 9 mois, sans qu'il soit possible d'être plus précis. Autrement dit, son année de naissance serait comprise entre 1422 et 1426. Or, selon les historiens, elle serait venue au monde entre 1409 et 1425. Si l'analyse des dents retient l'intervalle 1422-1425, l'existence d'un texte daté de 1445 signalant la naissance de sa troisième fille alors qu'Agnès avait vingt ans semble corroborer ces observations.

D'autre part, Agnès Sorel a donné naissance à trois filles qui toutes portaient le nom de Valois, car elles avaient été reconnues par leur père (Charles VII). Malgré quelques incertitudes, il est fort probable qu'elles se sont succédé dans cet ordre : Marie-Marguerite, Charlotte, puis Jeanne. Seule la date de naissance de cette dernière au château de Beauté-sur-Marne est connue : 1445. L'examen microscopique des anneaux de cément dentaire (dont on sait, répétons-le, qu'ils sont particulièrement larges au moment des grossesses) a permis d'identifier trois larges anneaux consécutifs correspondant à trois grossesses survenues lors des 18e, 19e et 20e années de la vie d'Agnès Sorel, à deux ans près. En recalant ces données avec la date présumée de la dernière naissance, les filles d'Agnès auraient donc vu le jour en 1443, 1444 et 1445. Précisons néanmoins que cette étude du cément dentaire n'était qu'expérimentale, la validation définitive de cette technique devant encore voir le jour et son application en médecine légale n'étant toujours pas à l'ordre du jour.

Charlotte de Valois, la deuxième fille, eut un destin unique. Mariée à Pierre de Brézé, comte de Maulévrier, elle eut un fils, Louis, qui épousa Diane de Poitiers, autre célèbre maîtresse royale. De cette filiation descendraient de nombreuses maisons royales (France, Espagne, Autriche, Belgique, Portugal, Yougoslavie, Bulgarie, Luxembourg, Roumanie, Savoie, Parme, Deux-Siciles, Wurtemberg, Calabre, Aoste, Grèce, Toscane...), princières (Liechtenstein) et impériales (France et Brésil). C'est pour cette raison qu'Agnès Sorel fut, comme le rappelle Pascal Dubrisay, maire adjoint de Loches chargé de la culture, « à sa manière et bien involontairement, la véritable *grand-mère* de l'Europe ».

Un quatrième enfant, nous l'avons dit, est né de l'union entre le roi et sa maîtresse peu après l'arrivée de celle-ci en Normandie. La tradition affirme que c'était une fille, mais nous n'avons aucune trace de son prénom. Il est probable que cet enfant ne fut jamais baptisé, et sa survie même est très discutée : était-il mort-né ? s'agissait-il d'une fausse couche ? a-t-il survécu temporairement ? Au cours de la fouille archéologique de l'urne funéraire, les restes d'un squelette fœtal de sept mois seulement (deux corps vertébraux et un fragment de voûte crânienne) ont été retrouvés. Au XVe siècle, faute de soins médicaux adaptés, un enfant aussi prématuré n'avait aucune chance de survie, et peut-être même la grossesse ne fut-elle pas poussée plus loin parce qu'il était déjà mort-né. Dans tous les cas, cette dernière gestation n'a pas pu laisser de trace sur le cément dentaire, le dépôt incomplet du dernier anneau n'autorisant aucune mesure de la largeur.

Après nous être intéressés à sa descendance, revenons à Agnès et à ses portraits. Dans le but d'identifier de façon définitive ses restes, nous avons réalisé une étude morphologique de son crâne et nous en avons comparé les caractères anatomiques avec les portraits contemporains de la Dame de Beauté. De nombreuses mesures anthropologiques ont été prises sur le crâne, complétées par de multiples photographies numériques. Un examen radiographique a enfin permis de reconstituer ses reliefs osseux en trois dimensions. À partir de l'ensemble de ces données, deux procédures différentes ont été mises en œuvre : la reconstruction faciale par outil informatique, qui a permis à l'anthropologue Jean-Noël Vignal de déterminer un modèle de visage en deux dimensions (caricature la plus ressemblante au visage réel du sujet), et la superposition des reliefs osseux et de représentation d'Agnès Sorel réalisée par nous-mêmes.

La correspondance entre les reliefs crâniens, la reconstruction faciale et le visage du gisant (sculpté dans les suites immédiates du décès d'Agnès) s'est révélée excellente. Non seulement l'implantation des sourcils et celle de la base du nez, mais aussi l'ouverture des narines, les fines lèvres ourlées et la hauteur des conduits auditifs externes coïncidaient parfaitement bien ; grâce au gisant de Loches, l'authenticité des restes osseux, déjà vérifiée grâce à cet ensemble d'examens scientifiques, a été confirmée. La correspondance était également frappante avec un buste présumé d'Agnès Sorel conservé au musée du Berry (Bourges) et sculpté par Laurana, artiste proche de la cour du roi René d'Anjou ; l'identité du buste, qui n'était que présumée, a donc été authentifiée par nos reconstructions du visage d'Agnès (en quelque sorte, donc, la paléopathologie se met ici au service de l'histoire de l'art). Sur le tableau de Jean Fouquet (*La Vierge de Melun*, conservé au musée d'Anvers), postérieur de cinq ans à la mort d'Agnès Sorel, elle apparaît plus juvénile, ce qui correspond à l'image qu'en gardait le commanditaire du tableau, son ami Étienne Chevalier, mais aussi au fait qu'elle représente la Vierge Marie allaitant l'Enfant Jésus.

Outre de nombreux renseignements témoignant de la vie quotidienne de la Dame de Beauté, cette étude multidisciplinaire nous a également fourni quantité d'informations sur le devenir de son corps après le décès. En effet, les textes historiques rapportent que le cœur d'Agnès Sorel fut extrait de sa poitrine pour être conservé à Jumièges. Or, de très nombreuses graines et petits fragments de végétaux ont été retrouvés dans l'urne funéraire, mêlés aux ossements. Une pratique courante à l'époque consistait à extraire l'intégralité des viscères (poumons, intestins, reins...) en même temps que le cœur, et à remplir la cavité abdominale et/ou le thorax de baies, graines et aromates. Ce sont ceux-ci qui ont été mis en évidence dans l'urne, témoignant de pratiques de conservation du corps. C'est ainsi qu'a été identifié par le docteur Cristoph Brombacher du poivre maniguette en provenance d'Afrique de l'Ouest et des graines de mûrier blanc originaire de Chine. Or on sait que la culture de ce dernier pour l'élevage du ver à soie ne fut introduite en France qu'à la fin du XVe siècle ! Ce choix ne relève pas du hasard, et il ne s'agit pas de fleurs déposées sur le corps de la défunte quelque temps avant la fermeture du cercueil. En réalité, ce sont bien les restes des produits de son embaumement réalisé selon les prescriptions de l'époque, conformément aux préceptes des chirurgiens Guy de Chauliac et Henri de Mondeville.

Le cadavre d'Agnès Sorel fut donc embaumé, et ce, pour plusieurs raisons : d'abord, c'était une habitude désormais bien installée de pratiquer des soins de conservation sur les corps des sujets de l'aristocratie ou du haut clergé ; d'autre part, dans un but pratique, le long voyage de Jumièges (Normandie) à Loches (Indre-et-Loire), même au cœur de l'hiver (cela se passait au début de février), accompagné de présentations du corps, de fêtes funèbres, de haltes, de cérémonies, etc., justifiait que l'on préparât le cadavre afin de retarder la putréfaction, particulièrement la liquéfaction et l'exhalaison d'odeurs repoussantes.

L'exemple des funérailles du duc de Berry est, sur ce point, édifiant. Les détails des soins corporels pratiqués sur sa dépouille sont très précisément connus (Lehoux, 1968, tome 3, pp. 406-408). Mort à Paris le 15 juin 1416 après une dizaine de jours d'agonie, il fut embaumé le lendemain par des chirurgiens-barbiers, comme il se devait. Françoise Lehoux a reconstitué la procédure, d'après les procès-verbaux et les notices d'historiographes :

> « On note la présence de Gilles Dessouz-le-Four, qui était attaché depuis longtemps à la personne du duc, celle d'André Martin, maître chirurgien de Paris, et de deux barbiers parisiens, Gauthier Colart et Guillaume de Bures. Les praticiens commencent par prélever le cœur de Jean, qui reposera à Saint-Denis auprès des rois de France ; puis ils extraient ses entrailles [le texte de l'époque parle de "certaines vidanges du corps de feu mondit seigneur"], aussitôt enterrées à Saint-André-des-Arcs, sa paroisse, et ils emplissent le corps d'une composition dans laquelle entrent douze livres de farine de fèves, une livre d'oliban [sorte d'encens], une livre de mierre fin [myrrhe ?], une livre d'encens fin, une livre de mastic fin, une livre d'amome [fruit à l'odeur camphrée], une livre de militilles [préparation à base de miel ?], une livre de bol d'Arménie, une livre de sang-dragon [sorte de résine], une livre de noix de cyprès, plusieurs herbes odorantes, une demi-once de vif-argent [c'est-à-dire de mercure], une quarte d'eau de rose, une livre de camphre, deux livres de musc, deux livres de colophane [dérivé de la térébenthine], deux livres de poix noire et douze livres de coton. Ce délicat travail terminé, le cadavre est enseveli dans douze aunes de toile de Reims et ficelé de cordes. »

La dépouille du duc quitte la ville le 20 juin et n'arrive à Bourges que le 26 au soir, soit onze jours après le décès.

On comprend dès lors tout l'intérêt que pouvaient revêtir ces soins – particulièrement élaborés – de conservation corporelle...

Dans le liquide de décomposition du corps d'Agnès Sorel, secondairement solidifié, ont été retrouvés au cours de l'examen microscopique plusieurs fragments vestimentaires. Leur analyse est toujours en cours, mais il pourrait s'agir de fils de laine et de soie provenant des vêtements funéraires. Cette soie trouverait sans doute son origine dans les nombreux emporia que Jacques Cœur avait développés pour satisfaire les besoins de la cour en biens précieux issus de la route de la soie et des comptoirs africains...

L'examen parasitologique du même dépôt par le professeur Françoise Bouchet (Reims) a permis de retrouver de nombreux œufs d'ascaris. Autrement dit, Agnès Sorel était atteinte d'ascaridiose, infection parasitaire du tube digestif due à la présence de vers blanchâtres longs de deux à vingt-cinq centimètres. Ce parasite occasionne des troubles digestifs variés : douleurs abdominales, diarrhées, selles sanglantes, occlusion intestinale... Des complications aiguës peuvent survenir et provoquer la mort du sujet. Il semble que cette affection ait été relativement fréquente à l'époque d'Agnès Sorel, comme l'étude de nombreuses latrines a pu le montrer. Elle signale dans tous les cas un défaut d'hygiène lors de la préparation des repas.

Mais l'analyse systématique du liquide de décomposition a également mis en évidence, associés aux œufs d'ascaris, de multiples pollens de fougère mâle, une espèce de fougère médicinale utilisée depuis l'Antiquité romaine dans le traitement des vers intestinaux en raison de ses propriétés ténifuges. Sa mise en évidence dans le contenu de l'urne funéraire, plus précisément dans le jus de putréfaction, n'est pas le fruit du hasard, mais signifie tout simplement qu'Agnès se savait parasitée par l'ascaris et qu'elle était traitée en conséquence.

Comment ignorer d'ailleurs sa propre infestation par l'ascaris ? Ces vers, dont chaque femelle mature pond vingt mille œufs par jour, qui vivent en colonies de plusieurs centaines d'individus, peuvent obstruer totalement la lumière intestinale en formant de véritables pelotons qui sont éliminés fréquemment au moment des selles. Spontanément, ils peuvent également s'extérioriser par la bouche ou les narines, et deviennent alors visibles à l'entourage. Depuis longtemps, c'était particulièrement le cas au XVe siècle, la présence d'un parasitisme féminin par les vers faisait l'objet d'une interprétation extrêmement néfaste relevant autant de la superstition que de la magie : il se serait agi d'une « putréfaction débutante au cours même de la vie », d'une « dégradation des miasmes et du sperme resté dans le corps des femmes de mauvaise vie ». On comprend le calvaire qu'a dû endurer la pauvre Agnès dont la conduite, malgré sa fidélité au roi, n'était pas tout à fait légitime. On saisit mieux également ses dernières paroles (« C'est peu de choses et orde et fétide de nostre fragilité »), lorsqu'on replace son agonie dans ce contexte d'infection physique et morale. C'est ici que l'on peut se poser une question : n'a-t-on pas pu profiter de cette maladie pour attenter à ses jours ?

L'analyse toxicologique de ses poils pubiens et axillaires, réalisée dans trois laboratoires différents (Marine Cotte au Synchrotron de Grenoble ; le docteur Joël Poupon au laboratoire de toxicologie de l'hôpital Lariboisière à Paris ; Vincent Mazel et Pascale Richardin au Centre de recherche et de restauration des musées de France, au Musée du Louvre), a donné des résultats surprenants. Aucune trace d'arsenic n'a été détectée. En revanche, des taux considérables de mercure (8,2 % de la valeur massique) ont été mesurés au niveau des racines, au centre des phanères. La surface n'en contenait qu'une très faible proportion, présente tout au long des poils et cheveux, provenant du liquide de décomposition. D'où vient ce mercure ? Était-il contenu dans le plomb du sarcophage sous la forme d'impuretés ? Impossible, car l'analyse de ce dernier a montré l'existence d'un taux infime de mercure (présent en réalité dans le liquide de décomposition solidifié déposé en surface). La fixation du mercure dans les phanères était donc bien antérieure au décès. La dose (massive) retrouvée dans les poils n'est pas compatible avec une survie prolongée. Il s'agit donc d'une intoxication mercurielle aiguë (et non pas chronique), la mort étant intervenue en à peine quarante-huit ou soixante-douze heures, d'après nos connaissances médicales actuelles.

Il faut néanmoins interpréter ces résultats avec précaution. Plusieurs hypothèses sont en effet possibles.

Nous savons qu'Agnès Sorel était atteinte d'ascaridiose, ce qui occasionne fréquemment des complications abdominales (douleurs, saignements, diarrhées, anorexie, parfois quelques complications fatales). Le « flux de ventre » décrit par quelques historiens était-il cette infestation parasitaire, ou bien la conséquence de l'intoxication aiguë au mercure ? Les sels de mercure étaient utilisés depuis des siècles (au moins depuis l'époque romaine, *cf.* par exemple Dioscoride) pour traiter les vers intestinaux, et restaient encore très en vogue au XVe siècle. Le décès a-t-il été la conséquence d'une erreur involontaire de posologie au cours du traitement mercuriel ? Nous sommes certains, dans tous les cas, de l'existence d'un traitement antiparasitaire pris par Agnès Sorel en raison de l'existence des pollens de fougère mâle, produit fréquemment utilisé en association avec le mercure pour lutter contre les vers intestinaux (la fougère paralyse les fibres musculaires du ver, lequel ne peut plus s'accrocher aux parois intestinales, tandis que le mercure provoque une purge expulsant les parasites).

S'agit-il tout simplement d'un empoisonnement au mercure, poison extrait du cinabre et relativement bon marché, fréquemment utilisé à cette époque à Florence (nord de l'Italie) et au Kremlin de Moscou ?

Ou le mercure ne vient-il pas enfin des soins de conservation nécessaires par suite du décès de la Dame de Beauté à Jumièges et de son enterrement fastueux à Loches, près d'une dizaine de jours plus tard ? D'après certains traités chirurgicaux (comme celui de Guy de Chauliac), lorsqu'on n'extrayait pas le cerveau du mort par section du crâne, on plaçait du mercure dans les cavités nasales, puis on fermait les narines par des bouchons de soie pour éviter un reflux du métal liquide. Les vapeurs mercurielles étaient censées limiter temporairement la putréfaction et la liquéfaction des matières cérébrales. Si nous savons que le cœur d'Agnès Sorel a été retiré pour être inhumé à Jumièges, il apparaît, à l'examen anthropologique et paléopathologique des restes, que son crâne ne fut pas scié et que son cerveau n'en fut pas extrait. En revanche, l'analyse élémentaire des résidus organiques encore présents dans les cavités nasales, orbitaires et sinusiennes n'a pas montré la présence d'un taux particulièrement élevé de mercure, comme ç'aurait dû être le cas en présence de soins de conservation mercuriels. Nous devons donc conclure à l'absence de tels soins d'embaumement métallique sur le cadavre d'Agnès Sorel.

Qu'il s'agisse d'une erreur (malheureuse ?) de dosage de son traitement ou d'un simple assassinat, le principal suspect semble bel et bien être Robert Poitevin, médecin du roi et de la reine, proche d'Agnès et son médecin également. Il fut par ailleurs l'un des trois exécuteurs testamentaires de la Dame de Beauté : aurait-il pu être corrompu et trahir son amie ? Ou, si ce n'est lui, ne s'agirait-il pas de la propre cousine d'Agnès, Antoinette de Maignelais, qui la remplaça bien vite dans le cœur (et le lit) du roi, et qui aurait fort bien pu manigancer un tel complot ? L'Histoire le dira peut-être...

2.

Un vase dans le crâne

La relique de sainte Afra

In cranio ceramicas.

Il exista une Afra, mère maquerelle à Augsbourg en Bavière, qui vécut au IVe siècle apr. J.-C. Elle fut convertie par Narcisse, évêque de Gerundum (Espagne), une nuit qu'elle trouva refuge dans son établissement en fuyant les persécutions de Dioclétien contre les chrétiens. Au lendemain du départ de Narcisse, Afra fut sommée par les Romains de sacrifier aux dieux païens et, comme elle refusait, on la mena au supplice. « Mes péchés sont assez nombreux pour que je n'y rajoute pas celui-ci. Mon martyre me servira de baptême », aurait-elle alors déclaré. Certaines traditions rapportent qu'elle fut décapitée, d'autres qu'elle fut brûlée et que la découverte de son crâne intact au milieu des cendres fumantes fut considérée comme une preuve miraculeuse de sa sainteté. Furent également martyrisées à ses côtés sa mère Hilaria et ses trois servantes Digna, Eunomia et Eutropia.

Grâce à l'intermédiaire d'une galerie d'art parisienne (*Le Toit du monde*, François Pannier), nous avons pu avoir accès au reliquaire de sainte Afra, désormais conservé dans une collection particulière de Barcelone. Après avoir transité quelques jours dans un colis postal, nous avons enfin reçu un matin la relique de la sainte enveloppée dans un sac plastique du *Duty Free* du sultanat d'Oman...

Le crâne de sainte Afra était emballé dans un tissu de soie verte du XVe siècle presque entièrement cousu, fermé par trois sceaux dorés symboliques et portant encore une « authentique », c'est-à-dire une inscription témoignant de l'authenticité des reliques. Le nom d'Afra y était encore très nettement lisible. L'ensemble avait près de vingt centimètres de long et pesait près d'un kilo. À l'origine, cette tête enveloppée était déposée dans un reliquaire en argent, lui-même enfoui dans une boîte de chêne doublée de velours rouge. Un orifice large de quelques centimètres avait été ménagé dans le reliquaire d'argent afin que les fidèles puissent voir ou toucher la relique et consacrer des lambeaux de tissu par imposition.

Un fragment d'os pariétal humain s'interposait d'ailleurs entre le reliquaire d'argent et la relique de sainte Afra, portant une importante pigmentation en regard de l'orifice ménagé dans le métal – ladite pigmentation tient justement au contact répété avec cet os. L'étude radiographique montrera plus tard que cet os n'appartenait pas au crâne contenu dans le reliquaire, ce dernier comportant déjà deux pariétaux complets (quoique fragmentés). Il s'agissait donc d'un os rapporté appartenant à un autre individu...

Pour d'évidentes raisons de conservation, il était hors de question de découper le tissu afin d'explorer directement l'intérieur de la relique. Néanmoins, nous étions tous très impatients de connaître le contenu de cet objet et de répondre à quelques questions : S'agissait-il véritablement d'ossements humains ? Combien de fragments osseux y avait-il dans le reliquaire ? Existait-il autre chose que des ossements dans ce tissu vert ? Nous avons donc décidé de réaliser un examen radiographique avant toute étude plus poussée, et c'est ainsi qu'un soir, vers minuit, la relique de sainte Afra a été examinée dans le scanner de l'hôpital Saint-Antoine (Paris) par le docteur Isabelle Huynh.

Très vite, dès les premières coupes osseuses, nous avons eu confirmation qu'il s'agissait bien d'un unique crâne humain. Les dents, modérément usées, étaient très nettement visibles. Puis de nombreuses structures anatomiques sont apparues : orbites, rochers, sinus, voûte crânienne, etc. La base du crâne avait disparu depuis fort longtemps, mais aucune trace nette de décapitation n'était visible. La voûte avait été fracturée par les nombreuses manipulations et les os étaient parfois superposés sur trois ou quatre niveaux. La quasi-totalité des dents étaient libres dans la relique, l'os maxillaire ayant été considérablement fragmenté. Le centre du crâne était occupé par de la bourre, probablement des tissus ou des végétaux remplissant les cavités pour donner plus de maintien à la relique déjà passablement abîmée.

C'est alors que nous vîmes le vase : au centre de la relique, un petit récipient dont la présence imprévisible se révélait tout à fait exceptionnelle.

Il s'agissait d'un petit flacon en forme de bouteille à décanter, de quatre centimètres de haut à peu près. Il avait été placé dans le fond du crâne, au niveau de l'os occipital. Aucun bouchon n'était visible. Pourtant, le petit vase semblait contenir une substance différente de la bourre du crâne, de couleur grisâtre sur les clichés, affichant un aspect granité à l'examen radiographique. D'abord, en quelle matière ce vase était-il ? Probablement pas en métal, d'après les densités radiographiques, mais plutôt en céramique ou bien encore en verre.

Cela faisait déjà beaucoup de mystères pour le crâne de sainte Afra, et nous avons très vite décidé de tirer les choses au clair. Dans les jours qui suivirent, un samedi matin, dans un bureau de la rue Cadet aux fenêtres grandes ouvertes, nous avons réalisé une fibroscopie avec le concours du docteur Pierre-Léon Thillaud. Il s'agissait en pratique d'enfoncer, au travers d'une petite déchirure (ancienne) du tissu emballant la relique, un fibroscope (c'est-à-dire une fibre optique) afin de visualiser directement l'intérieur de la relique. C'est ainsi que finissent généralement les matériels réformés des hôpitaux de l'Assistance publique : devenus par trop dangereux pour les vivants, ils servent à examiner les momies et les morts en général !

La manipulation était difficile. Il fallait prendre garde à ne pas déchirer encore plus le tissu, ni à fracturer les fragments osseux, ni à casser la fiole intra-crânienne... L'intérieur de la relique a très vite révélé ses secrets : la bourre était en grande partie composée de coton associé à quelques brindilles végétales, notamment des épineux. Centimètre par centimètre, le fibroscope s'enfonçait et nous avancions vers le petit vase. Au détour d'un os de la voûte, nous le vîmes enfin : réalisé en verre soufflé, ses parois transparentes laissaient apercevoir un contenu pulvérulent brun clair (de la poussière d'os, tout simplement). Difficilement, nous en fîmes le tour, luttant pour l'attraper et le rapprocher de la déchirure du tissu qui nous servait de porte d'accès. Rassemblant nos connaissances d'obstétrique et nous souvenant comment on meut les enfants dans le ventre des parturientes, du bout des doigts nous avons attiré le petit vase vers la sortie. Une demi-heure après, il était dehors, intact.

Nous avons alors pu répondre à de nombreuses questions. Conformément aux observations de l'examen radiographique, nous constatâmes que le petit vase ne comportait pas de bouchon, mais qu'il y avait deux manuscrits découpés et fixés sur le col, dont l'un mentionnait le nom de saint Claudien. Que venait donc faire cette *deuxième relique* dans le chef de sainte Afra ? Nous eûmes la solution quelques minutes plus tard.

Ayant fait un peu de place à l'intérieur du crâne d'Afra, nous avons réintroduit le fibroscope. C'est alors que nous nous sommes rendu compte que nous avions oublié un autre manuscrit ! Il s'agissait d'un parchemin découpé grossièrement en rond et percé d'un trou, qui encerclait initialement le reliquaire de saint Claudien par le col. Ce manuscrit portait un inventaire des différents saints dont les restes avaient été groupés avec le crâne d'Afra : Claudien, Victoire, Philippe... Ce que nous avions sous les yeux, ce n'était pas une seule relique, mais les restes de plusieurs saints regroupés probablement au moment de guerres de religion ou de pillages !

Malgré la mauvaise conservation et l'importante fragmentation des restes présumés de sainte Afra, nous avons soumis ceux-ci à un examen anthropologique et à un examen paléopathologique « en règle ». Notre but était de savoir, à l'aide de ces deux outils objectifs, si les restes qui nous étaient présentés étaient compatibles ou non avec l'identité présumée de sainte Afra, mère maquerelle et martyre paléochrétienne.

Étudié selon des méthodes anthropologiques, le crâne présentait très nettement une majorité de caractères féminins ; cependant, il faut savoir que certaines femmes ont des caractéristiques crâniennes masculines, et vice versa (autrement dit, le crâne est bien moins pertinent que le bassin pour la détermination du sexe). Nous avons voulu pousser plus loin encore notre examen, et, comme nous avions fait précédemment pour Agnès Sorel (ou d'autres gens moins connus : individus étrusques, sujets romains de l'époque impériale, chanoines de Loches, etc.), nous avons réalisé un examen microscopique du tartre dentaire encore situé à la surface de l'émail de quelques molaires et prémolaires. Ce dépôt a donc été récupéré, pulvérisé (en évitant toute contamination), centrifugé dans du sérum physiologique, puis plusieurs lames ont été réalisées et examinées au microscope. Au sein de multiples concrétions calcifiées étaient encore nettement visibles de nombreuses fibres végétales et carnées, quelques globules rouges et des cellules de la muqueuse buccale. Aucune anomalie particulière n'a été mise en évidence, à l'exception de cristaux provenant très probablement de l'alimentation ; ils sont classiquement imputés à la fragmentation des meules à grains lors de la préparation de la farine, et amplifient l'usure de l'émail dentaire lors de la consommation de céréales transformées (pain, galette, etc.). C'était tout ce qu'il restait des derniers repas de sainte Afra.

Suivit alors une étude paléographique menée par Jean-Louis Lemaître et François Reynaud. Ils se sont soumis au jeu de traduire et analyser ce véritable ensemble d'« authentiques » autographes, certaines rédigées en castillan, d'autres en latin.

L'un des manuscrits, écrit en gothique cursive castillane (très employée en chancellerie), étonnait par sa ressemblance avec celle utilisée dans les livres de la fabrique de la cathédrale de Tolède dans les années 1420-1430, ce qui fit pencher pour une datation du début du XVe siècle. Le texte latin ne présentait pas de difficultés de lecture : « [*Hoc est*] *caput sanctae Afrae virginis nobilis de societate undecim millium virginum* », c'est-à-dire : « [Ceci est le] crâne de sainte Afra, vierge de noble famille, une des onze mille vierges. » Cette « authentique » faisait donc référence à une autre que l'ex-mère maquerelle martyrisée sitôt après sa conversion, plutôt à l'Afra faisant partie des Onze Mille Vierges.

Les dates des autres manuscrits s'échelonnaient de la seconde moitié du XVIe siècle au début du XVIIIe siècle. Ces documents confirmaient l'origine espagnole des reliques, ils provenaient probablement d'une église ou d'une communauté de Villalonga, bourgade située juste au sud de Gandia, entre Valence et Benidorm, à faible distance de la Méditerranée. L'un d'eux donnait l'inventaire des reliques regroupées autour de celles de sainte Afra : « Poussières [ou cendres, c'est-à-dire reliques] de saint Claudien, saints Philippe et Anaclet, sainte Victoire, sainte Sébastienne, sainte Sabine et autres martyrs. »

Finalement, qu'avons-nous appris ?

Notre Afra faisait partie du groupe des Onze Mille Vierges dont le martyre est mentionné dans la *Légende dorée* du dominicain Jacques de Voragine (1230-1298), mais ce dernier ne cite pas le nom d'Afra ; en revanche, il mentionne une sainte Victoire (nom extrêmement fréquent, certes), fille de sainte Ursule, et qui périt dans les mêmes circonstances. Or les restes de sainte Victoire sont annoncés dans l'une des « authentiques » donnant l'inventaire des restes associés à ceux d'Afra... Jacques de Voragine ne mentionne pas précisément le type de martyre auquel les Onze Mille Vierges furent soumises par les Huns près de Cologne (dans la première moitié du IIIe siècle, d'après la tradition hagiographique), il fait état d'un *massacre*. Si les données anthropologiques s'accordent avec un individu de sexe féminin adulte jeune, aucune trace de crémation ni de section traumatique (causée par une décapitation, par exemple) n'a été mise en évidence. Toutes les fractures visibles sont plutôt à mettre en rapport avec la manipulation intempestive des reliques durant plusieurs siècles. Celles-ci proviennent très probablement de Villalonga, dans le Levant espagnol, ainsi que l'indiquent la calligraphie et l'aspect des différents papiers employés. Leur mention la plus ancienne (et leur invention ? ou fabrication ?) date de la fin du XVe siècle ou du début du XVIe. Une restructuration a eu lieu au XVIIe ou au XVIIIe siècle, avec l'ajout d'autres reliques (celle de saint Claudien, qui s'est conservée, et celles d'autres saints et saintes, désormais perdues) ; à cette occasion, on a écrit des « authentiques » en réutilisant une lettre de clerc espagnol du XVIe siècle.

3.

Excursion au Tibet

Des crânes humains comme coupes rituelles et un masque légendaire en peau humaine

La paléopathologie du Tibet et de l'Asie centrale est relativement rare, principalement en raison de la difficile accessibilité aux restes humains anciens, mais aussi de l'importance prépondérante du rite de la crémation et de la dispersion des cendres funéraires. Deux cas nettement différents nous ont cependant permis d'en apprendre davantage sur le traitement des corps morts et sur les maladies dans cette région du monde.

Des crânes humains comme coupes rituelles

Dans de nombreux musée d'art asiatique, à commencer par le musée Guimet, à Paris, mais aussi dans quelques collections privées, on peut trouver des *kapala* ou coupes crâniennes utilisées au cours des rituels du bouddhisme tantrique. Ces calottes crâniennes sont sciées sur les ossements secs des moines qui se sont illustrés au cours de leur vie terrestre par de fortes propensions aux visions, transes, convulsions, etc. Nous avons eu envie d'en savoir plus long et de chercher d'éventuels signes de maladie pouvant expliquer de tels symptômes. D'autre part, les flûtes réalisées à partir de fémurs humains constituent quasiment les seuls restes squelettiques disponibles au Tibet pour les périodes historiques, le reste étant perdu ou inaccessible.

Guillaume de Rubrouck, moine franciscain envoyé par Saint Louis comme missionnaire en Asie centrale (1253-1255), est le premier Occidental à parler des crânes humains utilisés comme coupes. Les crânes servent également de réceptacles pour des substances sacrées que l'on brûle. Cette tradition de crânes rituels semble être prébouddhique ; Hérodote cite le cas des Scythes buvant du vin dans les crânes de leurs ennemis pour se charger de leur pouvoir et de leur vigueur : « Quand un Scythe a abattu son premier homme, il boit de son sang. De tous ceux qu'il tue sur un champ de bataille, il présente les têtes au roi (...). Ces têtes sont écorchées de la manière suivante : le Scythe pratique une incision circulaire contournant les oreilles, saisit la peau et l'arrache du crâne en secouant. Il racle ensuite la chair avec une côte de bœuf, pétrit la peau dans ses mains et, quand il l'a assouplie, en fait une serviette (...). Il détache à la scie le crâne jusqu'au-dessus des sourcils et le nettoie. Chez les pauvres, on se contente de l'envelopper extérieurement d'un cuir de bœuf non tanné et on l'emploie tel quel. Chez les riches, non seulement on l'enveloppe de cuir, mais à l'intérieur on le dore. Et c'est ainsi traité qu'on l'emploie comme vase à boire » (*Histoires*). Rien n'a changé, sinon la réutilisation de la graisse humaine, qui n'a plus cours aujourd'hui.

La calotte crânienne prend le nom de *kapala* lorsqu'elle est employée comme contenant à vocation rituelle, mais son emploi dans le bouddhisme tantrique ne se limite pas à la simple boisson. Dans les rituels, certaines substances sont déposées dans ces calottes, notamment des ingrédients végétaux ou minéraux à haute valeur symbolique, c'est-à-dire des produits impurs destinés à être transmués et offerts : ambroisie, parties ou liquides du corps humain (sperme, notamment), etc. Diverses matières peuvent y être brûlées lors de l'offrande au feu (*homa*). Des substances dénommées *thun* peuvent enfin y être déposées, telles que des graines de moutarde destinées à repousser les esprits malfaisants.

Certains textes recommandent l'usage d'un occiput comme vase rituel. Il existe même des traités relatifs au choix des crânes destinés à servir de *kapala*, qui doivent présenter des caractéristiques précises ; par exemple, la *Méthode pour distinguer les bons et mauvais crânes et comment, en offrant un* kapala, *obtenir prospérité et créer une source d'exaucement de vœux* (traduit et publié par un Anglais, Rockhill, en 1888). Certains des crânes les plus recherchés sont ceux ayant appartenu à des personnages insignes réputés pour leur grande spiritualité. En effet, le crâne étant le récipient de la pensée et de l'intellect, Mircea Eliade rapporte que l'officiant, au contact de celui-ci, semble absorber l'énergie et la puissance qui en émanent. Celui qui boit le breuvage déposé dans ce récipient capte une partie des forces de l'individu dont provient le crâne. D'un autre côté, « l'emploi rituel de l'os humain est presque permanent dans le bouddhisme tantrique et vise au détachement vis-à-vis de l'ego qui est indispensable lorsqu'il s'agit de progresser vers l'idéal », rapporte François Pannier. Les coupes crâniennes sont justement un symbole d'impermanence et de mort. Dans les traditions iconographiques, cet objet est tenu dans la main droite des *citipati* (divinités protectrices des cimetières, figurées sous la forme de squelettes dansants et grimaçants), mais aussi de multiples divinités farouches et de certains religieux.

Afin de connaître un peu mieux la typologie des différents crânes ayant fait l'objet d'une sélection en vue de leur utilisation comme *kapala*, nous avons examiné une série d'une vingtaine d'exemplaires conservés dans plusieurs collections privées et dans les réserves du musée Guimet. D'autres pièces, des *damaru* – c'est-à-dire des tambours-sabliers réalisés avec deux calottes crâniennes tendues de peaux –, ont également été examinées afin de vérifier si les critères de sélection des *kapala* leur étaient superposables.

Les lésions mises en évidence témoignent d'une irritation chronique des méninges, ces membranes qui entourent le cerveau dans la boîte crânienne (méningite chronique), sous la forme d'une nette augmentation du nombre de petits vaisseaux sur la face interne de la voûte crânienne. Pour le moment, il nous est impossible de déterminer la cause de cette inflammation (infectieuse ? environnementale ? autre ?)

Il est dit que les méditations des grands penseurs provoquent des modifications dans la structure osseuse du crâne. Le *toumo*, par exemple – le *yogi* s'assoit nu dans la neige en faisant parfois sécher sur lui des dizaines de draps trempés dans l'eau glacée –, provoque chez celui qui le pratique une énorme énergie mentale qui aurait une incidence sur le crâne et en ferait un objet de culte recherché (fait rapporté par Alexandra David-Neel lors de ses pérégrinations himalayennes). Or, les lésions osseuses observées au niveau de la face interne de la voûte crânienne témoignent d'une très forte irritation méningée. Les crânes des moines seraient-ils donc des crânes de malades ? Il semblerait anormal que le crâne d'un sujet mort de maladie « naturelle » soit pris comme objet de dévotion, mais les conceptions des Tibétains étant fort différentes des nôtres, tout semble possible. Dans ce contexte comme le rapporte François Pannier, l'« idiot du village » est celui qui est le plus proche – et parfois l'interlocuteur – des dieux !

Un masque légendaire fait de peau humaine...

Il s'agit d'un masque conservé dans une galerie d'art asiatique parisienne (*Le Toit du monde*, François Pannier) et qui aurait été collecté par Sven Hedin en Asie centrale. Né à Stockholm en 1865, décédé dans cette même ville en

1952, cet homme avait fait ses études en Allemagne, ce qui avait fait de lui un germanophile convaincu et l'avait amené à prendre parti, durant la Première Guerre mondiale, en faveur de Guillaume II, puis, durant la Seconde, en faveur de Hitler. Malgré la gloire acquise durant ses différentes missions (il fut l'ami et probablement l'espion du tsar Nicolas II), le legs, à sa mort, de ses collections au Musée ethnographique de Stockholm n'enthousiasma pas les Suédois, peu enclins à consacrer une salle de musée à un adepte du nazisme. De ce fait, une partie de la collection fut vendue, dont ce masque qui fut racheté par un pasteur suédois ayant effectué des missions en Asie centrale avec Sven Hedin (et qui connaissait l'histoire de cette œuvre d'art...)

L'aventurier suédois l'aurait acheté en raison de sa matière première présumée : de la peau humaine. Cela n'a rien de spécialement anachronique dans un contexte tantrique tibétain où les ossements et les crânes sont fréquemment utilisés dans le cadre de rituels ésotériques (voir *supra*, avec les *kapala*). Cependant, les éléments en peau humaine, souvent représentés sur les peintures, tapis et autres objets d'art et de rituel (Lamo, divinité tutélaire de Lhassa, se sert de la peau de son fils, égorgé par ses soins, comme de tapis de selle pour sa mule), ne sont pas présents dans des collections muséographiques.

Ce qu'on ignore, c'est l'origine de l'acquisition, que le musée de Stockholm n'a pu retrouver. S'agit-il d'une transaction de bonne foi où acheteur et vendeur pensaient le masque véritablement fait de peau humaine ? Ou Sven Hedin a-t-il demandé si un masque de ce type existait – masque alors immédiatement fourni par un marchand plus ou moins scrupuleux, auréolé de cette légende ?

Nous avons utilisé l'outil microscopique pour tirer cette affaire au clair. Après avoir prélevé dans la partie toute latérale gauche du masque quelques fragments millimétriques au niveau d'une cassure ancienne, nous avons réalisé une étude anatomo-pathologique dans le service d'anatomie et cytologie pathologiques du CHRU de Lille. Il convient de préciser qu'une tentative d'extraction d'ADN effectuée il y a quelques années au laboratoire d'Henri de Lumley de l'Institut de paléontologie humaine à Paris, toujours dans un but d'identification de la nature de l'objet, s'était révélée infructueuse.

Au total, deux fragments de trois et quatre millimètres ont été récupérés pour l'examen histologique. Après une nuit d'immersion dans du formol, ils ont été inclus en paraffine. Des coupes de six micromètres ont été réalisées, secondairement colorées. En réalité, il s'agit exactement du même protocole d'examen que celui pratiqué lors de l'étude microscopique de pièces opératoires (appendice, grain de beauté, etc.)

À l'examen histologique, les prélèvements correspondaient à des fragments de cellulose de taille et de forme variables, réfringents en lumière polarisée. Aucun tissu anatomique, notamment aucun fragment de peau (épiderme, derme, hypoderme, follicules pileux) ne furent observés.

Le masque n'était donc pas en peau humaine, mais en papier mâché (cellulose). Fin de la légende. Sven Hedin s'était fait escroquer...

4.

Les pérégrinations des cœurs et des corps des rois de France

Depuis le XIIIe siècle comme le dit Frédéric Lewino, « le cœur et le corps des rois de France font tombeau à part » (Lewino, 2006).

En effet, le monarque est tout à fait libre d'offrir son cœur à qui veut, le séparant, de fait, de la dépouille mortelle rituellement inhumée dans la basilique Saint-Denis. Il peut être légué à une communauté religieuse, à un maréchal victorieux au cours d'une campagne militaire, ou... consoler une femme éplorée de la perte de son amant (cas du cœur de Buffon, finalement échoué dans les mains de la veuve de Necker, son dernier amour). Au fil des multiples péripéties de l'Histoire, bon nombre de ces viscères royaux ont été détruits ou perdus, notamment au cours des profanations de 1793 où la récupération du plomb des cercueils servit de justification à de multiples pillages de tombes (souvent aristocratiques). Certains de ces cœurs isolés ne sont réapparus que tout récemment : pour preuve celui de Louis XVII, le petit Louis Capet, mort dans la prison du Temple pendant la Révolution, authentifié grâce à son analyse génétique et restitué en grande pompe en 2004 à la basilique de Saint-Denis.

La chapelle des Princes, dans la même basilique, conserve les restes de plusieurs rois et nobles français. On y trouve notamment les cœurs de Louis XIII et de son fils

Louis XIV placés dans deux boîtes de vermeil. Or, on connaît relativement bien le procédé employé pour l'embaumement de ces deux monarques, le morcellement de leurs organes et leur répartition en plusieurs lieux de la capitale : les entrailles et les cerveaux des deux Louis ont été scellés sous les marches menant à l'autel de la cathédrale Notre-Dame de Paris. Renouant avec l'usage introduit par son père Henri IV, Louis XIII légua son cœur aux Jésuites et le fit déposer en l'église Saint-Paul-Saint-Louis, dans le quartier du Marais. Le corps fut enfoui à Saint-Denis, mais le cœur fit l'objet d'un traitement particulier : un reliquaire de vermeil tenu à bout de bras par deux anges sculptés grandeur nature renfermant l'organe embaumé fut dévoilé lors d'une cérémonie d'un incroyable faste.

En août 1792, la Convention autorisa la Monnaie à fondre les trésors des églises, notamment les deux reliquaires de l'église des Jésuites. Peu après, l'importante vague de profanation de tombes se répandit, véritable fléau pour les paléopathologistes d'aujourd'hui ; cette période n'eut pas lieu en Allemagne, ni en Angleterre, ni en Espagne ni en Italie, ce qui explique l'impressionnante quantité de momies et de corps de saints, saintes, rois, reines, aristocrates et hommes d'Église conservés jusqu'à nous dans ces pays.

En l'église Saint-Paul-Saint-Louis, donc, le dénommé Petit-Badel, ancien architecte du roi, fut chargé de l'ouverture et de la « vidange » des reliquaires de cœur. Il invita deux de ses amis peintres à cette cérémonie : le paysagiste Alexandre Pau de Saint-Martin et Martin Drölling, élève de David et futur Prix de Rome. Il faut savoir que, depuis la Renaissance les peintres utilisaient un pigment brun appelé *mumie*, extrait initialement des momies égyptiennes et particulièrement des organes momifiés (surtout le cœur). Les fragments récupérés étaient plongés dans une décoction d'alcool de titration croissante, puis mêlés à de l'huile végétale. Cette matière « coule du pinceau avec une liberté et une égalité merveilleuses. Étalée en minces couches sur fond blanc, elle donne une merveilleuse couleur très prisée des peintres, qui l'apprécient beaucoup pour le raffinement qu'elle apporte à leur art » (Lewino, 2006). Ce pigment sera utilisé jusqu'au début du XXe siècle (il est proposé dans plusieurs catalogues de vente destinés aux peintres de salon) ; quand le cours de la momie égyptienne (humaine ou animale) sera trop élevé, on utilisera tout aussi bien des corps de condamnés fumés comme des jambons ou bien des cadavres retrouvés dans les tourbières d'Europe du Nord (Danemark, Angleterre, Allemagne septentrionale).

Au moment de la profanation des reliquaires, les deux peintres s'entendirent pour partager cette manne. Pau de Saint-Martin récupèra le cœur de Louis XIV tandis que Drölling prit celui de Louis XIII. Ce dernier était un habitué des cœurs royaux ou aristocratiques : quelque temps auparavant, lors du pillage de l'église du Val-de-Grâce (Paris), il avait déjà récupéré ceux d'Anne et Marie-Thérèse d'Autriche, de la Grande Mademoiselle, de Monsieur (frère de Louis XIV) et d'autres membres de la famille royale. D'après ses mémoires de frais et les déductions des historiens d'art spécialistes de Drölling, il aurait utilisé le cœur de Louis XIII pour réaliser, près de vingt ans après se l'être octroyé (en 1815), l'*Intérieur de cuisine* actuellement exposé au Musée du Louvre. Pau de Saint-Martin, lui, n'aurait réduit qu'un fragment de son trésor pour peindre une *Vue de Caen*, aujourd'hui en la possession du musée de Pontoise (mais non exposée). Deux sujets assez banals, certes, et très loin d'être des chefs-d'œuvre – on aurait beaucoup mieux imaginé un *Sacre de Napoléon* réalisé par David avec le cœur de deux des plus importants souverains de France...

Pour des raisons très probablement politiques, les deux artistes restituèrent à Louis XVIII les cœurs de ses ancêtres, et le roi reconnaissant les gratifia chacun d'une tabatière en or. Les deux cœurs furent rejoints quelque temps plus tard celui, énorme et nouvellement prélevé, de Louis XVIII, au sein d'un reliquaire qu'on peut toujours voir dans la chapelle des Princes, à l'intérieur de la basilique de Saint-Denis.

Dans la même chapelle se trouvent unc quinzaine de cercueils en bois, certains entassés les uns sur les autres. D'autres reposent sur des supports en fer forgé, mais aucun ne consiste en un corps déposé en terre, car c'était une règle familiale à l'époque : on n'enterrait pas un Bourbon. Dans le cas présent, il s'agit principalement des cercueils de filles et petites-filles de Louis XV (dont certains ont été rapatriés de Trieste à la Restauration), et de celui du duc de Berry. L'un d'eux, celui d'un nouveau-né mort le lendemain de sa naissance (probablement Louise Isabelle d'Artois, fille du duc de Berry), est éventré et laisse apparaître le cercueil de plomb dans l'enveloppe intérieure, également ouverte.

Les restes suivants se trouvent dans la petite armoire en pierre de la chapelle des Princes : parcelle du corps de Louis XIV ; cœur de Charles Ferdinand, duc de Berry ; parcelle du corps d'Henri IV ; cœur de Louis XIII ; cœur de Louis XIV ; cœur de Louis XVIII ; entrailles de Louise Isabelle, fille de Charles Ferdinand, duc de Berry. Cette armoire de pierre contenait aussi une parcelle du corps de Marie de Médicis, mais celle-ci a disparu dans les années 1980... À côté de ladite armoire, on trouve enfin une importante urne de métal contenant les entrailles de Louis XVIII.

Chaque boîte porte une inscription mentionnant son contenu et la date de fermeture. Par exemple :

ICI EST LE CŒUR DE LOUIS 14
PAR LA GRACE DE DIEU ROY DE FRANCE
ET DE NAVARRE TRES CHRESTIEN. DECEDE EN
SON CHATEAU DE VERSAILLES LE PREMIER
JOUR DE SEPTEMBRE 1715.
REQUIESCAT IN PACE.

Ou encore :

ICI EST LE CŒUR
DE TRES-HAUT, TRES-PUISSANT,
TRES-EXCELLENT PRINCE
LOUIS, DIX-HUITIEME DU NOM,
ROI DE FRANCE ET DE NAVARRE,
TRES CHRETIEN, DECEDE AU CHATEAU DES
TUILERIES,
LE 16 SEPTEMBRE 1824,
A 4 HEURES AU MATIN,
AGE DE 68 ANS, 9 MOIS
ET 29 JOURS.

Le cœur du duc de Berry est déposé dans une boîte ayant une forme de cœur très affirmée, avec une plaque de cuivre ou de laiton incurvée (du fait de la forme de la boîte) portant elle aussi une inscription :

ICI EST LE CŒUR
DE TRES HAUT ET TRES PUISSANT
PRINCE, CHARLES FERDINAND D'ARTOIS,
DUC DE BERRY, FILS DE FRANCE,
MORT A PARIS LE 14 FEVRIER 1820 AGE DE
QUARANTE DEUX ANS ET VINGT JOURS
VICTIME D'UN ATTENTAT COMMIS
LA VEILLE SUR SA PERSONNE.

Enfin, c'est dans une boîte métallique que reposent les entrailles de Louise Isabelle d'Artois, une sorte d'urne d'une vingtaine de centimètres de hauteur (minuscule, comparée à l'énorme seau de quarante centimètres de haut recelant les entrailles de Louis XVIII), portant elle aussi une inscription mentionnant le lieu du décès du très jeune enfant (le palais de l'Élysée, à Paris) :

ICI SONT LES ENTRAILLES
DE TRES HAUTE ET PUISSANTE PRINCESSE
LOUISE, ISABELLE
D'ARTOIS, MADEMOISELLE, PETITE FILLE DE
France, FILLE DE TRES
HAUT ET TRES PUISSANT PRINCE, CHARLES
FERDINAND D'ARTOIS,
DUC DE BERRY, ET DE TRES HAUTE ET TRES
PUISSANTE PRINCESSE
CAROLINE FERDINANTE LOUISE PRINCESSE DES
DEUX SICILES
MORTE A PARIS AU PALAIS DE
L'ELISEE BOURBON
LE QUATORZE JUILLET MIL HUIT CENT DIX SEPT
AGEE D'UN JOUR.

C'est dans la chapelle du Val-de-Grâce que furent conservés de nombreux cœurs de princes et princesses de la famille royale de France (Bourbons). Le premier fut celui de la première fille de Louis XIV, Anne-Élisabeth de France, morte le 13 décembre 1662, âgée d'à peine quelques mois. Lorsque Anne d'Autriche, grand-mère de l'enfant, porta le petit cœur à la mère Dufour de Saint-Bernard, abbesse du Val-de-Grâce, elle dit à cette dernière : « Ma mère, voilà un cœur que je vous apporte pour le joindre bientôt au mien. » Anne d'Autriche était assez pessimiste, car elle ne mourut que quatre ans plus tard...

On trouvera ci-après la liste des cœurs de la famille royale déposés dans la chapelle du Val-de-Grâce, sachant que ces derniers en attirèrent de nombreux autres provenant de grands personnages de la Cour et de l'Église.

Les cœurs des princes et princesses furent initialement déposés dans la chapelle Sainte-Scholastique, puis transportés le 20 janvier 1676 dans la chapelle Sainte-Anne. Chaque cœur reposait dans une enveloppe de plomb placée dans une boîte de vermeil en forme de cœur, cette dernière étant disposée sur une estrade dressée dans la chapelle.

Le 17 janvier 1696, à la demande de Louis XIV, tous les cœurs, ainsi que les dépouilles de Mademoiselle de Valois (fille aînée de Mademoiselle d'Orléans) et de Marie-Anne de Bourbon, furent déplacés dans un caveau situé sous la chapelle Sainte-Anne. Cette crypte était incrustée de marbre avec une voûte peinte en noir constellée de larmes d'argent. Des niches périphériques conservaient chacun des cœurs de sang royal. Seuls restèrent à leur place ceux d'Anne d'Autriche et de Philippe de France, duc d'Orléans. C'est tout cet ensemble anatomique et joaillier qui fut profané en 1793, comme de bien nombreuses autres sépultures royales, aristocratiques ou religieuses ; le plomb fut vendu et le vermeil, d'après la tradition, aurait été vendu à l'Hôtel de la Monnaie... Plus rien ne reste aujourd'hui des niches et des cœurs, remplacés par ceux du baron Larrey (chirurgien militaire du premier Empire) et d'une Anglaise (lady Mary Damby).

INVENTAIRE DES PRINCIPAUX CŒURS DÉPOSÉS DANS LA CHAPELLE DU VAL-DE-GRÂCE (PARIS)

Individu	**Date du décès**	**Rang et nature des restes**
Anne-Élisabeth de France	30 décembre 1662	Cœurs de princesses et princes royaux
Anne-Marie de France	26 décembre 1664	
Mademoiselle d'Orléans	9 juin 1665	
Anne d'Autriche	20 janvier 1666	
Philippe-Charles d'Orléans	8 décembre 1666	
Henriette-Anne Stuart	30 juin 1670	
Philippe, duc d'Anjou	2 juillet 1671	

Individu	Date du décès	Rang et nature des restes
Marie-Thérèse de France	1er mars 1672	Cœurs de princesses et princes royaux
Louis-François, duc d'Anjou	4 novembre 1672	
Alexandre d'Orléans, duc de Valois	16 mars 1676	
Marie-Thérèse, reine de France	30 juillet 1683	
Marie-Anne-Chrétienne-Victoire de Bavière, épouse de Louis, dauphin de France	20 avril 1690	
Anne-Marie-Louise d'Orléans	5 avril 1693	
Mademoiselle de Valois, fille aînée de Mademoiselle d'Orléans	16 octobre 1694	
Philippe de France, duc d'Orléans	9 juin 1701	
Duc de Bretagne	14 avril 1705	
Marie-Adélaïde de Savoie	12 février 1712	
Louis, dauphin	18 février 1712	
Louis, dauphin (?)	8 mars 1712 (?)	
Charles, duc d'Alençon	16 mars 1713	
Charles de France, duc de Berry	17 juin 1714	
Marie-Louise-Élisabeth d'Orléans	21 juillet 1719	
Philippe, duc d'Orléans	2 décembre 1723	
Auguste-Marie-Jeanne, duchesse d'Orléans	18 août 1726	
Louise-Madeleine d'Orléans	14 mai 1728	
Louise-Marie de France	19 février 1733	
Le duc d'Anjou	17 avril 1733	
Philippine-Élisabeth d'Orléans	21 mai 1734	
Louise-Diane d'Orléans	26 septembre 1736	
Marie-Thérèse-Antoinette, fille de Philippe V d'Espagne	22 juillet 1746	
Marie-Thérèse de France	27 avril 1748	
Louis, duc d'Orléans	4 février 1752	

Individu	Date du décès	Rang et nature des restes
Anne-Henriette de France	10 février 1752	Cœurs de princesses et princes royaux
Xavier-Marie-Joseph de France	22 février 1754	
Marie-Joséphine de France	1er septembre 1755	
Louise-Henriette de Bourbon-Conti	9 février 1759	
Charlotte-Aglaé d'Orléans	19 janvier 1761	
Louis, duc de Bourgogne	22 mars 1761	
Mademoiselle de Valois [1], fille aînée de Mademoiselle d'Orléans	16 octobre 1694	Corps de princesses royales
Marie-Anne de Bourbon	Avant 1696	
Honorat de Beauvilliers	28 février 1622	Entrailles d'autres grands personnages
Marie de Luxembourg, duchesse de Mercœur	1623	
Jeanne de Lescouet, veuve de Charles de Bourges	21 janvier 1631	
Philippe de Bourges et sa fille	7 juin 1636	Cœurs d'autres grands personnages
César de Cambout, marquis de Coislin	1641	
Bénédictine de Gonzague, abbesse d'Avenay	20 décembre 1647	
Constance du Blé d'Axelles, abbesse de Saint-Menou	22 juillet 1648	
Bénédicte, duchesse de Brunswick	22 août 1730	

1. Son cœur reposait dans une boîte séparée au sein de la même église.

5.

La *cuisine* des corps

Autopsie et embaumement de quelques monarques français

Le jour même de la mort de Louis XIV, la faculté de médecine de Paris reçut la lettre suivante :

« À Messieurs, Messieurs les Doyens et Docteurs régens de la Faculté de Médecine de Paris, aux Écoles de Médecine, rue de la Bûcherie,

À Versailles, le 1er septembre 1715,

Lorsque le Roy meurt, on est dans l'usage d'appeler le doyen et un ancien de la Faculté de Médecine pour être présents à l'ouverture de son corps. C'est pour cela que j'ai l'honneur de vous avertir, Messieurs, de vous rendre ici demain, deuxième de ce mois, à huit heures du matin. M. le marquis de Beringhem, premier écuyer du Roy, vous fera donner un carrosse, qui se trouvera demain à six heures du matin à la porte des Écoles de Médecine où deux chirurgiens jurés de Paris se rendront pour venir ici avec vous.

Je suis, Messieurs, votre très humble et obéissant serviteur – Desgranges. »

C'est en effet l'habitude, depuis Charles IX, de faire pratiquer une autopsie du corps du roi, principalement dans le but de lever le doute sur un éventuel assassinat ou empoisonnement. À l'origine, seuls les médecins et chirurgiens royaux étaient convoqués pour cette occasion (de telle sorte qu'ils pouvaient ne décrire que ce qui leur semblait nécessaire, et couvrir d'éventuels agissements criminels en cas de complicité...). Dès Louis XIII, la faculté de médecine de Paris, représentée par son doyen et son ancien, fut réquisitionnée pour cette ouverture de corps. Les procès-verbaux de ces autopsies sont donc en grande partie conservés dans les archives de l'École de médecine, comme les lettres de convocation émanant de la cour. Nous allons en évoquer quelques-uns parmi les plus significatifs.

Commençons par le procès-verbal de l'autopsie de Louis XIII :

> « Le 15 [mai 1643] à ladite heure se fit l'ouverture dudit corps qui fut apporté dans un linceul par les officiers de la Chambre et mis sur une longue table qui était préparée au bout de la galerie autour de laquelle étaient Messieurs de Nemours, de Vitry et de Souvray, les sieurs de Sainctot frères, Maître et ayde des Cérémonies, le sieur Forest, premier valet de chambre, et quelques officiers de la Chambre seulement, d'un côté ; de l'autre côté, aux pieds et à la tête, étaient les médecins et chirurgiens, sçavoir le sieur Bouvard, premier médecin du Roy, les sieurs Seguin, premier médecin de la Reine Régente, Vaultier, premier médecin de la feue reine mère du Roy, Brunyer, premier médecin de monsieur le duc d'Orléans, Chicot et Conrade, médecins du Roy lors en quartier, le sieur de la Vigne, docteur régent de la Faculté de médecine de Paris et doyen d'icelle, le sieur Moreau, aussi docteur de la Faculté, lecteur et professeur ordinaire du Roy, Pierre Yvelin, médecin de la Reine Régente, Jean de Nogent, médecin servant le duc d'Orléans, Baptiste Bontemps, premier chirurgien et premier valet de chambre de Sa Majesté, Nicolas Pescheval, premier chirurgien de la Reine Régente, Mathieu Colart, premier chirurgien du duc d'Orléans, Antoine Regnault, Pierre Lycot et Alexandre le Roy, tous trois chirurgiens servans le Roy, Sébastien Colin, chirurgien de longuerobbe à Paris, tous deux appelés pour assister à ladite ouverture à laquelle opéraient les sieurs Regnault, Lycot et Le

Roy de la main, le sieur Bouvart premier médecin verbalisait, et le sieur Moreau médecin susdit écrivait. Et fut ce qui suit :

« Nous avons trouvé les cinq téguments universels communs et particuliers consommez, lepiploon aussi consommé, les intestins gresles demesurément boursoufflez et de couleur blafarde et nageans dans une quantité de serositez sanieuses et purulentes, la face extérieure du foye toute pasle comme ayant été bouilly, lestomach remply d'une serozité noirastre avec un ver et demy pied de longueur et plusieurs autres petits, laquelle matière aurait marqueté le fond de lestomach, lintestin duodenum d'une grandeur démesurée remply de bile porace, le jejunum remply de mesme matière et tout jaune par dedans, lileum moins teint et moins plain d'une matière plus épaisse, le cecum dès son commancement rouge et dépouillé de sa membrane charnue, continuant de plus en plus jusques à la fin du colon, où s'est trouvé un ulcère qui a percé l'intestin causé par la descente de la boüe qui sortait du mézentaire inférieur qui s'est trouvé ulcéré en plusieurs endroits et qui a versé sa matière purulente, qui s'est trouvée amassée dans tout le ventre, dans laquelle nageaient les intestins, à la quantité de plus d'une chopine. Outre la couleur susdite du foye on a trouvé en sa partie cave qu'il se fendait et rompait en le touchant dépouillé de sa propre membrane, estant coupé il s'est trouvé tout desséché et recuit dedans comme dehors. Au rein droit il s'est trouvé un petit abcès plain de boue verte enfermée dans un chyste dans sa partie inférieure et charnue. Tout le poumon du côté gauche entièrement attaché aux costes et moins du côté droit, en la partie supérieure gauche s'est trouvée une grande cavité ulcérée, plaine de boue, tous lesquels accidents ont été reconnus pour véritables causes de son deced.

« Faict à Saint-Germain à six heures du matin [le 15 mai] 1643, ainsy signé : Charles de Savoye, Nicolas de l'Hospital de Vitry, de Souvré, Bouvart, Seguin, Vaultier, Chicot, Conrade, de la Vigne, Moreau, Yvelin, de Nogent, Baptiste Bontemps, Pescheval, Collart, Regnault, Lycot, Colin, Alexandre le Roy, le Large. »

Cette autopsie décrit en substance un décès consécutif à une tuberculose diffuse, responsable d'une fragilité excessive des viscères, de nombreuses zones nécrotiques et de plusieurs épanchements liquidiens. L'ensemble s'accompagne de quelques maladies annexes, notamment ce ver parasite intestinal retrouvé lors de l'ouverture de l'estomac (un ascaris ?) ; il montre bien que les plus grands étaient sujets aux mêmes parasitismes que les plus humbles, ce que le professeur Françoise Bouchet a confirmé en identifiant quantité de parasites intestinaux dans les latrines du Grand Louvre et de Marly (collecte des immondices de la cour). On remarquera qu'il n'a pas été fait mention d'un quelconque sciage du crâne ni d'un examen cérébral ; cependant, un tel examen n'est pas exclu, le cœur ayant été prélevé et déposé à part (voir *supra*) sans qu'il ait été lui-même décrit dans le présent procès-verbal.

Anne d'Autriche, infante d'Espagne et fille de Philippe III, épousa Louis XIII le 25 octobre 1615. Elle mourut le 20 janvier 1668 d'un cancer du sein, au Val-de-Grâce. Son embaumement eut lieu le jour même du décès et son cœur fut porté dans la chapelle des Cœurs, au Val-de-Grâce, tandis que son corps était déposé dans la basilique de Saint-Denis. Anne d'Autriche souhaitait que son cœur lui fût ôté par le côté, « sans autre ouverture » (elle ne voulait pas subir la mutilation corporelle qu'est une autopsie complète). On ne dispose donc pas pour elle de procès-verbal comparable au précédent.

Lorsque les révolutionnaires pillèrent en 1793 les tombeaux des rois et reines de France dans la basilique de Saint-Denis, les cercueils furent jetés dans d'immenses fosses remplies de chaux vive ; ces dernières furent rouvertes en 1816 et l'on n'y trouva que des ossements méconnaissables ; ils furent alors portés dans d'immenses cuves creusées dans la crypte de la basilique royale. Cependant, des « reliques » furent prélevées lors du pillage et à chaque transfert des restes. Compte tenu des multiples péripéties survenues avec ces ossements, affirmer ou non leur authenticité se révèle extrêmement risqué. Citons par exemple ce fragment figurant à une vente aux enchères de 1878 dispersant l'héritage du docteur Dabos, médecin au Val-de-Grâce : « Peau du bras droit d'Anne d'Autriche, enlevée de son cercueil dans les souterrains du Val-de-Grâce, le 12 mai 1800, par moi, Dabos, médecin du Val-de-Grâce. Signé : Dabos » (*Gazette anecdotique*, 1878, 2, pp. 252-253). Sa localisation est actuellement inconnue.

Comme nous l'avons précédemment décrit, les restes de Louis XIV ont été partagés. Les entrailles ont été portées sans aucune cérémonie dans la cathédrale Notre-Dame de Paris par deux aumôniers du roi, dans l'un de ses carrosses. Le cœur, lui, fut remis au supérieur des Jésuites de la rue Saint-Antoine pour rejoindre celui de Louis XIII. Le 9 septembre 1715, le reste de la dépouille mortelle fut inhumé dans la basilique de Saint-Denis. Le procès-verbal d'autopsie donne les informations suivantes :

> « Aujourd'huy, deuxiesme septembre de l'année 1715, nous nous sommes assemblés à 9 heures du matin, dans le château de Versailles, pour y faire l'ouverture du corps du Roy, où nous avons trouvé ce qui suit :
>
> « À l'extérieur, tout le côté gauche nous parut gangrené depuis l'extrémité du pied jusqu'au sommet de la tête. L'épiderme s'enlevoit généralement par tout le corps des deux côtés. Le côté droit était gangrené, en plusieurs endroits, mais beaucoup moins que le gauche, et le ventre paroissait extrêmement bouffi.
>
> « À l'ouverture du bas-ventre, les intestins se sont trouvés altérés avec quelques marques d'inflammation ; principalement ceux qui estoient situés du côté gauche, et les gros intestins, prodigieusement dilatés.
>
> « Les reins étoient assés dans leur état naturel. On a trouvé seulement dans le gauche une petite pierre de pareille grosseur à celle qu'il a rendue par les urines plusieurs fois pendant la vie, sans aucun signe seulement de douleur.

« Le foie, la rate, l'estomac, la vessie étoient absolument sains et dans leur état naturel, tant au dedans qu'au dehors.

« À l'ouverture de la poitrine, nous avons trouvé les poumons sains, aussi bien que le cœur dont les extrémités des vaisseaux et quelques valvules étoient osseuses ; mais tous les muscles de la gorge étoient gangrenés.

« À l'ouverture de la tête, toute la dure-mère s'est trouvée en adhérence au crâne, et la pie-mère avoit deux ou trois taches purulentes le long de la faux. Au reste du cerveau étoit dans l'état naturel tant au dedans qu'au dehors.

« La cuisse gauche, dans l'intérieur, s'est trouvée gangrenée, aussi bien que les muscles du bas-ventre et cette gangrène montoit jusqu'à la gorge.

« Le sang et la lymphe étoient dans une entière dissolution, universellement dans les vaisseaux. »

Ce tableau autopsique est celui d'une gangrène diffuse, classiquement attribuée au diabète sénile du monarque. Tout avait commencé le 10 août 1715 lorsque le roi avait ressenti une vive douleur à la jambe gauche, considérée par son médecin personnel, Dagon, comme une sciatique et soignée au lait d'ânesse ; c'étaient en réalité les prémices d'une infection cutanée et des tissus mous. Au moment de l'autopsie, les signes de la décomposition sont extrêmement marqués, avec une coloration noirâtre des chairs et ces décollements bulleux cutanés putréfactifs (« l'épiderme s'enlevoit généralement par tout le corps des deux côtés »). On peut penser que Louis XIV, disséqué le lendemain de sa mort, présentait déjà de larges zones de nécrose sur le corps au cours de son agonie. D'autres lésions sont également retrouvées, notamment des calculs rénaux et, au niveau du cœur, des calcifications des valves aortiques et mitrales (séquelles d'infections ? dégénérescence sénile ?) et des vaisseaux (coronaires ? aorte ?), ce qui n'est pas extraordinaire chez un homme de soixante-dix-sept ans.

Les circonstances de la mort à soixante et un ans de Philippe d'Orléans, frère de Louis XIV, en 1701, nous sont connues grâce au célèbre chirurgien Dionis.

> « M. le duc d'Orléans, frère unique du Roy, estant à sa belle maison de Saint-Cloud, sur la fin d'un souper qu'il donnait à plusieurs personnes de la première qualité, fut frappé d'un coup de sang qui lui remplit la teste, ce qui fit à l'instant manquer la parole et toutes les autres fonctions animales qui dépendent du cerveau ; on courut aux remèdes, on le saigna deux fois, on lui donna l'émétique, et on lui fit tout ce que l'on crut capable de le soulager. Le Roy, estant averti de ce malheur, y alla et fut témoin des remèdes que les plus habiles médecins de la Cour lui ordonnèrent. Monsieur estant mort la nuit même, on l'ouvrit au bout de vingt-quatre heures, on lui trouva du sang épanché dans les ventricules du cerveau, autant qu'ils pouvaient en contenir, et toutes les autres parties du corps très saines et qui permettaient une vie de plus longue durée.
>
> « Monseigneur mangeait beaucoup et ne faisait aucun exercice, et soit qu'il appréhendait la saignée, ou soit que son premier médecin ne lui ordonnait pas, il ne se faisait point saigner, ce qui fit que regorgeant de sang il s'en fit un épanchement dans la teste, qui le tua en peu de temps. »
>
> (Dionis, *Dissertation sur la mort subite*, pp. 19-20)

Cette description, qui pourrait être dispensée en faculté de médecine lors des cours de sémiologie, est exactement superposable à la clinique d'un accident vasculaire cérébral hémorragique (une « crise d'apoplexie ») ou d'une rupture d'anévrisme. Lors de l'ouverture de la boîte crânienne, les chirurgiens furent étonnés de trouver une véritable inondation sanguine, confirmant les diagnostics précédemment portés. De telles découvertes sont encore faites de nos jours à l'occasion de l'autopsie de sujets jeunes décédés subitement.

On dispose de deux témoignages de l'autopsie du corps de Louis XVIII, réalisée le 17 septembre 1824 par F. Ribes (médecin ordinaire de l'Hôtel royal des Invalides) et Gilbert Breschet, anatomiste, après que Talleyrand leur eut confié la dépouille royale, déposée au château des Tuileries. Le rapport suivant, le moins connu, est celui de Breschet (nous ajoutons nos propres notes entre crochets) :

« Nous, soussignés, médecins et chirurgiens convoqués par ordre de Sa Majesté le roi Charles X pour faire l'ouverture du corps de feu le roi Louis XVIII, son auguste frère, décédé le 16 septembre 1824 à quatre heures du matin, avons procédé à ladite ouverture, le 17 du même mois, à huit heures du matin, vingt-huit heures après le décès, et nous avons remarqué ce qui suit.

« *Signes de la mort :*

« Le corps est froid et décoloré. Les muscles sont raides. On observe des traces de décomposition aux membres inférieurs, ainsi que l'odeur propre à la putréfaction.

« *État extérieur :*

« On remarque à la partie supérieure gauche du front la trace d'une cicatrice ancienne. Les membres sont dans un état de maigreur très prononcé. Le tronc conserve quelques restes d'embonpoint et offre un grand développement dans ses parties osseuses. La cuisse gauche présente la plaie d'un vésicatoire. Le pied droit est au tiers détruit par un sphacèle. Plusieurs orteils manquent. Plusieurs os sont tombés, d'autres sont à nu [il s'agit de signes évidents de gangrène]. À la région du sacrum existe une large escarre. Le pied gauche est intact, mais amaigri et couvert d'une croûte d'épiderme fort épaisse.

« *Ouverture de la tête :*

« La tête est volumineuse. Son côté gauche est plus développé que l'autre. Les os du crâne sont d'une couleur jaune très marquée. Ils sont très minces en arrière et fort épais en avant. La voûte du crâne étant enlevée, une grande quantité de sérosité s'écoule. Le tissu cellulaire sous-arachnoïdien en est infiltré. La moitié antérieure de la faux du cerveau est épaissie et ossifiée, de manière que les points osseux font saillie vers les hémisphères du cerveau. Cette ossification a trois ou quatre lignes dans sa plus grande épaisseur [cette anomalie est sans conséquence sur la vie du sujet, et parfois retrouvée dans notre pratique autopsique quotidienne]. Les circonvolutions du cerveau sont très saillantes. Ses anfractuosités sont très profondes. Sa substance est très consistante. La partie médullaire du cervelet est injectée et moins blanche encore que celle des hémisphères du cerveau. La glande pinéale est un peu volumineuse et offre des granulations. Les autres parties de la tête sont dans l'état naturel.

« *Ouverture de la poitrine :*

« La poitrine est encore recouverte d'une couche de tissu cellulaire chargé de graisse d'une couleur très foncée. Ses parois offrent une infiltration sanguine du côté droit. Les côtes sont très minces et très friables. Leurs cartilages sont en partie ossifiés [ce qui est normal chez un sujet âgé]. La cavité de la poitrine est fort diminuée dans son diamètre vertical par le refoulement du diaphragme vers cette cavité. Derrière le sternum, dans le médiastin antérieur et autour du péricarde, on remarque une grande quantité de tissu cellulaire chargé de graisse. Il existe une adhérence intime et très circonscrite de la base du poumon droit au diaphragme [il s'agit d'une zone fibreuse cicatricielle développée dans les suites d'une infection de la plèvre et du poumon en regard], et environ 4 onces de sérosité rougeâtre dans la cavité gauche de la poitrine [cet épanchement a, lui, toutes les chances d'être cadavérique, c'est-à-dire consécutif au décès du patient et au passage de la lymphe à travers les parois des vaisseaux]. Dans tout le reste de leur étendue les poumons sont sains. Ils offrent seulement à leur partie postérieure une légère infiltration sanguine [il s'agit des lividités cadavériques, c'est-à-dire du dépôt du sang dans les zones déclives du corps peu de temps après le décès ; le cadavre de Louis XVIII étant allongé sur le dos, les lividités sont postérieures].

« Le cœur est très volumineux. Il est enveloppé de beaucoup de graisse jaune. Ses parois ont peu d'épaisseur et de consistance, et ses cavités sont très amples. L'oreillette droite ne contient qu'une petite quantité de sang fluide. Sa face interne est d'un rouge très intense. Sa communication avec le ventricule droit est d'une grande dimension. Le ventricule est vide, quoiqu'il ait une grande capacité. La coloration observée dans l'oreillette droite s'étend à tout le ventricule du même côté, et jusque dans l'artère pulmonaire.

« L'oreillette et le ventricule du côté gauche sont très amples, mais vides de sang et colorés en rouge, comme le côté droit. Il existe quelques traces d'ossification au cercle fibreux qui sépare l'oreillette du ventricule [ce sont les mêmes calcifications de la valve mitrale que celles décrites lors de l'autopsie de Louis XIV, une lésion banale chez les sujets âgés ; la même anomalie est retrouvée plus loin au niveau de la valve aortique].

« Deux des valvules sigmoïdes de l'aorte offrent aussi quelques points osseux. La couleur de la membrane interne de l'aorte est beaucoup moins intense que celle des cavités du cœur. Du reste, toutes les autres parties contenues dans la poitrine sont dans l'état naturel.

« Ouverture du ventre :

« Le ventre a un grand développement. Sous la peau se trouve une couche épaisse de tissu cellulaire graisseux. Les muscles sont très minces. Le diaphragme est fort distendu et aminci. L'épiploon n'est pas chargé d'une très grande quantité de graisse. Le foie est d'un médiocre volume. Sa couleur est d'un gris foncé. Son lobe moyen est surtout très petit, et le lobe de Spiegel est relativement plus gros. La vésicule biliaire est très volumineuse. Elle est pleine de bile d'un jaune foncé, dans laquelle nagent une trentaine de calculs polyèdres, noirs à l'extérieur, jaune foncé à l'intérieur, d'un aspect cristallin et d'un volume qui varie depuis celui d'un grain de millet jusqu'à celui d'une fève de haricot [le régime alimentaire et l'obésité de Louis XVIII sont autant de facteurs favorisant le développement de ces calculs biliaires]. Les parois de la vésicule sont épaisses, et les canaux hépatique, cystique et cholédoque sont larges et parfaitement libres de tout leur trajet.

« La rate est petite, fort consistante. Elle contient dans son intérieur une tumeur de tissu vasculaire du volume d'une noisette [très probablement un angiome ou hémangiome splénique, une tumeur bénigne de la rate consistant en une prolifération bien limitée de vaisseaux].

« L'estomac est d'un très grand volume. Sa cavité très ample est remplie d'une grande quantité de mucosités fluides élastiques et d'une petite quantité de mucosités noires. La face interne de cet organe est tapissée d'un dépôt de cette même matière. Ce dépôt enlevé, la membrane interne est parsemée çà et là, et surtout vers le grand cul-de-sac, d'injections vasculaires en forme d'arborisations. Dans quelques points, la rougeur se présente sous forme de plaques. L'orifice duodénal offre, dans un point de son contour, une petite tumeur de la grosseur d'un pois et de nature graisseuse [il s'agit là encore d'une tumeur, probablement bénigne, compte tenu de la description : un polype ? un lipome ? un leïomyome ?]. À la base du mésentère existe une agglomération de parties intestinales et mésentériques formant une tumeur irrégulière de deux à trois pouces de diamètre, au centre de laquelle on trouve une cavité allongée, dans la direction du bord supérieur, du pancréas, à parois blanchâtres, épaisses, percées de beaucoup d'orifices, conduisant à des prolongements de la tumeur et contenant une assez grande quantité de matière concrète brune et sans odeur. Cette tumeur était probablement formée par un kyste stéatomateux [troisième tumeur chez Louis XVIII ; il s'agit probablement d'une prolifération de tissu lymphatique : un lymphangiome kystique ?].

« L'intestin grêle est rempli et tapissé par une matière noirâtre, semblable à celle que l'on a observée à la face interne de l'estomac.

« Au commencement de l'iléon est une injection assez forte de la membrane interne de l'intestin dans l'étendue d'un pied. Les portions ascendante et transverse du colon offrent une rougeur générale intense. Les reins sont enveloppés d'une grande quantité de graisse. La vessie est vide et contractée. Elle offre quelques colonnes charnues.

« Le col de la vessie est sain, de même que tous les autres viscères du ventre.

« État des membres inférieurs :

« La peau du pied droit est épaisse, rugueuse, indurée et comme tuberculée. Le tissu cellulaire sous-cutané est épais, dense et lardacé [cet aspect de la peau, dit "pachydermie", c'est-à-dire littéralement "peau d'éléphant", s'observe couramment chez les patients présentant une insuffisance veineuse des membres inférieurs ; le sang stagne dans les jambes et les pieds, provoquant de nettes modifications des téguments]. Les muscles sont convertis en un tissu jaune et comme graisseux. Les os du pied sont ramollis et se laissent facilement diviser par l'instrument tranchant. Le pied et la jambe gauches offrent les mêmes altérations, mais à un moindre degré. Les muscles de tout le corps sont en général pâles et faciles à déchirer [à nouveau des signes de gangrène, cause probable du décès du monarque].

« Des lotions faites avant, pendant et après l'ouverture du corps avec le chlorure d'oxyde de sodium du pharmacien Labarraque ont détruit l'odeur qui existait, et ont empêché son développement pendant tout le cours de l'opération.

« Signé : Portal, Alibert, Distel, Thévenot, Montaigu, Regnault, Bourdois, M. A. Petit, Landré-Beauvais, Boyer, baron Dupuytren, Richerand, Salmade, Ribes, Pelletan, Gueneau de Mussy, Auvity, Dalmas, Baron, Bougon, Breschet, Dalmas fils, Marx, Nicod, Lacroix, J.P.H. Bardenat, Vesque, Fournier. »

Un autre compte rendu d'autopsie, beaucoup plus fourni, a été publié par le docteur Ribes (en 1834) sous le titre : *Histoire de l'ouverture et de l'embaumement du corps de Louis XVIII.* On y trouve des détails anatomiques (accompagnés de digressions douteuses...), notamment sur les parties intimes du roi :

« Je ne sais quelle raison avait fait croire qu'il n'y avait qu'un testicule dans le scrotum, et que l'autre était resté dans l'abdomen. Je me suis assuré que les deux testicules étaient réellement dans les bourses. Ces organes avaient peu de volume.

« Le gland était recouvert de son prépuce, qui avait une ouverture très étroite, ce qui constituait un phimosis naturel.

« Cette ouverture était si petite qu'il paraît difficile que le gland ait jamais entièrement été mis à découvert. Cette disposition, chez les personnes avancées en âge, est presque la preuve qu'elles n'ont pas eu l'habitude de la masturbation, et qu'elles n'avaient pas abusé du coït. »

Particulièrement intéressant est le procès-verbal de l'embaumement du corps de Louis XVIII, réalisé juste au décours de l'autopsie. On sait que le pharmacien Labarraque avait déjà aspergé le cadavre d'une solution sodique afin de le débarrasser de l'horrible odeur de putréfaction qui en émanait (due principalement à la gangrène). D'autres procédés visant à la conservation corporelle furent employés, que nous connaissons dorénavant dans le détail par ce texte :

> « Aujourd'hui 17 septembre 1824, immédiatement après l'ouverture du corps du feu roi Louis XVIII, et conformément aux instructions qui nous ont été données par M. le marquis de Brézé, grand maître des cérémonies de France, nous soussignés avons procédé à l'embaumement de la manière suivante :
>
> a. Le cœur du Roi, après avoir été ouvert, vidé, lavé et macéré pendant quatre ou cinq heures dans une solution alcoolique de deuto-chlorure de mercure ou sublimé corrosif, et avoir été rempli et environné d'aromates choisis, a été enfermé dans une boîte de plomb portant une inscription indicatrice de l'objet précieux qu'elle renferme.
>
> b. Les viscères des trois grandes cavités du corps, après avoir été pareillement ouverts, incisés, lavés et macérés pendant six heures dans la solution susdite, ont été pénétrés, remplis et environnés d'aromates, et enfermés dans un baril en plomb portant une inscription indicative des parties qu'il renferme.
>
> c. La totalité de la surface du corps et celle des grandes cavités a été lavée successivement avec une solution de chlorure d'oxyde de sodium et avec une dissolution alcoolique de deuto-chlorure de mercure.
>
> d. Les parties charnues, tant du tronc que des membres, ont été incisées largement et profondément. Elles ont été lavées ensuite avec les solutions susdites.

e. Les surfaces du corps, celles de ses cavités et des incisions, ont été enduites à plusieurs reprises d'un vernis à l'alcool.

f. Toutes les cavités ont été remplies de poudres formées d'espèces aromatiques et de substances résineuses variées.

g. Ces cavités ont été fermées par l'application de leurs parois, soutenues par le moyen de sutures nombreuses.

h. Les membres, le bassin, le ventre, la poitrine, le col et la tête ont été successivement entourés de plusieurs bandes méthodiquement appliquées.

i. Toute la surface du corps ainsi enveloppée a été couverte de plusieurs couches de vernis.

j. Sur ce vernis ont été appliquées des bandes de diachilon gommé.

k. Sur les bandes de diachilon, d'autres bandes de taffetas vernissé ont été appliquées.

l. Enfin, une dernière couche de bandes a été appliquée sur le taffetas vernissé.

m. L'embaumement terminé, la tête du feu Roi a été couverte d'un bonnet, son corps d'une chemise, ses bras et sa poitrine d'un gilet à manches en soie blanche. Tout le corps d'un linceul de batiste.

« C'est dans cet état que le corps du Roi a été remis à M. de Brézé pour être déposé dans le cercueil qui doit enfermer ses restes mortels à Saint-Denis.

« Signé : Portal, Alibert, Dupuytren, Fabre, Distel, Thévenot, Portal pour Ribes, Auvity, Breschet, Marx, Moreau, Bardenat, Vesques, Dalmas, Delagenevraye. »

Le corps n'a pas été malmené par les révolutions et les guerres ; il est donc toujours présent dans le tombeau, et il est impossible, pour l'instant, de juger de l'efficacité de tout cet ensemble de soins de conservation.

De la même façon, on dispose de nombreux détails sur la gestion du cadavre de Charles X, mort du choléra à Goritz, en Autriche. Juste avant l'embaumement eut lieu l'exposition du corps dont le procès-verbal décrit avec force détail l'installation des processus de décomposition.

« Le six novembre mil huit cent trente-six, à quatre heures du matin, le sieur Bougon, déjà désigné au procès-verbal précédent, a fait procéder à l'exposition du corps de feu Sa Majesté Charles X sur le lit de parade, dans la chambre où Sa Majesté avait succombé. Et préalablement il a fait remarquer et fait observer à MM. les officiers de la Chambre la continuation des contractions qui, au moment de la mort, avaient lieu dans tous les muscles de la face, la persistance de l'état violacé des doigts, des orteils et du pourtour des yeux, l'affaissement déjà très prononcé des cornées transparentes, enfin la raideur, comme tétanique, des muscles des extrémités inférieures, et surtout de ceux des mollets.

« Puis le corps de feu Sa Majesté, après avoir été successivement lavé avec des eaux aromatiques et frotté à plusieurs reprises avec des alcools également chargés de substances aromatiques, a été placé dans le lit en suivant, à cet égard, les usages de la Cour de France.

« Ledit procès-verbal fait et signé à Goritz, lesdits jour et an que dessus, et ont signé Bougon, Baron Bourlet, Legros, Barthélemy Moors. »

L'autopsie est réalisée le lendemain de l'exposition ; elle décrit, outre le lent avancement du processus de décomposition, l'extrême déshydratation du défunt qui s'est littéralement vidé au cours de son infection par le choléra (nous ajoutons quelques notes entre crochets).

« Aujourd'hui, sept novembre mil huit cent trente-six, les soussignés, déjà désignés au premier procès-verbal, se sont, en présence de Son Excellence Monseigneur le duc de Blacas d'Aulps, premier gentilhomme de la chambre du Roi ; de Son Excellence M. le comte de Montbel ; de M. Billot, ancien procureur-général ; de M. le baron Bourlet de Saint-Aubin ; de M. Louis de Ballai, docteur en médecine, commissionné à cet effet par Son Excellence Monseigneur le gouverneur du littoral, et assistés de M. Joseph Marini, chirurgien municipal de la ville de Goritz, réunis, trente-six heures après la mort de Sa Majesté Charles X, pour l'ouverture et l'examen anatomique de son corps, et avant qu'il fût déplacé du lit de parade où il est exposé, ils ont remarqué : 1° Un affaissement considérable des yeux par suite de l'absorption presque complète de leurs parties fluides. 2° Une grande contraction des doigts et surtout des pouces, qui s'appliquaient fortement sur la racine des annulaires. [On voit ici que la rigidité cadavérique, primitivement située au niveau des membres inférieurs au moment de l'exposition du cadavre, s'est déplacée vers les extrémités supérieures peu avant l'autopsie, soit quelques heures plus tard ; à moins qu'il ne s'agisse d'une contraction liée aux importantes pertes métaboliques (calcium, potassium) du défunt dans ses dernières heures de vie] 3° Les ongles étaient très noirs, des taches violacées recouvraient le dos des mains, on observait des marbrures noirâtres sur les pieds, et les orteils participaient de la couleur des doigts. 4° Enfin, il y avait une rigidité considérable du tronc et des extrémités.

« On a transporté ensuite le corps de Sa Majesté dans la salle destinée à l'examen anatomique, et là, les deux cavités thoracique et abdominale ayant été simultanément ouvertes, les soussignés y ont observé et fait observer :

a. Une injection évidente des extrémités capillaires veineuses dans le grand épiploon, aux différentes circonvolutions intestinales et spécialement à la petite courbure de l'estomac.

b. Ce viscère était fortement distendu par des gaz, tandis que toutes les autres parties du canal intestinal en contenaient très peu.

c. L'estomac, étant ouvert, a laissé échapper une grande quantité de liquide blanchâtre, semblable à celui que, plus tard, on a trouvé dans le gros intestin, et pareil à celui qui avait été rendu par le Roi dans la journée du cinq novembre [c'est le liquide « eau de riz » émis par les patients cholériques (voir à cet égard les descriptions saisissantes de vérité dans *Le Hussard sur le toit* de Jean Giono)].

d. La membrane muqueuse du duodénum était peu colorée par la bile, celle de l'iléum injectée dans les capillaires, et les glandes de Peyer et de Brunner sensiblement développées vers la fin de cette portion intestinale.

e. Cette injection veineuse existait encore, quoique à un moindre degré, dans le caecum, au commencement du colon, mais, plus loin, on n'en apercevait plus aucune trace.

f. La consistance de toutes les membranes intestinales, considérées dans leur ensemble, était flasque, et elles se laissaient facilement détacher et diviser par les instruments.

g. La vésicule était distendue par un fluide dense et noirâtre, le foie injecté, mais cependant son volume et sa consistance ne s'écartaient pas de l'état naturel.

h. La rate s'est trouvée petite et mollasse, les reins dans l'état sain. Mais un calcul mural, du volume d'une amande, était engagé dans le bassinet droit [il s'agit à nouveau d'un calcul rénal], et cependant Sa Majesté n'avait jamais éprouvé aucune douleur à la région du rein droit, jamais chez elle ni la sécrétion ni l'excrétion de l'urine n'avaient été troublées, mais à différentes époques de sa vie elle avait été atteinte par la goutte.

i. En fendant les reins selon leur longueur, leur parenchyme, d'ailleurs dans l'état normal, a laissé sortir une très petite quantité de sérosité muqueuse, blanchâtre, et n'ayant pas même l'odeur de l'urine.

j. La vessie contenait quelques gouttes d'une semblable sérosité. Ce viscère était très contracté, et il paraissait y avoir une légère injection vers le col.

k. Les poumons étaient sains, mais tout le droit adhérait fortement aux parois du thorax et particulièrement à la partie supérieure [comme dans le cas de Louis XVIII, il s'agit d'une séquelle d'infection de la plèvre et des poumons, cette fibrose étant comme une cicatrice].

l. Le volume du cœur était naturel, mais son tissu musculaire était flasque, et le ventricule gauche, qui contenait une grande quantité de sang noirâtre, poisseux et comme dissous, l'a laissé s'en échapper, à la manière d'un sirop, par l'ouverture aortique et l'aorte, lorsqu'on a suffisamment incliné le cœur de sa pointe vers sa base. Cet état pathologique du sang est d'ailleurs l'un des caractères spécifiques de la maladie qui a terminé si rapidement les jours de Sa Majesté, et il est en outre à noter qu'on n'a trouvé dans aucune partie du système vasculaire sanguin du sang coagulé.

« La cavité cérébrale ayant ensuite été ouverte, on y a remarqué que le cerveau, le cervelet, la moelle allongée et leurs membranes étaient dans leur état naturel, à l'exception toutefois d'un peu d'injection qu'on observait dans la substance corticale, à la partie supérieure des hémisphères. Enfin, il faut observer ici que le système nerveux ganglionnaire abdominal n'offrait aussi aucune altération dans son apparence et dans sa texture.

« Maintenant, si de toutes ces observations anatomico-pathologiques, faites d'ailleurs avec le plus grand soin et dans le désir sincère de s'éclairer sur la nature de la maladie à laquelle a succombé Sa Majesté Charles X, les soussignés rappellent : 1° L'état déjà décrit du sang dans le cœur et dans les vaisseaux sanguins. 2° Les apparences des liquides trouvés dans l'estomac et dans le canal intestinal. 3° La qualité de la bile vésiculaire. 4° L'absence de l'urine dans les reins et dans la vessie. 5° L'affaissement rapide des yeux. 6° La coloration en noir des extrémités. 7° Enfin la contraction des doigts et la flexion des pouces dans la paume des mains –, ils croient pouvoir y trouver la confirmation de l'opinion qu'ils ont précédemment émise dans leur premier procès-verbal.

« Fait à Goritz, lesdits jour et an que dessus, ont signé après lecture : Blacas d'Aulps, J.M. Marcolini, Montbel, Brillot, Bougon, docteur J. Marini, Baron Bourlet, docteur Louis de Ballai, Joseph Marini, chirurgien de la ville de Goritz. »

Le fils du roi Louis-Philippe, le duc d'Orléans, était mort cinq ans auparavant d'un accident de carrosse à Neuilly. Fait original, son cas avait été publié par des journaux médicaux de l'époque (*Annales de Chirurgie*, *Annales de l'Anatomie et de la Physiologie pathologiques*) à partir des données autopsiques. Il apparaît à leur lecture que les médecins avaient sous-estimé les fractures du duc, ne diagnostiquant chez lui qu'une simple commotion cérébrale, des contusions à la joue droite et un hématome au niveau de la nuque. En réalité, une importante fracture de la base du crâne fut cause du décès rapide du prétendant au trône.

Dernière autopsie sur laquelle on dispose de quelque information technique et pratique : celle de l'empereur Napoléon III, mort d'une infection urinaire, dont l'évolution a été précisément décrite dans le prestigieux journal médical *The Lancet*. On voit ici que les calculs urinaires, semblables à ceux, précédemment décrits, de monarques français, peuvent être des causes de décès en raison de leurs complications mécaniques (obstacle à l'écoulement des urines) et infectieuses (pullulation microbienne). Voici le texte original :

« Autopsie faite le 10 janvier [1873]. Le résultat le plus important de l'examen des organes est que le calcul, qui devait séjourner dans la vessie depuis plusieurs années, avait causé une irritation et une inflammation qui s'étaient propagées jusqu'aux reins et avaient atteint un degré impossible à soupçonner, et, l'eût-on soupçonné, impossible à constater.

« L'affection rénale se présentait sous deux formes : d'une part, les uretères étaient dilatés, ainsi que les bassinets. La dilatation du rein gauche était excessive et avait occasionné l'atrophie de la substance glandulaire de l'organe. D'autre part, il y avait une inflammation subaiguë des tubes séminifères, qui paraissait toute récente.

« Les organes voisins de la vessie étaient sains. La muqueuse vésicale et la portion prostatique de l'urètre présentaient des signes d'inflammation subaiguë, mais on ne voyait pas la plus petite trace d'altération. Dans l'intérieur de la vessie, on trouva un morceau de calcul dont la conformation indiquait qu'on en avait enlevé la moitié. En outre, on trouva deux ou trois petits fragments pas plus gros qu'un grain de chanvre. Cette portion de calcul pesait environ trois quarts d'once [22 grammes] et mesurait un pouce et un quart sur un cinquième de pouce.

« Le cœur et les autres organes étaient sains, ainsi que l'encéphale et les méninges. Le sang, généralement liquide, contenait très peu de caillots. Pas de trace d'embolie soit dans le système veineux, soit dans le cœur ou dans l'artère pulmonaire.

« La mort survint par suite d'arrêt de la circulation et doit être attribuée à la constitution générale du patient. L'affection des reins qui avait occasionné cet état était d'une nature telle et si avancée que dans n'importe quel cas elle aurait promptement déterminé une issue fatale.

« Ont signé : J. Burdon Sanderson, d.m., docteur Conneau, docteur baron Corvisart, Henry Thompson, J.T. Clover, John Foster.

« Camden Place, Chislehurst, 10 janvier 1873, 6 h 30 du soir. »

6.

Les tribulations du cœur (présumé) de Louis XVII

Louis XVI (mort à trente-huit ans le 21 janvier 1793) se maria avec Marie-Antoinette le 26 mai 1770 et ils eurent au total quatre enfants.

Marie-Thérèse-Charlotte de France, dite Madame Royale (dite aussi comtesse de Marne dès son exil révolutionnaire), est née le 19 décembre 1778 et fut mariée le 10 juin 1799 au duc d'Angoulême, fils aîné du comte d'Artois, frère de Louis XVI (un mariage consanguin qui resta stérile). Elle est morte d'une pleuro-pneumonie à Frohsdorff, le 19 octobre 1851.

Sophie-Hélène-Béatrix, née le 9 juillet 1786, ne vécut que peu (elle est morte le 19 juin 1787).

Louis-Joseph-Xavier-François, né le 23 octobre 1781, est mort à Meudon le 4 juin 1789 d'une tuberculose vertébrale (un mal de Pott, comme le signale le rapport de l'autopsie pratiquée le surlendemain de son décès : les premières vertèbres étaient « noires comme de l'encre », et, grattées avec l'ongle, tombèrent en poussière « comme quand on gratte un morceau de bois pourri ». La dixième vertèbre « était déjà gâtée et noire à moitié ». Accessoirement, le prince avait la cervelle double de l'ordinaire, ce qui étonna considérablement médecins et chirurgiens. Le cœur fut embaumé de la même façon que celui des monarques et de l'aristocratie.

Louis-Charles, duc de Normandie, dit Louis XVII, né le 27 mars 1785, est très probablement mort le 8 juin 1795 à la prison du Temple (Paris). Le corps de celui que les révolutionnaires appelaient le petit Louis Capet a été autopsié quelques heures après son décès (21 prairial an III, soit le 9 juin 1795) afin qu'aucun doute ne soit permis sur la cause de son décès en cette période troublée de guerre civile. Le fait semble désormais acquis que l'enfant du Temple est mort d'une tuberculose diffuse comparable à celle de Louis XIII décrite plus haut, compte tenu de l'excellente description anatomique qu'en donne le procès-verbal d'autopsie :

« Nous soussignés, Jean Baptiste Eugénie Dumangin, médecin en chef de l'Hôpital de l'Unité, et Philippe Jean Pelletan, chirurgien en chef du Grand Hospice de l'Humanité, accompagnés des citoyens Nicolas Jeanroy, ancien professeur aux Écoles de Médecine de Paris, et Pierre Lassus, professeur de médecine légale à l'École de Santé de Paris, que nous nous sommes adjoints en vertu d'un arrêté du Comité de Sûreté générale de la Convention Nationale, daté d'hier et signé Bergoing, Président : Courtois Gauthier, Pierre Guijosnar, à l'effet de procéder ensemble à l'ouverture du corps du fils du défunt Louis Capet, et en constater l'état, avons agi ainsi qui suit :

« Arrivés tous les quatre, à onze heures du matin, à la porte extérieure du Temple, nous y avons été reçus par les commissaires qui nous ont introduits dans la tour.

« Parvenus au deuxième étage, nous sommes entrés dans un appartement dans la seconde pièce duquel nous avons trouvé, dans un lit, le corps mort d'un enfant qui nous a paru âgé d'environ dix ans, que les commissaires nous ont dit être celui du fils du défunt Louis Capet, et que deux d'entre nous ont reconnu pour être l'enfant auquel ils donnaient des soins depuis quelques jours.

« Les susdits commissaires nous ont déclaré que cet enfant était décédé la veille vers trois heures de relevée, sur quoi nous avons cherché à vérifier les signes de la mort, que nous avons trouvés caractérisés par la pâleur universelle, le froid de toute l'habitude du corps, la raideur des membres, les yeux ternes, les taches violettes ordinaires à la peau du cadavre, et surtout par une putréfaction commencée au ventre, au scrotum et au dedans des cuisses.

« Nous avons remarqué avant de procéder à l'ouverture du corps, une maigreur générale qui est celle du marasme, le ventre étant extrêmement tendu et météorisé ; au côté interne du genou droit, nous avons remarqué une tumeur sans changement de couleur à la peau, et une autre tumeur moins volumineuse sur l'os radius, près le poignet, du côté gauche. La tumeur du genou droit contenait environ deux onces d'une matière grisâtre, puriforme et lymphatique, située entre le périoste et les muscles ; celle du poignet renfermait une matière de même nature, mais plus épaisse.

« À l'ouverture du ventre, il s'est écoulé plus d'une pinte de sérosités purulentes, jaunâtres et très fétides ; les intestins étaient météorisés, pâles, adhérents les uns aux autres, ainsi qu'aux parois de cette cavité. Ils étaient parsemés d'une grande quantité de tubercules de diverses grosseurs et qui ont présenté à leurs ouvertures la même matière que celle contenue dans les dépôts extérieurs du genou et du poignet.

« Les intestins, ouverts dans toute leur longueur, étaient très sains intérieurement, et ne contenaient qu'une petite quantité de matière bilieuse.

« L'estomac nous a présenté le même état ; il était adhérent à toutes les parties environnantes, pâle au-dehors, parsemé de petits tubercules lymphatiques semblables à ceux de la surface des intestins. La membrane interne était saine, ainsi que le pylore et l'œsophage. Le foie était adhérent par sa convexité au diaphragme, et par sa concavité aux viscères qu'il recouvre. Sa substance était saine, son volume ordinaire, la vésicule du fiel médiocrement remplie de bile de couleur vert foncé. La rate, le pancréas, les reins et la vessie étaient sains. L'épiploon, le mésentère, dépourvus de graisse, étaient remplis de tubercules lymphatiques semblables à ceux dont il a été parlé. De pareilles tumeurs étaient disséminées dans l'épaisseur du péritoine, recouvrant la face inférieure du diaphragme, ce muscle étant sain.

« Les poumons adhéraient par toute leur surface à la plèvre, au diaphragme et au péricarde. Leur substance était saine et sans tubercule. Il y en avait seulement quelques-uns aux environs de la trachée artère et de l'œsophage. Le péricarde contenait la quantité ordinaire de sérosité. Le cœur était pâle, mais dans l'état naturel.

« Le cerveau et ses dépendances étaient dans la plus parfaite intégrité.

« Tous les désordres dont nous venons de donner les détails sont évidemment l'effet d'un vice scrofuleux, existant depuis longtemps et auquel on doit attribuer la mort de l'enfant.

« Le présent procès-verbal a été fait et clos à Paris, au lieu susdit, par les soussignés, à quatre heures et demie de relevée, le jour et an que dessus.

« Signé : J.B.E. Dumangin, Ph. J. Pelletan, P. Lassus, Jeanroy. »

Ce procès-verbal d'autopsie fut publié dans le *Moniteur* du 26 prairial an III (14 juin 1795), soit une semaine à peine après la mort de l'enfant du Temple. Mais, très vite, certains trouvèrent non seulement le décès, mais aussi le rapport d'autopsie très douteux... Dans *The European Magazine* de décembre 1799 (vol. 26, p. 429), on peut ainsi lire : « Dans le monde entier, on crut que le jeune roi avait été empoisonné. Comme le Cabinet britannique n'avait pas d'autre idée, il ordonna l'examen du bulletin [d'autopsie] par l'un des plus célèbres médecins. Celui-ci informa le Cabinet royal que le jeune roi ne pouvait être mort par la cause indiquée dans le bulletin. » Ce médecin célèbre était le docteur Valentin, expert judiciaire parisien, celui-là même qui rédigea un contre-rapport. Fait chevalier de Saint Michel à la Restauration, il confia son contre-rapport à l'avocat Eckard, le 22 janvier 1817.

Valentin n'est pas d'une très grande objectivité vis-à-vis du rapport d'autopsie officiel rédigé le jour même de l'ouverture du corps, le 9 juin 1795. Il reprend les termes anatomiques en arguant que leur inexactitude ou, du moins, leur faible précision ne peut être le fait de véritables professeurs de médecine (« Est-ce ainsi que M. Pelletan, professeur d'anatomie, et M. Lassus, professeur de médecine légale, auraient dû désigner le siège des tumeurs ? ») S'il ne conteste pas l'existence de lésions au niveau du radius, du genou et des intestins, ni les adhérences pulmonaires, péricardiques, médiastinales et hépatiques, il s'oppose au diagnostic de scrofule (ou tuberculose) : « J'affirme que les adhérences qui ont produit les autres accidents et la mort ont eu pour cause une inflammation, et que cette inflammation a été produite par un poison. » Il suppose, par plusieurs observations médicales et autopsiques (par ailleurs très discutables), que ce poison lent était du sublimé corrosif (l'une des formes toxiques du mercure).

Dans le même temps, l'un des organes du petit Louis Capet avait été subtilisé par l'un des médecins. Attardons-nous un instant sur ces pérégrinations du cœur de Louis XVII (ou prétendu tel) telles que les rapporte l'auteur de ce larcin, le docteur Pelletan :

> « Je fus chargé spécialement des opérations d'ouverture et de la dissection, ainsi que de celle de restaurer le corps. Tandis que je m'occupais de ce dernier soin, mes confrères, le commissaire civil et l'un des gardiens de la Tour, qui avaient été présents à l'ouverture, s'éloignèrent de la table, se retirèrent dans l'embrasure de la croisée pour causer entre eux. Je conçus alors le dessein de m'emparer du cœur de l'enfant ; j'entourai de son ce viscère, je l'enveloppai de linge et je le mis dans ma poche sans être aperçu. Rien ne me donnait lieu de craindre d'être fouillé en sortant de la prison.
>
> « Rentré chez moi, je mis ce cœur dans un bocal rempli d'esprit-de-vin, et je le cachai derrière le rayon le plus élevé de la bibliothèque. Dix ans s'écoulèrent pendant lesquels

l'esprit-de-vin renouvelé plusieurs fois s'évapora entièrement. Le cœur étant desséché et susceptible d'être conservé sans aucune précaution, je le plaçai dans un tiroir de mon secrétaire, avec d'autres pièces anatomiques.

« Longtemps après, montrant ce cœur et les autres pièces à M***, mon élève particulier, demeurant chez moi et à qui j'accordais toute ma confiance, j'eus l'imprudence de lui révéler mon secret.

« Ouvrant sans cesse mon tiroir, j'avais souvent l'occasion de jeter les yeux sur ce cœur que rien n'enveloppait, lorsqu'un jour je m'aperçus qu'il manquait parmi les pièces anatomiques : je ne pus douter qu'il ne m'eût été soustrait par mon élève qui, seul, possédait mon secret et qui, seul, avait l'entrée libre de mon cabinet.

« Cet élève m'avait quitté depuis peu pour se marier [le 29 janvier 1810], et je continuais de le recevoir chez moi ; néanmoins, je n'osai réclamer de lui une restitution, dans la persuasion où j'étais qu'il nierait le fait et même que, poussé à bout, il anéantirait l'objet de ma réclamation.

« Au moment que tout annonçait le retour de nos Rois, mon élève succomba à la phtisie pulmonaire qui le consumait depuis longtemps [le 15 septembre 1812]. Alors le père de sa veuve se présenta chez moi ; il m'avoua que son gendre lui avait déclaré en mourant, et en plein repentir, la soustraction qu'il avait faite chez moi du cœur de Louis XVII : il m'annonça que sa fille étant dans l'intention de me le restituer, elle me l'apporterait le lendemain.

« À peine ce monsieur fut-il sorti de chez moi que je me transportai chez lui où je trouvai la veuve de mon élève au milieu de sa famille. Cette dame me remit à l'instant le cœur renfermé dans une bourse ; je le reconnus parfaitement, l'ayant touché et examiné avec attention plus de mille fois.

« Ainsi je possède le cœur de Louis XVII. » (Eckard, *Mémoires historiques sur Louis XVII*, Paris, 1818, pp. 309 *sq.*)

Le docteur Pelletan fit faire un reliquaire en cristal sur lequel furent gravées les lettres L.C. (pour Louis-Charles) et une couronne formée de dix-sept étoiles surmontées d'une fleur de lys dorée. Peu de temps après, un véritable petit procès fut organisé, entre 1817 et 1818, entre diverses parties (Pelletan, ses trois collègues médecins, Dumangin, Jeanroy et Lassus, mais aussi Lasne, l'un des gardiens du Temple), afin de déterminer si le docteur Pelletan avait réellement pu subtiliser le vrai cœur de Louis XVII. Le véritable but de ces interrogatoires était surtout de se renseigner sur l'éventualité de la survie du « vrai » Louis XVII dans l'hypothèse où « l'enfant du Temple » n'aurait servi qu'à un subterfuge. En définitive, probablement lassé par toutes ces paperasseries, et bien que l'authenticité du cœur ne fît plus grand doute, Louis XVIII refusa la relique. En réalité, le cœur se révélait plus embarrassant qu'autre chose. Seul l'archevêque de Paris, Mgr de Quélen, l'accepta (en 1818 ?) et le plaça dans son cabinet de travail. Le cœur ayant été proposé à Charles X, on suggéra successivement un dépôt au pied du sanctuaire de Notre-Dame de Paris (là où reposaient – et où reposent encore ? – les entrailles de Louis XIII et Louis XIV), auprès de l'autel de Saint-Louis en l'église Sainte-Geneviève, ou encore dans le caveau de l'église Saint-Louis. Sans succès : le cœur ne bougea pas de l'archevêché.

Coup de théâtre en février 1831, lorsque ce dernier fut mis à sac ! Un ouvrier imprimeur, Lescroart, entré avec les émeutiers, découvrit près du bureau de l'archevêque un coffret contenant le reliquaire de cristal, et le subtilisa... mais il ne put faire que quelques mètres ! Le tumulte était important, tout le monde se disputait les richesses du bâtiment, le reliquaire fut vite repéré dans les mains de Lescroart, on se l'arracha, il tomba à terre et se brisa. L'ouvrier ne parvint à s'enfuir qu'avec un manuscrit qui accompagnait initialement le reliquaire et portait mention du précédent propriétaire : le docteur Pelletan. Mais le médecin était mort quelque temps auparavant et, conscient de l'importance de la relique (et porté sur le gain ?), Lescroart contacta alors le fils de Pelletan (Philippe, également médecin) pour lui conter son aventure et ses découvertes.

Ce dernier se rendit dans les ruines de l'archevêché, guidé par les indications de l'ouvrier imprimeur, et découvrit comme par miracle le cœur reposant sur un tas de sable au pied de la grille de l'église ; il l'identifia sans peine grâce à la forte odeur, caractéristique de l'esprit-de-vin, qui émanait de la « relique ». Il récupéra également les débris du vase de cristal qu'avait fait réaliser son père, et remit le tout à sa mère avec beaucoup de déférence. Comme toujours à cette époque, surtout s'agissant d'objets religieux ou historiques, on rédigea une petite note justificative racontant *in extenso* l'enchaînement des événements, ce qui nous permet de connaître, plusieurs siècles après, les détails des pérégrinations de ce petit cœur.

Mais ce n'était pas fini ! La mère de Philippe Pelletan décéda, bientôt suivie par son fils, en 1879. Par volonté testamentaire, la relique fut proposée au comte de Chambord, supposé être le dernier représentant de la monarchie légitime, lequel ordonna lui aussi une enquête avant d'accepter le dérangeant cadeau. Il mourut avant que les recherches n'aboutissent, et le cœur finit par rester dans les mains de l'héritier du docteur Pelletan fils, Édouard Dumont. En 1895, la « relique » fut offerte à don Carlos d'Espagne, mais suivit illico une nouvelle polémique quant à son authenticité. Quatre médecins (Jouin, Martellière, Chevassus et Siredey) furent commis pour examiner le cœur et exprimer ou non sa compatibilité avec l'enfant du Temple : il s'agit de celui d'un sujet aux alentours de dix ans, dirent-ils... avant d'être contestés par certains confrères (Sée, Duval, Tillaux, Sapey et Laborde). Le fils même de Naundorff, l'homme qui avait prétendu être le véritable Louis XVII échappé du Temple et réfugié en Hollande, s'insurgea contre ce qu'il présenta comme une « fausse relique » : il jugea sacrilège la version officielle « du petit scrofuleux décédé le 8 juin à la tour du Temple ».

Entre-temps, des recherches avaient été menées pour retrouver les restes du petit corps, inhumé (vers huit heures du soir), dans un cercueil de bois blanc, le 12 juin 1795, au cimetière Sainte-Marguerite, à Paris. En 1816, le gouvernement de la Restauration ne donna pas suite au projet de mettre au jour ce cercueil. En 1846, lors de travaux de terrassement, on découvrit un cercueil de plomb contenant un squelette d'enfant ; ce dernier fut immédiatement examiné par plusieurs médecins (Milcent, Récamier, Bayle, Lallemand, Andral) dont les avis divergèrent : quinze à seize ans pour les uns, aux alentours de vingt ans pour les autres, etc. Dans tous les cas, rien ne semblait se rapprocher de l'âge théorique du petit Capet à son décès (dix ans). L'ensemble fut alors remis en terre là où on l'avait trouvé.

Mais le 5 juin 1894, de nouvelles fouilles eurent lieu afin de retrouver les restes exhumés quarante-huit ans auparavant. De nouveau le squelette fut examiné par des médecins (de Backer et Bilhaut), mais également, fait nouveau, par des anthropologues (Manouvrier et Magitot) dans des conditions de travail que nous laisse imaginer une gravure d'époque : dans un cellier attenant à l'église, entre tonneaux de vin et barils, dans un infâme désordre mêlant barriques, escabeaux, chiffons poussiéreux et coffres fendus. Voici leurs conclusions respectives :

> « Il résulte de l'examen détaillé que nous venons de pratiquer :
>
> 1. Que nous nous trouvons en présence d'un sujet ayant appartenu au sexe masculin (ainsi que le démontre l'état particulier des os iliaques).
>
> 2. Le sujet a atteint l'âge de quatorze ans (qu'il peut avoir dépassé). L'état des épiphyses, des humérus, des fémurs, des tibias, ainsi que l'examen de la boîte crânienne nous permettent de conclure en ce sens. L'état des maxillaires, leur développement et leur écartement, le système dentaire corroborent cette assertion.
>
> 3. Certaines modifications dans la direction de quelques os accusent une faiblesse spéciale qui s'est traduite par une

légère scoliose, un retard dans le développement du thorax et un léger degré de *genu valgum* à gauche.

« En foi de quoi nous avons signé le présent rapport. D^{r} De Backer, Dr Bilhaut, Paris, le 5 juin 1894. »

« Le squelette qui a été soumis à notre examen est celui d'un sujet probablement masculin, de la taille de 1,68 m environ, et certainement âgé de 18 à 20 ans. Les constatations ne se rapportent en aucune façon à un enfant tel que devait être le squelette historique qui place sa mort et son inhumation à l'âge de dix ans et deux mois.

« Magitot, Manouvrier, 15 juin 1894. »

Le petit corps fut remis en terre, surmonté d'un monument commémoratif, sans trop de doutes sur son inauthenticité. Depuis lors, des fouilles archéologiques extensives ont été conduites dans le cimetière Sainte-Marguerite ; elles ont livré près d'une centaine de squelettes, dont ceux de quelques enfants ; il est fort possible que celui du petit Louis Capet fasse partie de cet ensemble.

7.

Un sacrifice humain à Rome à cause du « mauvais œil »

En 2002, dans le cadre d'une collaboration avec la *Soprintendenza Archeologica di Roma* et l'École française de Rome, nous avons été amenés à étudier les restes d'une jeune fille datés de l'âge du Fer, enterrée à proximité d'un nouveau-né (30 cm au-dessus des genoux de la femme) dénommée *Equus Domitiani 2*. Il s'agissait d'une fouille ancienne datant du début du XXe siècle (1909), au cours de laquelle le squelette avait été déplacé en bloc, puis déposé tel quel dans l'antiquarium du Forum romain. Une étude géologique a récemment montré que les terres de remplissage des deux squelettes sont différentes, plaidant ainsi en faveur de deux inhumations successives et non pas contemporaines. L'anthropologue en charge du dossier, la *dottoressa* Paola Catalano, souhaitait un avis sur une lésion traumatique du crâne et désirait savoir si cette fracture avait été perpétrée avant ou après la mort.

Un vendredi matin, nous nous sommes donc rendus dans les couloirs de l'antiquarium jouxtant le Forum, au pied de l'arc de Titus. Là, dans une pièce du premier étage, le corps gisait sous une énorme vitre poussiéreuse que quatre ouvriers athlétiques eurent bien du mal à soulever.

Le squelette était dans un très bon état de conservation, presque complet, encore en grande partie pris dans la terre, ce qui rendait difficile son examen exhaustif. Certains ossements, particulièrement ceux des mains et des pieds (tarses, carpes et phalanges) avaient été déplacés au cours des études anthropologiques précédentes.

La taille du sujet, déterminée par la mesure du squelette *in situ*, était de 121 cm. L'examen anthropologique du bassin était nettement en faveur d'un individu féminin, malgré son jeune âge et la relative immaturité du système osseux, ce qui s'accordait d'ailleurs complètement avec la morphologie du reste des ossements (crâne, mandibule, os longs). L'examen de l'éruption des dents nous permit d'évaluer l'âge dentaire aux alentours de 13-14 ans. Précisons accessoirement que lors d'une précédente restauration la canine maxillaire droite avait été recollée par erreur dans l'alvéole de la canine mandibulaire gauche, et inversement ! L'âge osseux (déterminé en fonction de la fusion et de la maturité des différents segments osseux) était inférieur à 15 ans en raison des extrémités des os longs (fémurs, tibias, péronés, humérus, radius, cubitus, clavicules), totalement libres. Enfin la taille du sujet était très en deçà des valeurs normales pour un âge de 13-14 ans, et évoquait plutôt un âge de 7-8 ans.

En résumé, donc, ce sujet, très probablement féminin, était caractérisé par un retard statural et d'âge osseux par rapport à l'âge dentaire, son âge réel étant très probablement de 13-14 ans (âge dentaire).

L'examen systématique du squelette permit de mettre en évidence de multiples anomalies. Au niveau du crâne, il existait un important traumatisme siégeant dans l'os pariétal droit, près de la ligne médiane, consistant en un orifice très net pratiqué par un instrument contondant biconvexe d'à peu près 2,5 cm de tranchant (autrement dit un objet correspondant à une petite hache comparable à celles retrouvées sur le Palatin). Le principal risque était de poser un faux diagnostic, notamment de confondre cette fracture avec celles, assez fréquentes, provoquées par les instruments de fouille (bêche, pioche, truelle, etc.) ; en l'occurrence, une certaine patine intéressait les berges de cette lésion, témoignant de sa relative ancienneté. D'autre part, aucun outil utilisé au cours des fouilles archéologiques n'aurait pu être à l'origine de ce genre de lésion aux contours bien particuliers. D'autres signes osseux indiquaient que ce traumatisme avait été infligé sur un os frais, c'est-à-dire encore humide, vascularisé, etc. : le diamètre de l'orifice interne était plus large que celui de l'orifice externe, avec des esquilles osseuses anciennes, et il existait plusieurs lignes fracturaires de refend antérieures et postérieures. Jamais un coup porté sur un os sec, par exemple un crâne conservé dans une collection anthropologique, n'aurait donné de telles lésions.

Le reste du crâne montrait plusieurs anomalies : un massif facial aplati, un front légèrement bombant, une persistance de la suture métopique au niveau du front (disparaissant normalement avant l'âge de deux ans), un crâne relativement court d'avant en arrière (brachycéphalie), un os occipital aplati, une segmentation du condyle occipital gauche (sur lequel vient s'appliquer la première vertèbre cervicale), une faible épaisseur de la voûte crânienne, des os surnuméraires (os wormiens), un orifice surnuméraire (foramen pariétal droit), un écartement excessif des orbites (hypertélorisme), un aspect criblé des plafonds des deux orbites (*cribra orbitalia*) et un petit palais osseux. Les stigmates d'une rhinite chronique étaient visibles, avec des cornets anormalement gros, recouverts de dépôts inflammatoires.

Les dents étaient porteuses de lésions notables, mais, fait étonnant, étaient exemptes de toute carie (ce qui est peu courant à cet âge-là pour cette période chrono-culturelle). Presque toutes les dents étaient le siège de lignes d'hypoplasie de l'émail, c'est-à-dire de stries sombres horizontales, perpendiculaires au grand axe des dents ; ces lignes correspondent à des arrêts de croissance de l'émail au moment de stress dont la nature peut être éminemment variée (infection, troubles psychiatriques, malnutrition ou dénutrition, syndrome des enfants battus, etc.). Des points d'arthrite au niveau de l'articulation entre la base du crâne (os temporal) et la mandibule étaient notés. La mandibule était d'ailleurs trop courte comparativement aux mensurations du maxillaire supérieur (rétrognathisme). Enfin, une dent, la troisième molaire maxillaire droite, n'était pas sortie correctement et se tenait hors de l'arcade dentaire.

Seule la partie antérieure et les côtés de la colonne vertébrale étaient observables en raison d'un dégagement partiel du squelette ; pour des raisons muséographiques, il ne nous a pas été possible de procéder au nettoyage des pièces en partie enterrées. Il nous a ainsi été impossible de juger du degré de fermeture des arcs vertébraux, particulièrement en bas de la colonne, au niveau des lombaires et du sacrum. En revanche, l'examen complet des deux premières vertèbres cervicales s'est révélé sans particularités. Nous cherchions notamment à mettre en évidence des traces en rapport avec une pendaison et/ou un égorgement, ce qui, manifestement, ne fut pas le cas. Le cou, cependant, nous apparut proportionnellement court, comparé au reste du squelette.

En progressant lentement de la tête aux pieds du squelette, nous vîmes qu'il existait une diminution probable du nombre de côtes (dix à gauche, onze à droite, pour un nombre normal de douze, en théorie, de chaque côté). Le bassin était d'une forme anormale, avec des ailes iliaques trop évasées et de taille réduite ; aucune luxation de la hanche n'était visible, ni aucune autre malformation articulaire. Enfin, au niveau des mains, les premières phalanges se révélèrent courtes et larges, surtout celles du deuxième doigt de la main gauche.

Au total, la présence chez cet individu féminin d'une discordance entre, d'une part, l'âge statural et osseux, et, d'autre part, l'âge dentaire, est évocatrice de troubles sévères de croissance. Autrement dit, des facteurs ont influé sur le métabolisme de l'enfant, freinant son développement. Si l'on tient compte des nombreuses anomalies osseuses constatées sur le squelette, et surtout des particularités crâniennes, costales, pelviennes et métacarpiennes, le diagnostic le plus probable est celui d'une trisomie 21, aussi appelée syndrome de Down. Toutes les lésions que nous avons décrites plus haut sont présentes dans plus de 50 % des cas chez les individus touchés par ce syndrome ; cependant, il faut bien préciser que la présence isolée de chacune de ces anomalies sur des squelettes n'est absolument pas spécifique de la maladie, c'est au contraire leur association chez un même sujet qui est hautement évocatrice.

Ainsi s'expliqueraient du même coup la faible stature du sujet, les discordances d'âges statural/osseux et dentaire, et l'absence de carie (il y a classiquement moins de caries chez les enfants atteints que dans la population de référence).

D'autre part, le traumatisme visible au niveau de l'os pariétal droit est compatible avec une lésion infligée au moment de la mort et responsable du décès. Il n'est pas toujours facile de différencier un traumatisme péri-mortem (donc perpétré peu de temps avant ou après la mort) d'un traumatisme sur l'os sec, longtemps après le décès. Cependant, dans ce cas précis, les lignes de refend, c'est-à-dire les fractures secondaires, partant sur les côtés et en avant, et la patine tout à fait différente de celle de lésions contemporaines de la fouille (début du XXe siècle), sont des arguments forts en faveur d'un coup asséné du vivant du sujet. L'absence de signe de cicatrisation et la topographie létale du traumatisme (en surplomb d'une veine de très gros calibre, le sinus veineux longitudinal supérieur) indiqueraient une lésion qui fut d'emblée mortelle.

Le fragment osseux manquant, c'est-à-dire celui correspondant à la perte de substance de la fracture, n'a été retrouvé ni dans la boîte crânienne, ni au pourtour du squelette ; il est possible qu'il ait été arraché au moment du retrait de l'arme, comme on le constate parfois de nos jours en pratique médico-légale. D'autre part, il n'a pas été observé d'autre traumatisme sur le reste des ossements, et il est fort possible que cette lésion, mortelle, ait été unique.

À notre connaissance, un nombre infiniment faible d'individus atteints de trisomie 21 ont été identifiés dans des séries paléopathologiques du pourtour méditerranéen et d'Europe occidentale. Il est en effet possible qu'une momie de garçon mise au jour sur le site arctique de Qilakitsoq (Groenland, momie 2, datée d'à peu près 1475 apr. J.-C.) ait été porteuse du syndrome de Down ; il s'agit d'un enfant de quatre ans à quatre ans et demi dont les radiographies du bassin montrent des anomalies osseuses souvent retrouvées chez les enfants trisomiques 21. « Si ce garçon en était victime, il est probable qu'il ait été délibérément exposé à l'extérieur [de l'igloo] pour qu'il meure, pratique non rare chez les anciens Esquimaux avec les enfants qu'ils ne pouvaient ni ne voulaient élever » (Dunand, 2002, p. 199). On peut cependant se demander pourquoi on a tant attendu pour abandonner l'enfant, compte tenu du fait que le syndrome dysmorphique était présent et visible depuis fort longtemps...

D'autre part, au cours de l'étude systématique crâniométrique d'une série de 7 063 individus européens datant de 3200 av. J.-C. à 800 apr. J.-C., Czarnetzki a identifié un seul sujet atteint du syndrome de Down ; il s'agissait des restes d'une femme de 18-20 ans, inhumés à Tauberbishofsheim (Allemagne) et datés de 550 av. J.-C. (Czarnetzki, 2003). Cet âge au décès est classique pour un sujet trisomique dans les sociétés non industrialisées ou dont le niveau socio-économique est extrêmement précaire. Il faut préciser que ce diagnostic n'a été porté que sur le seul examen du crâne, en particulier grâce aux modifications des reliefs crânio-faciaux (aplatissement de la face surtout). S'il était possible d'extrapoler une fréquence de la trisomie 21 à partir de l'étude de ce très large échantillon, on trouverait un chiffre de 0,01 %. Ce chiffre est nettement inférieur à celui attendu par les généticiens, qui est de 0,06 % si l'on considère une incidence de la maladie d'1 cas sur 1 500 naissances issues de femmes à partir de quinze ans. Pour les auteurs, cette différence s'expliquerait par l'absence, dans l'Antiquité, de deux facteurs de risque essentiels : le tabac et la contraception orale.

Avant la mise en évidence de cas paléopathologiques, seules quatre représentations apportaient la preuve de l'existence de ce syndrome en ces temps et en ces lieux. La première (N° Inv. 12615 du musée Bénaki, à Athènes) est une petite tête en terre cuite caractérisée par un visage aplati, des lèvres épaisses, des oreilles mal ourlées, un nez plat et des yeux « bridés ». La deuxième est une peinture sur un skyphos falisque de Full Sakkos (Tarquinia, Italie du Nord) ; on y voit l'hémi-face gauche d'un homme caractérisé par une légère obésité, un bombement du frontal, un visage aplati, un philtrum court, un nez plat et court, des oreilles mal ourlées. La troisième est une représentation néolithique grecque (5000 av. J.-C.) ; Diamandopoulos justifie ainsi la réalisation de cet objet en céramique au sein d'une communauté du Néolithique ancien-Néolithique moyen de Thessalie (Diamandopoulos, 1997) : le choc ressenti par le groupe social lors de la naissance de cet individu, et ses conséquences sociales (y compris pour la mère) et économiques (des bras en moins, une bouche en plus ?) ; la fabrication d'une statuette à l'image de ce sujet aurait pu avoir une fonction apotropaïque, destinée à éviter des apparitions ultérieures d'individus semblables. Nous ajoutons à cette série de cas une petite tête en terre cuite hellénistique de Smyrne provenant d'une collection privée, présentant, comme l'exemplaire du musée Bénaki, de nombreux signes du syndrome de Down (Charlier, 2004b).

Si le traumatisme crânien du sujet *Equus Domitiani 2* est véritablement volontaire et contemporain du décès, il est possible de faire un parallèle de mort violente (meurtre ? sacrifice ?) chez d'autres individus malformés ou, du moins, anormaux. Un cas comparable a en effet été décrit en Roumanie, à Harsova, au Néolithique (4000-3000 av. J.-C.). Dans ce contexte chrono-culturel, les rites de fondation, lors de la construction d'un quartier ou d'un bâtiment, s'accompagnaient de sacrifices humains. Les individus étaient alors enterrés dans des fosses situées sous les habitations. Dans ce cas, deux enfants ont, semble-t-il, été enfermés, pieds et poings liés, dans un linceul en vannerie. « L'un d'eux, traumatisé, a même déféqué dans ce sac qui l'enveloppait. Or, des études anthropologiques ont montré que ces sacrifiés étaient infirmes ou malformés. On avait donc envoyé à la mort des enfants choisis pour leur anormalité physique. Le rite s'accompagnait ainsi d'une pratique pouvant rappeler l'eugénisme : une certaine discrimination semblait affecter les personnes au physique disgracieux. Dans le même temps, ces disparitions ne mettaient pas en cause le comportement sacrificiel, supposé être bénéfique. C'était peut-être un moyen de préserver la coutume en éliminant les sujets *hors norme* » (Guilaine, 2001, p. 177).

En effet, on peut penser que la communauté, devant se défaire, pour satisfaire à la tradition, de deux sujets, a choisi de se priver de deux individus peu compatibles avec une activité physique utile quotidienne et avec une survie prolongée. Voilà, en tout état de cause, un cas qui remet en question l'idée que ce qui allait être offert, sacrifié aux dieux devait être parfait, sans tache ni défaut. Certaines communautés choisissaient-elles leurs victimes en fonction de leur rareté, voire de leurs anomalies ou de leurs particularités ?

8.

Humain ou pas humain ?

La peau des momies Chinchorro (Chili)

Depuis le paléopathologiste Ruffer qui, le premier, mit au point l'utilisation de l'outil microscopique au service de l'étude médicale des momies égyptiennes, la paléopathologie organique a connu un succès non démenti. Dans le cas des momies Chinchorro, provenant d'une civilisation ancienne du Chili septentrional, l'anatomo-pathologie a pu servir à résoudre un problème historique et archéologique.

En effet, la coutume funéraire des Chinchorro voulait que les morts fussent dépecés puis éviscérés ; on ne conservait des défunts que les os et quelques gros ligaments. Ensuite, on entourait le squelette de fibres végétales ou de tissus afin de redonner une impression volumique au corps, puis des peaux étaient cousues sur cette bourre. Un masque de bois plat était alors disposé en lieu et place du visage. La question des historiens était de connaître l'origine des peaux utilisées : s'agissait-il de celles d'un animal (totémique comme le lama, le cormoran, etc.) ou s'agissait-il plutôt de peau humaine ? Et, dans ce dernier cas, l'individu était-il revêtu de sa propre peau ou de celle d'un autre (ou d'autres) individu(s) ?

Trois échantillons de peau mesurant de 4 à 9 mm ont été analysés en laboratoire. Ils provenaient de trois momies différentes et avaient été prélevés par Patricia Soto-Heim

(Musée de l'Homme, Paris) en regard du squelette périphérique (donc à distance du massif crânio-facial, notamment de la localisation présumée de la barbe et des cheveux). Les prélèvements ont été réhydratés par une imbibition rapide (de trois à dix secondes) dans du carbonate de sodium à 2 % ; ce très court laps de temps était déterminé par la nature très friable et pulvérulente des échantillons. Après réhydratation, ceux-ci ont été fixés au formaldéhyde, puis déshydratés par bains d'alcools croissants, puis de xylène, et enfin inclus en paraffine. Des coupes fines et semi-fines (de 6 à 12 micromètres) ont été réalisées, colorées par l'hématéine-éosine-safran (HES) et le bleu de méthylène. La même méthodologie est couramment employée pour l'examen de pièces anatomiques contemporaines (appendice, vésicule, biopsie de peau, etc.).

Lors de notre examen au microscope, nous avons pu observer des structures correspondant à l'épiderme du sujet dont l'architecture était intégralement conservée (couche cornée, couche germinative et nombreux squames) ; quelques pigments et dépôts terreux étaient au contact des couches les plus superficielles. Aucun parasite ni aucun champignon n'était visible sur nos préparations. Plus en profondeur, de très nombreux follicules pileux accompagnés de glandes (pilo-sébacées et sudorales) et de vaisseaux étaient présents. Quelques globules rouges, dépourvus de noyau, étaient mis en évidence. Enfin, des structures hypodermiques considérablement amincies, à mettre en rapport avec un « dégraissage » de la peau (déshydratation intense avec perte des tissus graisseux), étaient observées.

En conséquence, l'importante densité ainsi que la grande obliquité des follicules pileux sur ces échantillons étaient très en faveur d'une peau animale plutôt qu'humaine.

Afin de confirmer cette hypothèse, une étude immunohistochimique a été réalisée sur chacun des trois prélèvements. Des anticorps marqués dirigés contre les groupes sanguins A et B et contre des antigènes globaux humains ont été utilisés. Parallèlement, deux échantillons de peau humaine moderne ont été analysés selon la même technique en guise de témoins. Est apparue une absence de marquage des échantillons de peau Chinchorro par les anticorps anti-humain, anti-groupe sanguin A et anti-groupe sanguin B. Les témoins étaient par contre marqués par un ou plusieurs de ces anticorps. Cette analyse constitua un argument de plus en faveur de la nature animale des échantillons de peau de momies.

Enfin, une étude en microscopie électronique à transmission (MET) a été réalisée sur l'un des échantillons (le mieux conservé). Le grossissement à 60 000 fois a permis d'identifier des structures aussi microscopiques que les liens intercellulaires (desmosomes), les éléments nucléaires (nucléoles, chromatine) et cytoplasmiques (mitochondries, appareils de Golgi, etc.). Ces structures étaient sans anomalie notable ; leur conservation était excellente et témoignait de la grande qualité de la momification. Il s'agissait, à notre connaissance, de la première étude en microscopie électronique réalisée sur des fragments animaux momifiés en Méso-Amérique.

L'étude microscopique de ces trois échantillons de peau a permis de conclure à une origine très probablement animale. Le fait que les globules rouges soient dépourvus de noyau plaide en faveur d'un animal de type mammifère adulte. D'autres examens de laboratoire sur des peaux d'animaux bien connus seraient nécessaires pour déterminer avec certitude l'espèce précise concernée par ces embaumements.

9.

Les ossements d'Argos (Grèce)

Quatre mille ans en deux cents squelettes

Au cours des mois de février et mars 2003, et plus récemment au cours d'une seconde campagne d'examen (septembre 2003), nous avons été amenés à étudier la volumineuse collection ostéologique mise au jour par l'École française d'Athènes durant les années 1950-60 dans la nécropole sud d'Argos (Péloponnèse). Cet ensemble de squelettes avait déjà été examiné par l'anthropologue français R.P. Charles, et exposé par ses soins dans les *Études péloponnésiennes* et le *Bulletin de correspondance hellénique* (1958, 1963). Compte tenu de la méthodologie anthropologique de l'époque, la majeure partie de son étude portait sur la détermination des principaux caractères crâniométriques dans le but d'établir une racialisation des individus argiens. L'évaluation du sexe et de l'âge des sujets n'était établie quasiment qu'à partir du seul examen du crâne, comme nous avons pu nous en rendre compte au cours de notre étude, puisque de nombreux os du squelette périphérique (os longs et bassin) n'avaient pas été nettoyés et reposaient encore dans leur gangue de terre originelle.

Nous avons donc procédé à leur nettoyage complet, puis à leur examen systématique afin d'exploiter au maximum l'ensemble du matériel disponible. Nous allons donc voir dans quelle mesure nos résultats peuvent être plus ou moins représentatifs de l'état sanitaire d'une partie des populations d'Argos. Les périodes chronologiques concernées courent de l'Helladique ancien (âge du Bronze) à l'époque moderne, avec un grand nombre d'individus entre l'Helladique moyen et la période hellénistique (400 à 200 av. J.-C.). Les cas présentés sont donc des anecdotes médicales ; seule une vision d'ensemble transforme ces cas isolés en données fiables et exploitables pour l'archéologue et l'historien. Le plus souvent, toute présentation de résultats scientifiques fondés sur l'étude de moins de dix individus par période historique est en effet bien peu sérieuse...

Exception faite des enfants, la quasi-totalité des adultes (c'est-à-dire des individus de plus de 16 ans) était porteuse d'arthrose plus ou moins prononcée en fonction de l'âge. Toutes les articulations étaient concernées, tant celles de la colonne vertébrale (spondylarthrose) que celles des ceintures (coxarthrose pour la hanche, omarthrose pour les épaules). Les extrémités, mains et pieds, n'étaient pas épargnées. Ces caractéristiques sont celles des travailleurs de force (paysans, agriculteurs, manœuvres, artisans...) dont l'activité professionnelle est cause d'une souffrance chronique des articulations.

Les malformations observées à Argos étaient rares et concernaient surtout la colonne vertébrale : il faut noter plusieurs cas de *spina bifida*, c'est-à-dire d'absence congénitale de fermeture postérieure du rachis. Une très rare et grave malformation de la charnière entre la base du crâne et les premières vertèbres cervicales fut à l'origine d'un torticolis congénital chez un homme d'âge mûr qui, semble-t-il, ne développa pas d'importantes séquelles neurologiques (*tombe 247b*). Une nécrose de la tête du fémur (ou une luxation congénitale ?) a été diagnostiquée chez un homme de 25 à 45 ans (*tombe 16*), laquelle a provoqué une déformation particulièrement invalidante du bassin qui contraignit l'individu à une immobilité complète (ankylose) ; il faut donc imaginer pour lui des soins constants et une aide permanente à l'alimentation, à l'hygiène, etc., sans lesquels sa survie n'aurait jamais été aussi prolongée. Enfin, a possiblement été mis en évidence chez un enfant de 6 à 11 ans un cas d'hydrocéphalie qui a pu être cause de son décès ; bien souvent, l'origine de cette taille excessive du crâne est l'infection de la mère, au cours de la grossesse, par un parasite, *Toxoplasma gondii*, présent dans les légumes souillés ou mal lavés, et particulièrement véhiculé par les chats (*tombe 138*).

Seules des tumeurs bénignes ont pour le moment pu être diagnostiquées à Argos : il s'agissait d'ostéomes de la voûte crânienne (*tombe 200*) et d'ostéochondromes dans le cadre d'une maladie des exostoses multiples (*tombe 179*). Aucune tumeur maligne (donc aucun cancer) n'a été jusqu'ici mise en évidence.

Un diagnostic indirect de neurinome de l'acoustique, c'est-à-dire d'une tumeur bénigne développée aux dépens du nerf auditif à l'intérieur même de la boîte crânienne, a été proposé chez un individu de 23 à 25 ans (*tombe 176-1*) en raison de la forte asymétrie des orifices internes des conduits auditifs internes ; la tumeur, en proliférant, aurait lentement érodé l'os, ne laissant comme seule et unique trace de son existence que cette érosion.

De très nombreux squelettes étaient l'objet de signes d'inflammation plus ou moins prononcés provoqués par des activités mécaniques particulièrement intenses. Ainsi, fréquemment, les surfaces d'insertion musculaire à la surface des os étaient extrêmement rugueuses et hypertrophiées (enthésopathies), et la mise en évidence de territoires musculaires privilégiés a permis d'identifier les activités possibles de certains individus comme la filature, le tir à l'arc, la pratique de l'équitation (c'est le syndrome dit « du cavalier »), l'accroupissement, etc.

Dans tous les cas, l'ensemble de la population semblait avoir été soumise à des stress physiques importants qui se manifestaient par une forte robustesse osseuse, des hématomes calcifiés, des entorses des chevilles de gravité variable, des inflammations des articulations dont l'utilisation fut excessive (tout particulièrement au niveau des épaules).

Des individus (adultes et immatures) étaient également porteurs de signes d'inflammation au niveau des orifices des conduits auditifs externes, généralement sans autre lésion associée ; ces anomalies seraient à mettre en rapport avec des otites externes chroniques, classiquement rapportées à une activité au contact de l'eau froide (immersion de la tête au cours de la pêche sous-marine ?) ou à des infections à répétition (dans le cadre d'un diabète ou de toute autre maladie facilitant les infections ?).

Un certain type d'inflammation particulièrement rare en paléopathologie a enfin été retrouvée sur le crâne d'un adulte (*tombe 185a*) ; il s'agissait d'une maladie de Paget, affection chronique caractérisée par une hypertrophie, une déformation et une modification architecturale d'un ou plusieurs os. Le cas présent correspondait à une forme isolée, limitée à la voûte crânienne, encore sans atteinte de la base du crâne ; sans trop extrapoler, on peut donc imaginer, pour ce sujet, une symptomatologie principalement à type de céphalées.

Des traumatismes ont pu être observés touchant toutes les classes d'âge et de sexe : fracture de la clavicule d'origine obstétricale (complication survenue au cours de l'accouchement, classiquement lors d'une manœuvre de version peu délicate...), fractures des côtes, fractures des os longs (bras, jambe), du crâne, des os propres du nez, du bassin, des métatarsiens, etc. Les complications étaient rares, témoignant d'une réduction efficace (c'est-à-dire de connaissances et de pratiques médico-chirurgicales adaptées) et de soins détersifs soigneux en raison de l'absence fréquente de signes infectieux au pourtour de la fracture. Plusieurs individus ont même survécu à des traumatismes crâniens graves, notamment un enfant dont l'embarrure, c'est-à-dire l'enfoncement d'une partie de la voûte crânienne à l'intérieur de la cavité cérébrale, a consolidé telle quelle (*tombe 138*). Un cas de nécrose de la tête du fémur (ostéonécrose aseptique) était probablement consécutif à un traumatisme local, comme pouvaient en témoigner les hématomes calcifiés associés et la très nette fracture du bassin (*tombe 114*).

Enfin, des individus séniles furent atteints de tassements vertébraux, tantôt isolés, tantôt multiples, liés à une ostéoporose particulièrement sévère ; la totalité des sujets intéressés avaient plus de 45 ans et étaient porteurs d'autres signes de vieillissement, notamment une édentation quasi complète et des lésions arthrosiques très développées.

La très grande majorité des infections sur le site d'Argos étaient d'origine dentaire. Certaines d'entre elles étaient d'ailleurs compliquées par une diffusion aux organes ou aux structures de voisinage comme les sinus du crâne (sinus maxillaires en tout premier lieu) ou l'os mandibulaire (tissu de soutien des dents inférieures). D'autres infections non dentaires ont également été mises en évidence, comme de rares traumatismes crâniens secondairement infectés (plaie non lavée ? corps étranger ?). Particulièrement intéressants étaient les quelques cas de brucellose ou de tuberculose vertébrale (mal de Pott) ; ces maladies sont classiquement, dans ce contexte, celles de la sédentarité ou de la civilisation, puisqu'une forte densité de population et un contact prolongé avec les animaux d'élevage en facilitent le développement : cela représente indirectement une preuve du contact proche entre les populations argiennes et les ovins ou caprins.

Il est fréquent d'observer un léger décalage entre les évaluations d'âge statural et d'âge dentaire. Cependant, à Argos, il nous a été possible d'identifier de fréquents cas de dissociation importante, correspondant à un sévère retard de croissance. Des stress survenant au cours de la croissance ont pu être responsables de ces anomalies, à l'origine d'autres lésions observées sur les squelettes comme les lignes de Harris (arrêt temporaire de croissance de l'os avec reprise hypertrophique de celle-ci sitôt le stress levé, visible sous la forme d'une bande d'os plus dense que la normale), ou les stries d'hypoplasie de l'émail. Ces stress peuvent être une malnutrition, une dénutrition, un choc psychologique, un traumatisme, une insuffisance thyroïdienne intermittente, une importante anémie, une infection relativement grave, etc. On peut identifier au sein de cette population plusieurs individus anormaux : les sujets 76, 127, 136, 75 et 182-2 présentaient un important retard statural par rapport à l'âge dentaire. Au contraire, les individus 142, 130, 192, 138, 141, 96 et 33 avaient des valeurs sensiblement équivalentes indiquant une croissance harmonieuse. À nouveau, le faible nombre de sujets par phase chronologique n'autorise pas d'interprétation historique ; on remarquera uniquement la présence de tels cas au sein de chaque division chronologique sur le site d'Argos.

Dans le cadre des stress identifiables au sein des populations argiennes, il faut signaler un cas de rachitisme identifié chez un nourrisson de trois à quatre mois ; les convulsions, induites par le faible taux de calcium consécutif à cette maladie (hypocalcémie), ont pu être cause de son décès (*tombe 43*). De même chez un adulte de 25 à 45 ans porteur d'une anomalie dentaire liée au scorbut, ce qu'on s'explique difficilement dans un tel cadre géographique et historique (*tombe 114*) !

Au cours de cet examen des ossements d'Argos, il nous a été possible d'observer plusieurs individus présentant un caractère exceptionnel, bien qu'aucune lésion pathologique n'ait pu être chez eux mise en évidence.

Tombe 8. Dans cette tombe d'un sujet adulte de plus de 25 ans daté du Géométrique ancien ou moyen (900 à 700 av. J.-C.) n'étaient conservés que quelques os de la base du crâne et de la face, mais la terre de comblement de la tombe, particulièrement dense, avait réalisé une sorte de moulage du cerveau et des yeux avant que l'os de la voûte du crâne ne disparaisse. Nous disposions donc d'un véritable double de ces structures qui, éminemment fragiles, ne se conservent jamais. La pièce a été minutieusement étudiée, mais aucune anomalie vasculaire ni anatomique n'était visible, ni aucune asymétrie cérébrale.

Tombe 83. Nous avons pu identifier de nombreux fragments de voûte crânienne humaine conservant encore d'important lambeaux de cuir chevelu momifié à sa surface, l'ensemble appartenant à un adulte de plus de 25 ans, de sexe indéterminable. La tombe était datée du VIIe siècle av. J.-C. Le reste du squelette, consistant en quelques os des mains et des jambes, et des dents éparses, ne présentait pas d'autre zone momifiée. C'est probablement l'existence d'objets en fer ou en bronze au contact même de la tête du défunt qui a favorisé la métallisation des tissus organiques, donc leur conservation jusqu'à nous. Des phénomènes comparables sont fréquemment retrouvés dans les tombes celtiques, notamment à Monterenzio Vecchia, près de Bologne, dans le nord de l'Italie, où le bronze des casques des guerriers métallise non seulement la peau et les cheveux des cadavres, mais aussi le bois des lances placées à leur côté et les textiles déposés dans la tombe.

A56, T15. Il s'agissait d'ossements extraits par l'anthropologue R.P. Charles d'un vase daté de l'Helladique ancien. N'étaient conservés du squelette que quelques os longs, une côte, un tibia, un fémur, un humérus, une clavicule et un fragment du bassin. L'âge de l'individu a été estimé à un peu plus de cinq mois *in utero*, autrement dit ces restes étaient ceux d'une fausse couche ou d'un avortement, ce qui est relativement exceptionnel. Si l'on ignore malheureusement le contexte exact de l'enfouissement de ce fœtus (les carnets de fouille ne donnent guère de précision, hormis qu'il s'agit d'un sondage et non d'un décapage extensif), ce petit être a bénéficié d'une sépulture à part entière, c'est-à-dire que le corps n'a pas été laissé tel quel, jeté dans un puits ou aux égouts, ni donné à manger aux bêtes. Il avait donc très probablement un véritable statut d'être vivant (ou mort) à part entière, ce qui, socialement et éthiquement, présente une importance notable.

Tombe 223-3. Il s'agissait d'une femme de 25 à 45 ans dont le squelette, apporté en bloc au musée d'Argos, n'avait pas été fouillé par R.P. Charles ni par J.L. Angel, son successeur sur les squelettes argiens. Lors de l'ouverture et de notre examen des nombreux fragments de terre, extrêmement solidifiés avec les années, nous avons retrouvé les restes d'un fœtus de près de sept mois, en excellent état de conservation. Compte tenu du morcellement du corps maternel en différents blocs de terre, il ne nous a donc pas été possible de savoir si le fœtus était encore dans le ventre de sa mère ou s'il avait été expulsé puis enfoui à ses côtés.

Tombe 247b. Chez cet adulte de plus de 25 ans et de sexe indéterminable a été diagnostiquée une grave malformation de la base du crâne, caractérisée par une fusion entre la première vertèbre cervicale et l'occipital. D'autre part, il existait également un important rétrécissement du trou occipital, cet orifice faisant communiquer la boîte crânienne (donc le cerveau) avec le canal vertébral (donc la moelle épinière). Il s'agissait d'un torticolis congénital. Les dimensions maximales du trou occipital étaient de près de trois centimètres par deux centimètres, avec un fort rétrécissement de plus d'un centimètre en son centre. On imagine sans peine les complications nerveuses qui ont pu survenir chez ce sujet, notamment les douleurs et les paralysies. Il paraîtrait légitime de trouver dans cette anomalie la cause de son décès.

On voit donc, ici, l'importante variété des diagnostics possibles sur des ossements secs, permettant de reconstituer pas à pas l'état de santé des populations du passé. Mais ce résultat n'est rien en comparaison des travaux réalisés sur les restes momifiés dont on peut vraiment se désoler qu'ils soient si rares en France. Les recherches effectuées sur les corps des Médicis à Florence, sur ceux de la famille d'Aragon à Naples, ou sur les momies de cette foule d'anonymes qui sont conservées en Sicile et dans le sud de l'Italie par l'équipe du professeur Gino Fornaciari nous montrent bien que la paléopathologie osseuse n'éclaire que la partie « émergée » des maladies de ces individus anciens. Impossible pour nous de décrire, à partir des ossements, ici un goître, là une tumeur ovarienne, ici une cirrhose, là une infection pulmonaire, ici une prostate nodulaire, là une variole, etc.

10.

Ce qui se cache dans les vases grecs du Louvre

Le mardi est jour des chercheurs au musée du Louvre. Pendant que les touristes se promènent dans les jardins des Tuileries ou contemplent la pyramide de verre, de nombreux archéologues, historiens, chimistes, etc. et un médecin viennent sortir les objets de leurs vitrines et en tirer quantité d'informations. C'est ainsi que l'on pénètre dans les réserves du musée, cachées dans les sous-sols du palais ou logées mystérieusement dans les épaisses cloisons séparant les salles d'exposition.

Dans le cadre d'une étude anthropologique et paléopathologique des restes humains conservés dans le département des Antiquités grecques, étrusques et romaines (AGER), nous avons pu examiner le contenu de plusieurs vases funéraires grecs. Souvent, à première vue, ils ne recèlent que quelques brindilles d'os. Cependant, comme ce fut le cas avec cette hydrie hellénistique récemment offerte par la Société des amis du Louvre, l'examen à main nue de l'ensemble de la cavité, le bras enfoncé jusqu'au coude à travers le col, a révélé l'existence d'un beau fragment d'humérus encore fixé à la paroi de bronze par l'oxydation !

Parfois le paléopathologiste est nettement plus heureux... L'analyse des ossements contenus dans le *lébès* BR 2590 nous a été confiée par Sophie Descamps et Alain

Pasquier, respectivement conservatrice et conservateur en chef du département AGER. Ces restes consistaient en une crémation apparemment humaine déposée dans un contenant en bronze.

Nous disposions d'informations archéologiques et historiques relativement précises quant à l'origine et à la fonction de ce vase : « *Lébès* du 2e quart du ve siècle avant J.-C. provenant d'Ambelokipi (Attique). Il s'agit d'une production attique. L'objet porte un texte gravé à sa surface : ΑΘΕΝΑΙΟΙ ΑΘΛ ΕΠΙ ΤΟΙ ΠΟΠΛΕΜΟΙ ("Les Athéniens ont donné les prix aux concours en l'honneur des morts à la guerre"). Cette inscription, qui court en pointillé sur la lèvre du vase, est une formule officielle établie par les magistrats chargés d'organiser des concours lors des jeux funèbres. Plusieurs fêtes instaurées peu après les guerres médiques, comme les *Epitaphia*, les *Heracleia* ou les *Eleutheria*, ont ainsi donné lieu à des épreuves athlétiques. Les vainqueurs recevaient un ustensile en métal qu'ils pouvaient utiliser ensuite comme urne funéraire (collection Rayet, 1875). »

Notre travail a consisté, grâce à des méthodes mises au point notamment par plusieurs anthropologues comme Gejvall, Henri Duday et Gilles Grévin, à extraire et analyser un certain nombre de données d'après l'observation des ossements brûlés contenus dans ce vase de bronze. Les fragments ont donc été sortis les uns après les autres, lavés doucement, puis classés par régions anatomiques : crâne, dentition, mandibule, maxillaire, pieds, phalanges (mains et pieds), côtes, bassin, omoplates, vertèbres, os longs (membres supérieurs, membres inférieurs, membres indéterminés) et fragments indéterminables. Une pesée de chacun de ces ensembles d'os a ensuite été réalisée.

Le *lébès* a livré un poids total de 1 813 grammes d'ossements humains brûlés (dont 1 373 grammes d'ossements identifiables, soit 75 % du matériel en poids). Il a été montré que le poids total moyen d'un corps humain incinéré se situe aux environs de 1 600 grammes ; le poids total des ossements retrouvés dans le vase étant légèrement supérieur à ce poids théorique, et en l'absence de doublons osseux, nous avons pu conclure que le corps avait été récupéré quasi exhaustivement, mais aussi qu'il n'appartenait qu'à un seul individu.

Analysons maintenant l'ensemble de ces restes zone anatomique par zone anatomique.

Le poids total des fragments d'os de la tête (crâne, mandibule, maxillaire et dents) représentait 178 grammes. Selon les tables anthropologiques, le poids des restes de la tête constitue 20 % du poids total d'un corps humain complet incinéré, soit une valeur théorique pour notre squelette de 362 grammes. Il semblait donc exister un important déficit en os du crâne, compensé par les fragments non identifiables.

Le poids total des membres représentait 985 grammes. Selon les tables anthropologiques, le poids des restes des membres constitue 63 % du poids total d'un corps humain complet incinéré, soit une valeur théorique pour notre squelette de 1 142 grammes. Il ne manquait donc que très peu d'os des membres, sans doute présents à l'état d'infimes fragments non identifiables.

La détermination du sexe a été rendue difficile par l'importante fragmentation du squelette au cours de la crémation et par son mauvais état de conservation. Le bassin, en particulier, n'était pas informatif sur ce point, ce qui rendait impossible l'utilisation de la méthode de Jaroslav Bruzek, méthode la plus couramment employée fondée sur le dimorphisme sexuel des os des hanches. Il semblait néanmoins que la stature et la robustesse des os, ainsi que l'importance des insertions musculaires à leur surface, plaidaient en faveur du sexe masculin, bien qu'aucune certitude ne fût possible... Il existe en effet des femmes robustes et des hommes particulièrement graciles.

La détermination de l'âge tendait à indiquer un individu adulte jeune, entre 25 et 45 ans. La soudure complète des extrémités des os longs montrait que le sujet incinéré était un adulte. L'absence complète de tout signe d'arthrose était remarquable, sachant que les fragments de squelette en notre possession étaient en grande partie représentatifs (ils comportaient des secteurs physiologiquement touchés par ces lésions dégénératives dès l'âge de 45 ans, parfois 35 ans, le rachis et la hanche en particulier). Les sutures crâniennes largement ouvertes et contournées plaidaient en faveur d'un âge jeune, bien qu'il faille relativiser cette méthode de datation à l'échelle d'un seul individu. On ne notait aucune perte dentaire précédant le décès sur les douze alvéoles mandibulaires et maxillaires conservées. Le degré d'usure des surfaces dentaires n'était pas étudiable, en raison de l'éclatement de l'émail au cours de la crémation. Cependant, il est apparu que le cément et surtout la dentine étaient, eux, préservés sur une grande longueur, ce qui allait contre une usure intense des dents et contre l'hypothèse de l'existence de volumineuses caries. On ne mit pas non plus en évidence d'arthrose temporo-mandibulaire. L'ensemble était donc plutôt en faveur d'un âge jeune.

Au cours des études anthropologiques et paléopathologiques, la recherche de toute calcification anormale est d'une grande importance, car ces formations peuvent se révéler riches d'enseignements sur l'état de santé du défunt. Les origines de ces « calcifications biologiques » sont en réalité très diverses : ganglion calcifié, plaque d'athérosclérose (dépôts de cholestérol dans les parois vasculaires plus ou moins calcifiés avec le temps), restes fœtaux (certains d'entre eux, non expulsés ou non implantés dans l'utérus, pouvant se nécroser, se momifier ou se calcifier, formant des lithopédions, de véritables « bébés de pierre »), fibrome utérin (une tumeur bénigne dont le centre a la particularité de souvent se calcifier à plus ou moins long terme), calcul urinaire ou biliaire, corps étranger ingéré accidentellement (comme cette dent de lapin dont la surface présentait des traces de dégradation liée aux sucs digestifs, que nous avons retrouvée dans la zone anatomique intestinale d'un squelette étrusco-celtique de Monterenzio Vecchia, dans le nord de l'Italie), etc. La mise en évidence de ces calcifications biologiques ne se limite pas aux simples inhumations, car elles peuvent tout aussi bien être retrouvées lors de l'étude en laboratoire des crémations (sachant que certaines ne résistent pas toujours aux hautes températures ni aux chocs thermiques en raison de leur grande fragilité ou de leur nature cristalline).

Or, lors de l'examen des restes humains contenus dans le *lébès* attique du musée du Louvre, deux concrétions ont été identifiées, mêlées aux ossements brûlés. L'une, blanchâtre, régulière, lisse, ovalaire, mesurant six millimètres de grand axe, correspondait à un fragment de calcaire ramassé par erreur dans les suites de la crémation lors de la récupération des ossements ; elle était donc d'origine tellurique, et provenait des sédiments du lieu même de la crémation (c'était un excellent indicateur géographique ou géologique potentiel). L'autre, blanc jaunâtre, polyédrique, cristalline, mesurant cinq millimètres de grand axe, pouvait correspondre à un calcul biliaire.

La détection d'autres lésions chez ce sujet nous permit de reconstituer en partie son cadre de vie et son état de santé. La présence d'une destruction partielle de l'os au niveau du rebord supérieur des corps des vertèbres lombaires, avec un aspect caractéristique en « coulée de cire de bougie », se révéla caractéristique du diagnostic de brucellose vertébrale. Le mode de contamination de cette maladie infectieuse est l'ingestion de produits laitiers d'ovins et/ou de caprins infestés par la bactérie *Brucella melitensis*, ou un contact proche avec de tels animaux d'élevage.

Notre sujet avait été incinéré à l'état frais, c'est-à-dire peu de temps après son décès, ainsi qu'en témoignaient les signes d'éclatements transversaux des os. Ceux-ci sont principalement liés au choc thermique induit par le feu et la haute température : les ossements passent alors très rapidement d'un état d'hydratation importante (physiologique) à une déshydratation quasi complète (crémation) ; d'autre part, l'ébullition des liquides corporels ou de certains organes (le cerveau, notamment) peut être à l'origine de l'explosion de certaines structures osseuses (comme le crâne, par exemple). L'étude des bûchers actuels (en Asie du Sud-Est et dans le sous-continent indien) nous permet de penser que certains manipulateurs de bûcher, dans l'Antiquité, ramenaient les membres des défunts au centre du foyer pour en assurer la crémation complète, et provoquaient eux-mêmes l'éclatement du crâne avec un objet contendant pour éviter les désagréments d'une désintégration violente et l'éparpillement des fragments aux alentours du bûcher. Les segments osseux, de taille parfois importante (jusqu'à vingt centimètres), étaient récupérés une fois le bûcher refroidi, sans être fragmentés secondairement comme cela se fait actuellement (cette dernière opération constituant l'incinération à proprement parler, c'est-à-dire, littéralement : la pulvérisation des restes consumés).

De très nombreux segments osseux provenant d'un même secteur anatomique présentaient néanmoins une coloration extrêmement variable : noir charbonneux, gris, blanc, marron avec un aspect ligneux, etc. Cette diversité témoignait à nouveau de l'éclatement de certaines pièces osseuses sous l'effet de la chaleur, donc de la combustion variable des fragments en fonction de leur position vis-à-vis du bûcher (leur éloignement du foyer principal). La température de crémation s'était échelonnée de 285° à 940° selon l'échelle de Shipman.

D'autre part, des dépôts violets et verdâtres ont été mis en évidence sur de nombreux segments osseux, ce qui correspond à des phénomènes de fusion métallique et/ou de corrosion. Par ailleurs, des objets en métal à base de fer étaient manifestement présents au sein du bûcher et ont brûlé au contact du corps, puisque des traces de fer fondu ont été isolées sur quelques ossements. Un fragment d'épée de quinze centimètres de long a même été identifié au sein des restes humains.

Des concrétions noirâtres, dont l'aspect était totalement différent de celui de l'os brûlé et des charbons, ont été récupérées. Ces fragments, au nombre d'une trentaine, dont la taille variait de deux à vingt millimètres, ont fait l'objet d'une analyse élémentaire par deux laboratoires scientifiques (Dr Joël Poupon, service de toxicologie, hôpital Lariboisière, Paris ; Murielle Goubart, Rhodia, France) afin d'en préciser la nature exacte. Il était en effet impossible, lors de notre examen visuel, de faire la part entre une origine organique (segment anatomique carbonisé ?) ou métallique (sorte de scorie formée de fragments métalliques fusionnés puis solidifiés ?) L'association de fortes valeurs de carbone, d'azote et d'oxygène avec des taux élevés de cuivre, d'argent et de magnésium suggérait l'hypothèse d'une matière métallique fusionnée avec des matières organiques au cours de la crémation, et secondairement solidifiée. Dans ce cas, il pourrait s'agir de bijoux (fibule, bague, boucle de ceinture, miroir, etc.), d'armes (épée, lance, etc.), ou d'une partie des offrandes funéraires (strigile, broche à cuire, étendard, etc.). La phase organique pourrait évidemment être représentée en très grande majorité par le cadavre du défunt, mais aussi par l'huile, les peaux, les vêtements et les parfums dont le corps avait pu être recouvert ou par les offrandes animales dont il était accompagné.

Un fragment de charbon de huit millimètres de grand axe a également été isolé, provenant très probablement du bois utilisé pour le bûcher funéraire (ou, à défaut, d'un objet placé dans celui-ci : coffret à bijoux, carquois, etc.). Son étude paléobotanique au microscope optique, réalisée par Stéphanie Thiébaut (université de Paris X-Nanterre), a permis d'en déterminer l'essence : il s'agissait d'un fragment de bois d'olivier.

Enfin, d'infimes fragments de bronze étaient présents parmi les ossements, provenant très probablement d'une fragmentation du *lébès*.

L'Iliade nous offre la possibilité d'étudier deux crémations de héros (Patrocle, puis Hector). Les descriptions se répètent partiellement.

> « Les amis du défunt firent un bûcher de cent pieds sur chaque côté. Au plus haut du bûcher, ils déposèrent le cadavre, le cœur affligé. Devant le bûcher, ils égorgèrent quantité de robustes moutons et de bœufs noirs aux pattes torses. À toutes les bêtes, Achille au grand cœur ôta la graisse et en recouvrit le défunt de la tête aux pieds. Autour, il entassa les cadavres écorchés. Il y plaça des amphores d'huile et de miel, les inclinant contre le lit. Poussant de grands gémissements, il se hâta de mettre sur le bûcher quatre juments de forte encolure. Neuf chiens appartenaient à Patrocle, leur maître, nourris à sa table. À deux d'entre eux il trancha le cou, les mit sur le bûcher, tua, avec son arme de bronze, douze nobles fils des Troyens au grand cœur, dans son âme imaginant des actes de cruauté, et lâcha le feu et sa force de fer pour qu'il se repût (...). Au matin, ils éteignirent d'abord avec le vin qui flamboie, tout ce que la force du feu avait attaqué, où était tombée une cendre épaisse. En pleurant ils rassemblèrent les blancs ossements de leur dévoué compagnon dans un bassin d'or, avec une double couche de graisse, et, les déposant dans le pavillon, les recouvrirent d'un souple et fin tissu de lin. Ils firent un tombeau arrondi, mettant une base en parement, autour du bûcher. Aussitôt ils répandirent dessus la terre d'un tertre, et, ayant répandu la terre du tombeau, ils s'en allèrent. Mais Achille retint là le peuple des guerriers et fit siéger une vaste assemblée. Des nefs, il apporta des prix : chaudrons, trépieds, chevaux, mules, têtes robustes de bœufs, femmes à la belle ceinture et fer gris »
>
> (*L'Iliade*, 23, trad. de Louis Bardollet, Éd. R. Laffont, coll. « Bouquins », 1995, p. 184-257).

« Pendant neuf jours, ils amenèrent du bois en quantité inexprimable. Mais quand parut pour la dixième fois l'aurore, alors ils emportèrent l'intrépide Hector en répandant des larmes. Ils placèrent le mort au plus haut d'un bûcher et y mirent le feu. Lorsque parut l'aurore aux doigts de rose, le peuple s'assembla autour du bûcher tout entier, ils éteignirent avec le vin qui flamboie tout ce que la force du feu avait attaqué. Et puis ils rassemblèrent, frères et compagnons, les os blancs, en versant des pleurs, et coulaient de leurs joues les larmes à foison. Ils prirent les os et les mirent dans un coffre en or, les recouvrant de molles toiles pourpres. Ils les mirent, sans tarder, au creux d'un fossé, et par-dessus ils étendirent un épais lit de grosses pierres. »
(*L'Iliade*, 24, *idem*, p. 790 *sq.*)

Relevons les traits les plus importants pour notre problématique : 1. Le bûcher de bois au sommet duquel est déposé le mort (habillé ? paré ?). 2. Des animaux sont jetés dans le bûcher, ainsi que des substances organiques (vin, huile, graisse animale). 3. Le lendemain, le bûcher fumant est éteint au vin. 4. La famille ou les proches ramassent les cendres et les placent dans un contenant (tissu, coffret, parfois au contact de graisse qui retarde la putréfaction, notamment si les ossements n'ont pas été complètement « nettoyés » par les flammes). 5. Des offrandes métalliques ou organiques sont déposées au contact des ossements placés dans l'urne funéraire.

Chacun de ces gestes de gestion du corps mort ou d'organisation funéraire a pu être diagnostiqué à partir de l'un des examens multidisciplinaires de cette crémation attique. Autrement dit, l'ensemble des observations réalisées sur les restes de cette crémation nous permet de la rattacher aux rituels homériques décrits dans les funérailles d'Hector et de Patrocle.

L'étude anthropologique et paléopathologique des ossements incinérés contenus dans le *lébès* BR 2590 a donc conduit à des conclusions permettant de replacer cet objet archéologique dans son contexte humain. Le sujet, unique, était probablement un homme robuste dont l'âge était compris entre 25 et 45 ans, et dont les circonstances de la mort n'ont pu être précisées.

En revanche, l'analyse des restes humains et des concrétions à leur contact nous a permis de répondre à quelques interrogations : le bûcher funéraire était possiblement à base d'olivier ; des objets métalliques (contenant de fortes teneurs en fer et en cuivre) qui avaient été placés au contact du défunt dans le bûcher sont entrés en fusion avec les hautes températures, puis se sont amalgamés avec des substances organiques provenant de la crémation du corps et/ou de ses offrandes (animal, graisse, peau, tissu, parfum, vêtement, etc.). La récupération quasi complète des ossements a été suivie d'un dépôt des cendres funéraires dans le vase de bronze (*lébès*) dont la corrosion a partiellement teinté les os. L'ensemble de ces constatations nous permet de relier cette incinération du Ve siècle av. J.-C. à un rituel conforme aux descriptions homériques des funérailles d'Hector et de Patrocle.

11.

La mort et les morts en Grèce et à Rome

Pour celui qui part à la recherche des maladies et des causes de décès des populations du passé, la connaissance des rites funéraires et des procédés de gestion du cadavre sont d'une grande importance. Ils permettent de replacer la dépouille mortelle dans son contexte humain (et social), donc de mieux comprendre l'existence de certaines pratiques comme la réouverture des tombes, les dépôts simultanés, les positions anormales des squelettes, les sépultures atypiques, etc.

La mort et les funérailles grecques

Tout se déroulait en cinq actes.

La phase initiale, sitôt le décès apparent, était celle de la toilette et de la parure funèbres. La famille lavait le cadavre avec des huiles parfumées, l'entourait de bandelettes et l'enveloppait dans un linceul laissant apparent le visage.

Puis venait l'exposition du mort (*prothésis*). Le cadavre était déposé sur un lit d'apparat pendant une journée, dans le vestibule de la maison. Tout autour de lui n'étaient que cris, pleurs (notamment grâce à l'action de pleureuses professionnelles) et lamentations rituelles de la famille (mains tendues en avant pour les hommes, mains portées aux cheveux pour les femmes).

Le mort était alors transporté (*ecphora*) vers la nécropole. Chargé sur un chariot ou un brancard, il était acheminé vers son tombeau au cours de la nuit, peu avant l'aurore, au lendemain de son exposition. Il était suivi par le cortège funéraire formé de la famille en habits sombres psalmodiant des prières accompagnées d'instruments de musique (*aulos*) et de pleureuses.

L'inhumation avait toujours lieu avant le lever du jour, probablement pour des raisons superstitieuses ou religieuses (ne pas souiller les rayons lumineux du soleil ?). En fonction de ses moyens et de ses souhaits, le mort pouvait être déposé dans un cercueil en bois (cèdre, sapin, etc.), un sarcophage de pierre, une céramique de grande taille, ou à même le sol. Il avait aussi la possibilité d'être incinéré (on dressait alors un bûcher funéraire sur lequel il était déposé dans un drap de tissu blanc ; le feu était allumé, attisé par des offrandes d'huiles, d'animaux, de vases, de vin, etc., puis la famille récupérait plus ou moins scrupuleusement les ossements en surface de la zone de crémation et les déposait dans une urne qu'elle enterrait dans la tombe ; le bûcher pouvait aussi être recouvert de terre sans récupération des ossements dans un contenant).

Enfin le repas funèbre se déroulait dans la maison d'un proche ou d'un cousin, jamais dans la demeure du mort, considérée comme souillée par le cadavre et qui devait attendre sa purification rituelle pour accueillir à nouveau des hôtes.

Dans la tombe étaient déposés les animaux familiers, les objets chers au défunt (ses instruments de musculation s'il s'agissait d'un athlète, ses instruments de filature pour une femme âgée, ses poupées ou ses jouets dans le cas d'un enfant). Une ou quelques pièces de monnaie étaient glissées dans la bouche du mort pour payer son passage du Styx à Charon et rejoindre les Enfers. La tombe était repérée par une stèle funéraire portant le nom, l'âge et parfois la figuration du mort. Il arrivait qu'un poète participe à l'écriture d'une épitaphe prenant généralement à témoin le passant et l'exhortant à réfléchir à la brièveté et à la précarité de l'existence humaine...

L'hommage rendu aux morts était renouvelé les troisième, neuvième et trentième jours après les funérailles, puis les jours anniversaires. Un repas funèbre était alors apporté au mort sur sa tombe, des libations avaient lieu sur sa stèle funéraire et sur la terre environnante. Des couronnes étaient accrochées en permanence à la stèle comme on peut encore en voir sur quantité de peintures de vases grecs (surtout sur les flancs des lécythes funéraires).

Les soldats morts pour la patrie faisaient l'objet d'un protocole spécial décrit par Thucydide :

> « Trois jours avant l'inhumation, on dresse une tente où sont exposés les ossements des morts, et chacun apporte des offrandes de son choix à celui qu'il a perdu. Le jour des obsèques, un convoi de chars transporte les cercueils de cyprès. Il y en a un par tribu, et les dépouilles des morts y sont placées selon la tribu à laquelle ils appartenaient. En hommage aux disparus dont les corps n'ont pas été retrouvés, on transporte également un brancard vide, paré de draperies. Tous ceux qui le désirent, citoyens ou étrangers, peuvent se joindre au cortège. Les parents des victimes assistent à la cérémonie et font entendre les lamentations usuelles auprès du tombeau. On dépose les restes des morts dans un monument élevé aux frais de la cité dans le plus beau faubourg de la ville. C'est toujours là qu'on enterre ceux qui sont tombés lors des guerres. On avait fait une exception pour les morts de Marathon, enterrés sur le champ de bataille même, parce qu'ils avaient fait preuve d'un héroïsme jugé extraordinaire. Après l'inhumation, un citoyen désigné par la cité pour ses qualités intellectuelles et la considération dont il jouit fait l'éloge des morts dans un discours approprié à la circonstance. Ensuite tout le monde se retire. »
> (Thucydide, *Guerre du Péloponnèse*, 2, 34, 2-6)

La mort et les funérailles romaines

Les rites funéraires à Rome n'avaient qu'un but : rendre les morts inoffensifs à leurs parents vivants. Au fil du temps, plusieurs tendances semblèrent s'opposer.

À l'époque de la Rome royale (753-509 av. J.-C.), le plus proche parent recueillait dans un baiser le dernier soupir, c'est-à-dire l'âme expirante (*extremum spiritum ore excipere*). Puis le défunt était appelé à plusieurs reprises par la famille qui l'entourait (*conclamatio*), sans que l'on sache si l'absence de réponse constituait en soi un critère de mort. Le décès était déclaré par un parent au temple de Vénus Libitina et noté sur les registres. Après la toilette funèbre, le mort était exposé dans l'atrium pendant trois à sept jours. Les obsèques avaient lieu la nuit, à la lueur des torches. Un cortège de parents et d'amis suivait le cercueil ouvert dans lequel reposait le mort, porté par des proches ou des esclaves affranchis. Les femmes avaient les cheveux défaits et gémissaient, les hommes avaient la tête voilée, comme à chaque événement religieux, et arboraient une toge de couleur sombre. Le plus proche parent (le fils, par exemple) faisait l'éloge du mort (*laudatio*), usage exclusivement romain. Aux funérailles des nobles, l'oraison funèbre était prononcée sur la place publique (*forum*) ; s'il s'agissait d'un chef militaire, ses victoires et ses campagnes étaient rappelées. Le cadavre était alors inhumé ou incinéré. Dans le cas d'une crémation, aussi longtemps que tout le cadavre n'était pas consumé par les flammes, les parents devaient demeurer au voisinage. Puis, au milieu des cendres chaudes, on recueillait les ossements calcinés. On les lavait avec du vin et on les enfermait dans une urne déposée ensuite dans un tombeau (aux premiers temps de Rome, les morts étaient enterrés dans l'enceinte de la ville [*Pomerium*], parfois même dans la maison...) On offrait un sacrifice funéraire directement sur le bûcher. La victime (généralement un porcin) et les offrandes (vin, huile, parfum, épices, alimentation) étaient brûlés sur le bûcher même ou dans un brasier aménagé à faible distance de la tombe. Les parents du défunt ne partageaient pas ce repas, car ils devaient marquer, à partir de ce moment, une certaine distance vis-à-vis du mort. Après divers sacrifices, la famille éloignée et le reste des invités, en revanche, consommaient les parts de ce sacrifice alimentaire. Ainsi le défunt consommait-il son premier repas de mort comme les dieux, sous la forme de « fumets ». Incinéré ou non, il rejoignait par là, grâce aux rites, la communauté des dieux Mânes (*Di Manes*).

Dès la fin de la République (27 av. J.-C.), la plupart des enterrements eurent lieu en plein jour, mais on continua d'y porter des torches pour assurer la continuité du rite. Il existait déjà de véritables entrepreneurs de pompes funèbres (*libitinarii*) qui organisaient toute la cérémonie d'une façon très spectaculaire : musiciens, chanteurs, pleureuses, multiples décorations... « La mort est silence, mais Rome enterrait en fanfare ! » (M. Durry). Un mime acteur (*archimimus*) reproduisait les traits et jusqu'aux travers du défunt, et si celui-ci appartenait à l'aristocratie (*nobilitas*), des clients, des esclaves ou des acteurs portaient des portraits ou des masques en cire de ses ancêtres (*imagines*) ordinairement placés dans l'atrium près du sanctuaire des dieux lares, protecteurs de la maison, de telle sorte que toute la lignée ancestrale semblait être revenue accueillir son descendant aux Enfers ! Ce droit d'images (*jus imaginum*) était réservé aux patriciens. Puis, en application de la loi des Douze Tables, le défunt, porté visage découvert sur une civière, était enterré hors de l'enceinte de l'*Urbs*, dans des nécropoles établies généralement le long des voies sortant des portes (comme la *Via Appia*, par exemple, reliant Rome à Naples via Capoue, au sud), c'est-à-dire les zones nettement visibles et fréquentées par les voyageurs, bien sûr, mais aussi par une multitude de commerçants, marchands, ouvriers, militaires, hommes politiques, etc. Dans les villas, de la même façon, la nécropole se trouvait placée en marge de l'habitat, ou bien au bord d'une route passant à proximité.

À l'époque de la Rome impériale (27 av. J.-C.-192 apr. J.-C.) et du Bas-Empire romain (192-476 apr. J.-C.), le stoïcisme donna au suicide ses lettres de noblesse ; il se pratiquait généralement par phlébotomie au poignet au cours d'un bain d'eau chaude (comme Pétrone ou Sénèque, par exemple, sous la pression de Néron). Chez les riches, l'incinération devint la règle. Pour les affranchis et les esclaves incinérés, les grandes familles firent édifier de vastes bâtiments à niches où furent déposées les urnes funéraires (*columbaria*). Les pauvres, voués jusqu'alors à la fosse commune, se groupèrent en association pour pourvoir à des sépultures individuelles décentes, ou du moins regroupées par corporations (*collegia funeralia*). Les chrétiens finirent par obtenir l'autorisation d'enterrer leurs morts dans des cimetières souterrains, les catacombes. Néanmoins, les rites funéraires des Romains étant strictement des rites de défense, ces derniers se virent assez vite reprocher leur vénération pour les morts : « Les païens priaient les morts, tandis que les chrétiens priaient *pour* les morts » (S. Reinach).

Lors de la fête collective des morts (*Parentalia*), dans la seconde moitié du mois de février, ou au cours d'anniversaires particuliers, la famille se réunissait près de la tombe et offrait un sacrifice au pied de celle-ci ; un bûcher miniature était alors reconstitué pour brûler les offrandes, en rappel de celui qui avait emporté le mort. On offrait coupe de vin, chair animale (voire animal entier, selon les moyens), libations de parfum (d'où les flacons de verre ou de céramique retrouvés au contact des tombes), couronnes de fleurs et guirlandes de tissu... Dans certaines tombes (comme l'ont montré de récentes fouilles archéologiques à Pompéi), des conduits permettaient de verser les libations directement dans le caveau, au contact du mort ou de son urne, pour une plus grande efficacité !

La durée du grand deuil était de dix mois, période pendant laquelle la famille pouvait voir considérablement réduites ses activités, mais des durées de deuil plus courtes étaient généralement observées. La famille était dans tous les cas considérée temporairement comme impure, souillée (*funestatus*). Était d'ailleurs jugé impur, outre la famille affectée par le décès, tout ce qui était touché de près ou de loin par la mort : un bois traversé par un convoi funéraire, un prêtre ayant été en contact avec un cadavre, etc. Les proches parents du défunt prenaient extérieurement l'aspect de la déchéance : on portait des vêtements sombres, on ne se coiffait pas, on ne se rasait pas ni n'assumait aucune fonction publique. Une fois les funérailles célébrées, la famille en deuil revenait progressivement à la vie normale. Le huitième jour, un banquet réunissait l'ensemble des parents et leurs invités. Dans les grandes familles, des jeux de gladiateurs pouvaient avoir lieu, montrant par là le prestige de la *gens* (l'un des points importants des funérailles romaines : le paraître). Pendant la fête des morts (*Feralia*), le 21 février, la ville entière était en deuil pour une dizaine de jours, car tous les citoyens commémoraient les défunts selon des usages inspirés de ce qui a été précédemment décrit.

À Rome comme en Grèce, l'ensevelissement du mort était un devoir sacré. Refuser la sépulture à un cadavre revenait à condamner l'âme morte à errer sans repos et, par conséquent, à constituer pour les vivants un réel danger, car ces « âmes en peine » étaient malfaisantes. Une fête spécifique était consacrée aux morts qui n'étaient pas enterrés selon les règles (voire pas enterrés du tout) : les *Lemuria*, les 9, 11 et 13 mai. Le père de famille offrait alors à leurs esprits errants (*Lemures*) un banquet minimaliste excluant toute volonté de communiquer. À minuit, il jetait par-dessus son épaule des fèves en disant : « Par ces fèves, je me rachète, moi et les miens. »

12.

Autour du mort

Pratiques magiques centrées sur la tombe dans l'Antiquité

Morts et revenants. Quelques définitions et quelques exemples

C'est une tradition fort ancienne que celle de la nécrophobie, la peur du retour des morts animés de mauvaises intentions à l'encontre des vivants. Pline l'Ancien a réalisé à ce propos une édifiante anthologie dans son *Histoire Naturelle* (7, 173-179), mêlant la peur des fausses morts aux récits à propos d'individus atteints de léthargie et qu'une simple stimulation suffit à ramener à la vie, etc. Mais l'encyclopédiste a rapporté les relations comme de simples anecdotes auxquelles il n'accordait que peu de foi. Il considérait avec encore moins de sérieux les propos sur les fantômes : « On cite encore des cas de revenants [*post sepulturam quoque visurum*], mais notre enquête a pour objet les *faits naturels* [*opera naturae*] et non les prodiges [*prodigia*] ». Certains archéologues et historiens considèrent d'ailleurs que les amulettes déposées sur les corps des défunts ne sont pas là en témoignage d'amour ni de compassion, mais, d'une façon plus terre à terre, pour protéger les vivants contre les morts ; c'est particulièrement le cas pour les individus touchés par une mort non naturelle, la « mauvaise mort », dont les causes sont multiples, rassemblant tous les cas de trépas auxquels on ne s'attendait pas et de mauvais sévices vis-à-vis du cadavre (cf. *tableau 1*).

Tableau 1 : Conditions pour qu'un mort devienne malfaisant à Rome (d'après Jobbé-Duval, 2000)

Mutilation du corps	Femme morte en couches
Privation de sépulture	Supplicié
Absence de funérailles	Suicidé
Noyé	Pendu
Violation de sépulture	Assassiné
Enfant mort en bas âge	Victime d'un accident
(*mors immatura*)	Soldat tué à la guerre
Femme enceinte	Individu touché par la foudre

Parfois, l'homme fabriquait lui-même des Larves (ces âmes malfaisantes) lorsqu'il réalisait une « flétrissure de la mémoire » (*damnatio memoriae*), c'est-à-dire lorsqu'il effaçait toute trace d'un individu mort et empêchait l'accomplissement du culte mortuaire. En pratique, le nom du défunt était martelé sur les inscriptions, ses statues étaient brisées. Aucune célébration n'avait lieu sur la tombe. L'ombre du mort errait sans repos, sans nom ni demeure. Cette pratique était notamment réservée aux empereurs déchus ou réputés pour leur cruauté : Caligula, Galien (dont une inscription mutilée est encore visible dans les thermes d'Ostia Antica, près de Rome), etc.

Parfois la mutilation ou le sort réservé au cadavre étaient en eux-mêmes générateurs de Larves. C'était le cas des « cadavres abjects, entassés et brûlés sans soin à l'extérieur du Port Esquilin, à Rome, affront que l'on fit à Tibère en ne brûlant son corps qu'à demi, et dans l'amphithéâtre, comme il était de coutume pour les malfaiteurs célèbres. »

Certaines pratiques magiques étaient liées aux cadavres ou aux tombes. Par exemple, les *tabellae defixionis* étaient des contrats inscrits sur des tablettes de plomb (parfois d'or) généralement enterrées près d'(ou dans) une tombe. Ils permettaient de vouer un individu haï aux divinités chtoniennes afin d'obtenir sa perte ou sa mort. Le mort (ou sa tombe) servait de messager entre l'homme et les puissances infernales, mais apportait aussi son énergie à la réalisation du vœu maléfique. Innombrables sont les tablettes retrouvées dans les fouilles archéologiques de nécropoles gréco-romaines. Dans certains cas, les lamelles étaient enroulées et transpercées d'un clou afin de mieux fixer l'ennemi (comme une poupée vaudoue). Des figurations de l'individu, en cire ou en terre cuite, parfois mêlées de véritables mèches de cheveux du sujet visé, pouvaient y être associées.

Parfois également, les sorciers de l'Antiquité venaient se pourvoir en philtres et substances aux pouvoirs magiques : les os, les cheveux, les ongles et les dents des morts furent les trésors de plusieurs générations de mages... Les sorciers de Rome et de Grèce se procuraient en effet des morceaux de cadavres et commandaient aux morts pour des maléfices d'amour, de destruction, d'accident... De telles actions étaient jugées éminemment criminelles et punies de mort dans la juridiction romaine et grecque, sauf dans quelques rares cités comme Athènes où régnait une relative tolérance. Les sorcières agissaient de nuit, dans les nécropoles, à côté des prostituées, parfois avec l'aide d'esclaves.

En règle générale, il existait quelques lieux particulièrement dangereux, car fréquentés par les spectres et les revenants : restes du bûcher, pourtours du tombeau, scène de crime, bords de mer (où l'on entendait parfois gémir les noyés). Mais on pouvait aussi bien trouver des maisons hantées, comme le rapporte cette histoire d'un revenant contée par Pline le Jeune, dont l'action se situe à Athènes à l'époque romaine (Ier siècle apr. J.-C.) : il s'agissait d'une demeure dans laquelle les habitants entendaient la nuit des bruits de chaînes et voyaient apparaître un spectre portant des fers aux pieds et aux mains. Après un songe, le philosophe Athénodoros, consulté sur le sujet, demanda aux magistrats d'autoriser des fouilles dans le jardin de la maison, lesquelles mirent au jour, peu de temps après, un squelette portant des fers aux pieds et aux mains. On fit au mort des funérailles publiques, lui procurant ainsi le repos. À compter de ce jour, le spectre arrêta de fréquenter la maison. « La demeure fut dès lors exempte de mânes, car ils avaient été ensevelis selon le rite. »

On connaît par Ovide un exemple de paroles prononcées par les spectres lors de leur fréquentation des vivants ; l'effet littéraire transparaît tout naturellement, mais ce qui compte c'est le besoin du spectre de perturber l'ordre établi et de troubler l'existence des vivants : « En veillant, tu m'apercevras. Moi, dans les ombres silencieuses de la nuit, je t'arracherai le sommeil. Enfin, quoi que tu fasses, je volerai devant ton visage et ta bouche, et je ferai entendre des sons plaintifs, et tu ne seras tranquille en aucun séjour... » (*L'Ibis*)

Associés à ces spectres pouvant revenir hanter les vivants, on trouvait, dans l'Antiquité grecque et romaine, une profusion de termes génériques désignant de tels individus malfaisants : les Elfiatae, les Striges, Lamia et les Lamies (Lamia ne connaissait plus le sommeil et cheminait entre les maisons avec le désir d'éventrer les femmes enceintes), Gélo, Empousa, les Epopidae, les Yello, Mormo et Mormolycé. Homère, dans *L'Odyssée*, rapporte que les morts aimaient à boire le sang : Ulysse, séjournant auprès de Circé, décida de consulter le devin-mort Tirésias pour connaître son avenir. Il se rendit aux colonnes d'Hercule, y creusa un trou et le remplit avec le sang d'une génisse. Immédiatement les morts affluèrent, attirés par l'odeur. Ils étaient exsangues. Ulysse les tint écartés avec son épée, ne permettant qu'à Tirésias de s'abreuver au puits de sang. Le héros vacilla quand il reconnut, parmi les ombres, celle de sa mère dont il ignorait le décès... Homère appelle ces êtres les « têtes sans force » (*Odyssée*, 10 et 11).

Développons les descriptions antiques de chacun de ces êtres maléfiques.

Précisément, les *Striges* étaient des démons féminins ailés possédant des serres semblables à celles des oiseaux de proie, se nourrissant du sang et des entrailles des enfants. Elles montraient une particulière attirance pour les nouveau-nés que les nourrices laissaient seuls dans leurs berceaux. Ovide raconte qu'une nymphe, Carna, avait sauvé, à l'aide d'incantations et d'actes magiques, le fils du roi Procas alors que les Striges avaient déjà apposé leur marque sur le corps de l'enfant.

L'existence de *Lamia* est beaucoup moins précise : il se serait agi d'une ancienne amante de Zeus dont Héra faisait périr un à un les nouveau-nés ; dès lors, devenue un monstre sanguinaire, elle volait et dévorait les enfants. On disait même qu'Héra, pour ajouter à son malheur, la priva de sommeil ; touché par son sort, Zeus lui aurait permis de déposer temporairement ses yeux afin de trouver de temps en temps le sommeil. Pendant ce moment critique, parfois provoqué par l'ingestion de quantités impressionnantes de vin, elle était inoffensive. Cette monstresse se retrouvait également dans les montagnes de Delphes – c'est là qu'elle apparaît dans la légende d'Alcyonée. Grimal signale, enfin, qu'on appelait *Lamies* des génies féminins qui s'attachaient aux jeunes gens et suçaient leur sang ; l'analogie avec les succubes, incubes et autres vampires vient aisément à l'esprit.

Gélo, elle, hantait Lesbos ; cette âme d'une femme morte dans son jeune âge dérobait et mangeait les enfants. Il se peut qu'il se soit agi d'une adaptation locale d'une tradition plus générale.

Empousa se rapprochait du même monde infernal : ce monstre, attaché au culte d'Hécate, possédait un pied de bronze et revêtait le plus souvent l'aspect d'une belle jeune femme pour attirer à elle mères et enfants. Elle pouvait cependant prendre de multiples apparences pour se nourrir de chair humaine.

Mormo était elle aussi un démon féminin mordant ou estropiant les enfants. *Mormolycé* présentait les mêmes caractéristiques, mais on rapportait qu'en outre elle avait été la nourrice de l'Achéron, ce qui la rapprochait davantage encore du monde des morts.

Une ancienne tradition grecque voulait que les âmes des individus assassinés vinssent hanter leurs meurtriers. Ainsi Platon rapporte que « l'homme frappé de mort violente, s'il a vécu libre et fier, est, sitôt enterré, irrité contre celui qui l'a tué ; et lui-même, empli de crainte et de frayeur à la suite de la violence subie, il ne peut supporter de voir son propre meurtrier vivre comme naguère sans être pris d'effroi. Et le mort, plein de trouble, vient effrayer autant qu'il peut son meurtrier en prenant comme alliée sa mémoire pour le terroriser en son âme et dans ses actes (*Lois*, IX, 865d). »

Des fêtes étaient consacrées aux morts pour se concilier leur bienveillance. C'était le cas des *Anthesteria* grecques et des *Lemuria* romaines. Ils s'opposaient aux âmes des morts non malfaisants (mânes), honorés au cours des *Parentalia* qui se déroulaient les dix derniers jours de février. L'absence d'égards vis-à-vis du mort ou de sa sépulture était une cause classique d'irritation de l'âme du défunt.

Les *Lémures* étaient les fantômes malfaisants des morts que l'on conjurait lors des *Lemuria* romaines (9, 11 et 13 mai de chaque année) : ces journées étaient funestes, les temples étaient fermés, les mariages n'avaient pas lieu. Au cours de la nuit, le *pater familias* se rendait dans la rue, pieds nus, et lançait à l'aveugle, après s'être lavé les mains dans de l'eau de source, des fèves noires. Il ne devait pas se retourner. Il prononçait par neuf fois la formule magique : « Par ces fèves, je me rachète, moi et les miens », tandis que les spectres ramassaient dans l'ombre les graines sèches.

Finalement, il se lavait une seconde fois les mains et, faisant sonner un objet de bronze (cloche ? gong ? vaisselle ?), disait à neuf reprises : « Ombres de mes ancêtres, partez ! » Se retournant alors, il ne pouvait apercevoir les revenants, signe théorique de l'efficacité de sa conjuration (Ovide, *Fastes*, 5, 421).

Parfois le retour des morts était organisé par les vivants, comme c'était le cas avec la pratique du *mundus*, cette sorte de puits profond communiquant symboliquement avec les Enfers. Il s'en trouvait sur le Palatin, mais aussi dans l'ensemble du monde étrusque, comme à Marzabotto (où un *mundus* est d'ailleurs toujours visible dans l'aire des temples). Trois fois l'an, le 24 août, le 5 octobre et le 8 novembre, le *mundus* romain était ouvert, pour permettre aux esprits des morts de revenir librement dans le monde d'en haut. Mais, comme l'apparition au bal de Cendrillon, ce séjour terrestre ne durait que peu de temps, car à la fin de la journée les spectres devaient avoir rejoint les Enfers avant que le *mundus* se refermât...

Les voyageurs, enfin, pouvaient parfois croiser des fantômes sur leur route au milieu de tant d'autres individus peu recommandables : « Dans les déserts de l'Afrique, on voit parfois surgir des fantômes humains (*huminum nibus*) qui se forment et s'évanouissent en un clin d'œil » (Pline l'Ancien, *Histoire Naturelle*, 7). Les champs de bataille étaient aussi le terrain fréquenté par certains spectres, comme le rapporte Hérodote dans une anecdote qui se déroule au cours de la bataille de Marathon.

> « Et il s'y produisit cet événement surprenant : un Athénien, Epizélos, fils de Couphagoras, pendant qu'il combattait dans la mêlée et se comportait vaillamment, perdit la vue sans avoir été blessé de près ni frappé de loin dans aucune partie de sa personne ; et dès lors, pendant le reste de sa vie, il demeura aveugle. On m'a dit qu'en parlant de son accident il racontait ceci : il lui avait semblé voir en face de lui un homme de grande taille et pesamment armé, dont

la barbe ombrageait tout le bouclier ; ce fantôme [*phasma*] l'avait dépassé et avait tué son voisin dans le rang. Voilà, d'après ce que j'ai entendu dire, ce que racontait Epizélos » (*Histoires*, 6, 117).

La proximité des Larves était incriminée dans l'apparition de nombreuses maladies : peste (ce terme générique ne signifie, dans le contexte antique, que l'existence d'une épidémie, et rien de plus ; en tout cas, il ne doit pas être pris comme l'appellation exacte de l'infection par le bacille de Hansen), folie (« les Possédés », « les Ensorcelés »), lycanthropie (transformation des hommes en loups, mais parfois aussi des revenants prenant l'aspect d'une bête sauvage pour effrayer les vivants...), épilepsie (mal sacré), hystérie, apoplexie, stérilité des femmes, hydropisie, épizooties (maladies des animaux, notamment d'élevage), etc.

Une explication paléopathologique du vampirisme dans le monde méditerranéen antique

Anastasia Tsaliki a donné une liste (*tableau 2*) des maladies et signes cliniques pouvant évoquer, du vivant d'un individu ou au cours de son agonie, l'aspect d'un vampire (teint cadavérique ou livide principalement, mais aussi maigreur, yeux rouges, sang autour de la bouche, insomnie, dyspnée, irritabilité, hématémèse, hémoptysie, photophobie).

Tableau 2 : Liste des maladies pouvant être à l'origine d'un vampirisme social (d'après Tsaliki, 2001).

Tuberculose	Importance de la pâleur et des hémoptysies, contagiosité pouvant faire croire à une transmission du vampirisme.
Autres pneumopathies hypoxémiantes et/ou cyanosantes	Bronchite, pneumoconiose, anthrax, etc.

Rage	Fièvre, asthénie, insomnie, démence, agressivité, hydrophobie, hématémèse, spasmes provoqués par les odeurs, la lumière, les bruits... En cas de décès, ce qui est le plus fréquent, le sang peut rester liquide longtemps après la mort.
Photophobie	En rapport avec des troubles ophtalmologiques, migraineux ou méningés.
Porphyrie	Trouble de synthèse et de dégradation du noyau de l'hème qui s'accumule dans les tissus sous-cutanés, ayant un fort pouvoir phototoxique (= maladie de Günther). Cortège clinique associant photophobie, érythème puis épidermolyse au soleil, érythrodontie, hypertrichose des cils et sourcils, tachycardie, violentes douleurs abdominales, vomissements, hémoglobinurie, hématémèse et troubles psychiatriques.
Photosensibilité	Secondaire à l'ingestion de toxiques, puis à une exposition solaire.
Nécrophanie	État de mort apparente (hystérie, *locked-in* syndrome et catalepsie).
Troubles mentaux	Nécrophagie, nécrophilie, nécrosadisme, autovampirisme (patients qui s'alimentent de leur propre sang). Ce sont là des traits de schizophrénie, psychopathie, perversion, paranoïa et personnalités *borderline*...

Après avoir posé les bases des diagnostics rétrospectifs possibles des cas de vampirisme, voyons quels traitements étaient infligés à de tels sujets.

Au fil du temps, certains morts sont l'objet de pratiques particulières inspirées par une certaine nécrophobie : dans la nécropole néolithique et chalcolithique de Khirokitia (Chypre, 7000 à 2500 av. J.-C.), de nombreux squelettes ont été enterrés dans de petites fosses en position genu-pectorale. Des blocs ou parfois de gros rochers, voire des meules à grain ont été déposés sur le thorax ou le crâne, ce que les archéologues interprètent comme une manœuvre volontaire destinée à les empêcher physiquement de sortir de la tombe et de revenir hanter les vivants. Les corps ont été enterrés tantôt sur le côté, droit ou gauche, tantôt sur le ventre. « Une telle variabilité des positions du corps et des jambes, de l'orientation de la tête, et le fait que le crâne est parfois désarticulé par rapport au reste du corps conduisent à envisager l'hypothèse que le cadavre aurait été placé dans une enveloppe en matière animale ou végétale avant d'être déposé dans une fosse étroite » (Le Brun, 1984, 1989) : s'agissait-il d'une sorte de linceul, ou d'une enveloppe supplémentaire censée isoler et immobiliser encore plus le défunt ? L'étude anthropologique et paléopathologique de ces squelettes n'a pas permis de mettre en évidence de maladies particulières. Il n'a notamment pas été retrouvé de signes osseux en faveur d'une anémie chronique comme l'hyperostose poreuse ou le *cribra orbitalia*. Les tombes concernées sont essentiellement les 203, 207, 262, 277, 290, 371, 380. Au total, ces pratiques intéressent onze des dix-sept tombes d'adulte ou d'enfant. Les « très jeunes enfants » ne sont en général pas concernés, sauf dans un cas où une omoplate (animale ?) recouvrait le crâne d'un nourrisson de zéro à deux mois (*tombe 538*).

Une pratique semblable à celle de Khirokitia a été retrouvée dans une nécropole de l'âge du Bronze d'Europe de l'Est (1700 à 1450 av. J.-C.) : dans 30 % des tombes du village de Niznà Mysl'a (Slovaquie), les portions thoraciques des sujets avaient été recouvertes par une énorme pierre, probablement déposée peu de temps après l'enfouissement. Ailleurs, dans le Levant, pouvait être pratiquée une décapitation post mortem du cadavre, suivie d'un dépôt du crâne entre les fémurs du défunt. En Argolide, une tombe de l'Helladique moyen (1900 à 1600 av. J.-C.) a livré un squelette immobilisé dans sa tombe par un rocher. Même chose sur le squelette d'un enfant à Soba, au Soudan (VIe au XIIIe siècle apr. J.-C.).

À Manika (Eubée, Helladique ancien), la majorité des ossements humains étaient le siège de traces de découpes, de perforations, de sections. Ces modifications post mortem n'ont évidemment pas de sens bien connu pour les archéologues et les anthropologues, mais, si on les observe d'un œil médico-légal, on peut évoquer la réalisation de sections tendineuses afin de placer le mort dans une position particulière (fœtale ?) que n'aurait pas permise la rigidité cadavérique ; cette information renseignerait en pareil cas sur le délai dans lequel le mort était placé dans son cercueil ou son *larnax* (entre vingt-quatre et soixante-douze heures après le décès). Cependant, il ne faut pas exclure, ici aussi, des pratiques nécrophobiques (peur du retour du mort parmi les vivants) pouvant avoir été associées, notamment, avec les condamnations manifestes des *dromos* et autres couloirs d'accès aux tombes par des rochers.

Parfois la pratique nécrophobique semble ne s'être traduite que par des réalisations architecturales : ainsi, dans la plaine de la Messara (Crète), pendant l'Helladique ancien, l'exiguïté de la porte funéraire et le poids de la dalle de fermeture auraient été destinés, dans l'esprit des constructeurs, à empêcher les morts de quitter leur dernière demeure (Branigan, 1970, pp. 111-112). À la même période, on constate également un certain comportement vis-à-vis des morts antérieurs, c'est-à-dire précédemment déposés dans la tombe avant l'arrivée du nouveau défunt : « Dans un certain nombre de tombes, des traces de combustion apparaissent à la fois sur le sol, sur une partie des ossements qui peuvent même être calcinés, et sur une partie du mobilier. Elles indiquent qu'un feu a été allumé là postérieurement à l'enterrement des morts en question. On a observé des traces de ce genre, de façon sporadique, pour le Paléolithique et le Néolithique, mais c'est surtout pour le Bronze ancien qu'elles sont nombreuses : on en trouve, en Crète, aussi bien dans les tombes à fosse que dans les tombes construites. On y a vu assez souvent l'indice d'un culte rendu aux morts ou, dans le cas des tombes construites, celui d'une "désinfection" effectuée au moyen de plantes aromatiques » (Treuil, 1983, p. 427). S'agissait-il d'une désinfection « sanitaire » (au risque de commettre ici un anachronisme), ou plutôt d'une purification de l'espace ?

On doit également se poser la question d'une possible manœuvre nécrophobique à Néa Nikomédia (Grèce) où il semble qu'un mort ait été enterré avec un galet dans la bouche, comme pour empêcher l'âme de fuir hors de l'enveloppe corporelle. Mais, comme l'écrivait René Treuil, « cette observation reste pour le moment isolée et son interprétation est donc incertaine » (Treuil, 1983).

Plus près de nous, une tombe de la nécropole protohistorique de La Colombine (âge du Bronze, Côte-d'Or) a révélé une pratique nécrophobique comparable : il s'agissait d'un enfant âgé d'1-2 ans, en décubitus dorsal, recouvert de lourdes pierres de dix à vingt kilos, sans ordre déterminé. De plus, l'orientation du corps était manifestement différente de celle des autres sujets alentours (pieds au nord-est et tête au sud-ouest, contre une orientation est-ouest ailleurs). Enfin, l'immature portait autour du cou une amulette consistant en une dent de carnassier entourée d'un anneau de bronze (bague ?)... L'auteur de la publication évoquait, pour expliquer ces anomalies, « des rites ayant pour objet de s'opposer à cette activité ultérieure de l'esprit du mort en agissant sur son support matériel, le cadavre » (Lacroix, 1957).

En Limousin, à l'époque gallo-romaine, il est possible qu'une autre pratique nécrophobique ait été observée. En effet, à côté d'un coffre en pierre contenant l'urne funéraire en verre, ont été dégagés une herminette en fer et, disposés tout autour comme des rayons, de grands clous. Ces derniers ont été interprétés comme les possibles « restes indestructibles de l'incinération dans un cercueil pour la fabrication duquel l'herminette aurait été utilisée ». D'autres y voient plutôt une manœuvre magique destinée à clouer et fixer l'âme du mort dans sa tombe.

Pancaldi s'est très récemment penché sur les cas archéologiques de nécrophobie pour l'âge du Fer à la période romaine. Ainsi, il a examiné les différentes façons d'empêcher le retour du mort parmi les vivants, c'est-à-dire les divers procédés visant à l'immobiliser ou à détruire partiellement ou totalement son intégrité physique :

On pouvait d'abord lier les cadavres avec des cordes, des liens végétaux, des ceintures de cuir, etc. La simple position contractée d'un squelette doit faire évoquer, de principe, la possibilité d'un tel usage. Cette proposition est confirmée par le fait que les marais du nord de l'Europe ont livré des restes d'individus en position génu-pectorale forcée (les « Hommes des tourbières »), en rapport avec un « ficelage » du corps à l'aide de cordages. Il s'agit de circonstances exceptionnelles : lors de fouilles archéologiques classiques, c'est-à-dire hors de milieux anaérobies (tourbières) ou secs (déserts), les liens en matière périssable se putréfient et ne laissent aucune trace, tandis que les corps conservent plus ou moins leur position d'enfouissement. Mais on a parfois d'heureuses surprises... par exemple, une coloration particulière de l'os, de couleur brun-noir, a été retrouvée sur certaines portions des 37 squelettes de Casalecchio di Reno, au sein d'une nécropole de la tribu des Boïens (IVe siècle av. J.-C.), près de Bologne (Italie) : il pourrait s'agir des traces de ces liens en matière périssable dont la putréfaction aurait lentement teinté l'os. La topographie de ces pigmentations est constante : le crâne (vertex, occipital et mandibule), la ceinture scapulaire (omoplate et partie supérieure de l'humérus), le bassin et les avant-bras (collés au tronc dans la quasi-majorité des cas), les fémurs, les tibias et les chevilles. De telles pratiques sont-elles extraordinaires ? Absolument pas : Frazer a noté des agissements identiques chez des tribus de Bornéo (Frazer, 1933), mais aussi en Bulgarie, Russie, Birmanie, Afrique centrale (Burundi), etc.

D'autres nécropoles d'Émilie-Romagne et voisines ont livré de très nombreux clous ou petits clous de type « semence de tapissier », répartis au sein des cendres d'incinération. Il s'agissait manifestement des clous utilisés pour renforcer les sandales romaines (*caliga*), c'est-à-dire les *clavi caliges*. Parfois même, ces dépôts de clous en fer brûlés ont été retrouvés en rapport avec le segment céphalique du corps (dans le cas des incinérations partielles comme dans la nécropole d'Urbino, dans les Marches). Pancaldi suggère ici une pratique nécrophobique partiellement symbolique visant à empêcher les « déambulations du mort »... en brûlant ses chaussures !

D'autres pratiques nécrophobiques sont encore attestées à Casalecchio di Reno (région décidément bien étrange du nord de l'Italie !), quoique probablement plus tardives puisque contemporaines des affrontements gréco-gothiques : une fosse commune a livré des squelettes dont les têtes et les extrémités des membres avaient été détachées du corps au moment de la mort (à moins qu'il ne s'agisse de la cause du décès...) ; ainsi, par exemple, des massifs crânio-faciaux dont la mandibule était encore en connexion anatomique avaient été déposés aux côtés des tibias des individus d'origine. Ailleurs, les pieds, primitivement détachés, avaient été réassortis à l'envers (un pied gauche sur une jambe droite, etc.) : ici encore, pour empêcher le revenant d'avancer ? de venir hanter les vivants ?

Pauli suggère que ces pratiques nécrophobiques rencontrées sur d'autres sites des cultures Hallstatt et La Tène (âges du Fer) en Europe occidentale étaient dictées par une peur du mort au moment de l'ouverture de la tombe, lors de sa réutilisation : ce risque aurait été volontairement minoré au moment du décès par la décapitation du cadavre. De telles pratiques sont également mentionnées au Néolithique en Angleterre et en Égypte : dans le premier cas, la séparation de la tête du corps a été suivie de coups portés aux bras et aux jambes (le cannibalisme fut également invoqué pour expliquer de telles mutilations) ; dans le second cas, le squelette reposait découpé en de nombreux segments anatomiques, alors que la tombe, intacte, ne présentait aucune trace de pillage. Cependant, dans l'Antiquité classique, on allait parfois fouiller les sépultures afin d'y chercher un remède contre les empoisonnements (le côté symbolique ou l'utilisation de la force magique du défunt nous semblent devoir être mis en cause dans ce genre de pratiques tenant à la magie noire...) : « Il naît aussi dans le silphion [*Thapsia silphium*, une ombellifère de Cyrénaïque] un petit serpent dont on dit que le remède est une pierre qu'on prend au tombeau d'un roi des anciens temps, et qu'on boit trempé dans le vin » (Aristote, *Histoire des animaux*, 607a, 20).

Frazer rapporte que dans la Grèce antique les assassins coupaient le nez, les oreilles et les extrémités de leur victime, puis les accrochaient à une cordelette qu'ils passaient au cou et sous les aisselles de celle-ci ; le but de cette superstition était d'empêcher la vengeance du mort vis-à-vis du coupable. Aucune trace paléopathologique de telles pratiques n'a encore pu être mise en évidence.

Dans la nécropole du premier âge du Fer de Capo Colonna (Trani, Bari), en Italie, trois sujets enterrés dans une zone sacrée portaient les signes de pratiques nécrophobiques. La première tombe contenait les restes d'un homme de 35 ans environ et d'un individu de 15 ans environ, probablement masculin, tous deux recouverts par une impressionnante masse de cailloux. La seconde tombe était celle d'un homme de 21 à 25 ans, en position très contractée, qui semblait fixé en place par un rocher posé sur son échine. Il faut noter que des avulsions dentaires possiblement péri-mortem (à consonance magique, selon Sublimi Saponetti, 2003) ont été observées au niveau des incisives centrales supérieures. D'autre part, l'enfant était porteur de séquelles de lésions traumatiques (responsables de la perte de plusieurs dents avant décès) et d'anomalies vertébrales en rapport avec une tuberculose vertébrale (mal de Pott). Ces modifications corporelles dues à son traumatisme et/ou à sa tuberculose étaient-elles la cause du traitement particulier réservé à sa dépouille ?

À l'époque laténienne (deuxième âge du Fer), dans le Bassin parisien, des manipulations de cadavres, probablement dictées par la nécrophobie, ont pu être identifiées, particulièrement pour les sépultures en silos : il s'agissait très souvent d'un déplacement du crâne pouvant s'accompagner d'un bouleversement des premières vertèbres cervicales en fonction de l'état d'avancement de la décomposition corporelle. Ces modifications étaient, semble-t-il, réalisées à la faveur d'une réouverture de la tombe. Ce fut notamment le cas pour le squelette d'une femme de 16 à 18 ans inhumée dans un silo (*structure 12*) de Vitry-sur-Seine, daté de 38 à 34 av. J.-C. (Hadjouis, 2003).

Enfin, c'est probablement la nécrophobie qui poussait, dans l'Antiquité classique, à inhumer les jeunes filles avec des poupées (nous ne parlons pas ici des enfants enterrés avec leurs jouets, mais bien des individus féminins nubiles, en âge d'être mariés et ayant la capacité d'enfanter). En effet, un saisissant parallèle ethnologique nous est aujourd'hui fourni par le cas d'une jeune enfant de Roumanie, vêtue comme une mariée, avec à ses côtés, dans son cercueil, une poupée symbolisant l'enfant qu'elle n'aura jamais, afin que son âme, apaisée, ne revienne pas tuer les bébés des autres (Johnston, 1995, citant une photo parue dans *Life*, oct. 1991).

Il est particulièrement intéressant de chercher à connaître les maladies dont auraient pu être affectés les individus ayant fait l'objet de ces pratiques particulières. Des études allant dans ce sens furent réalisées sur une tombe chrétienne américaine (Nouvelle-Angleterre, XIXe siècle) dont le squelette avait une disposition particulière : les fémurs étaient posés en croix sur le thorax. Des lésions de périostite chronique costale évoquaient très fortement le diagnostic de tuberculose pleuro-pulmonaire pour cet individu. Son aspect clinique et morphologique avait donc inspiré chez ses contemporains la peur que ce fût un vampire, et les avait incités à cette profanation et à cette séance d'exorcisme (Tsaliki, 2001). Précisons cependant que ces lésions pleuro-pulmonaires ne nous semblent absolument pas spécifiques de la tuberculose et que tout processus infectieux ou inflammatoire prolongé, comme une pleurésie chronique, aurait fort bien pu aboutir à la production de telles appositions... Seules une étude biologique moléculaire (extraction et identification de l'ADN de *Mycobacterium tuberculosis*) ou la mise en évidence directe d'anomalies osseuses spécifiques auraient permis de poser un diagnostic de certitude...

13.

Les individus malformés en Égypte pharaonique et tardive

Dans le cadre d'une large recherche sur les malformations humaines dans le pourtour de la Méditerranée (Préhistoire et Antiquité) et leur influence sur les créations iconographiques et littéraires des monstres de la mythologie gréco-romaine (Charlier, 2003d), nous avons été amené à étudier de nombreux cas d'anomalies anatomiques congénitales intéressant l'Égypte ancienne [1].

Le corpus de ces données, rassemblé ici, est l'occasion de présenter la paléopathologie en général et le secours que la paléotératologie en particulier peut prêter aux études historiques, archéologiques et philologiques.

La paléopathologie est une discipline médicale. Elle étudie les maladies des populations du passé à partir des restes minéraux (squelettes) et organiques (momies) issus de fouilles archéologiques (Thillaud, 1996 ; Goyon, 1988). On lui associe également l'icono-diagnostic : il s'agit de porter un regard médical sur les représentations humaines afin d'expliquer les anomalies éventuellement observables. Il ne s'agit cependant que d'un éclairage parmi d'autres,

1. Ce chapitre reprend de nombreux points initialement décrits dans l'article suivant : P. Charlier, « Les malformations humaines dans l'Égypte ancienne (Égypte pharaonique, ptolémaïque et romaine). Apport de la paléopathologie », *Égypte-Afrique-Orient*, 2003, 31, pp. 57-62.

car, en cette matière, de nombreux diagnostics ont, semble-t-il, été portés de façon excessive.

Cette spécialité scientifique est donc totalement différente de l'anthropologie physique qui étudie l'aspect anatomique des individus (détermination de sexe, de l'âge au décès, des variations anatomiques, etc.) et de l'anthropologie funéraire qui se penche sur la reconstitution de l'environnement funéraire d'après la position du squelette et ses altérations taphonomiques. Cependant, si leurs angles d'approche des restes humains divergent, il semble évident qu'un partage des connaissances et un travail commun de ces disciplines sont fortement recommandables.

Dans ce cadre, la paléotératologie s'intéresse particulièrement aux malformations observables sur les restes humains. L'intérêt de cette discipline réside dans le diagnostic de lésions souvent ignorées ou mal étiquetées, et dans l'établissement d'un véritable état de santé des populations du passé. Sont également directement concernées : l'histoire de la médecine (et celle des maladies), la sociologie (perception des individus anormaux, frontière entre normal et pathologique), l'histoire et l'archéologie (comportements particuliers vis-à-vis des sujets possédant une malformation : intégration ? rejet ? rites d'inhumation particuliers ?). Elle permet aussi d'expliquer par des particularités anatomiques ou pathologiques telle ou telle anomalie constatée sur des restes humains, et nous renseigne sur les conditions de vie et de décès des individus.

Prenons par exemple la momie d'un enfant de 2 à 3 ans conservée au musée de Guéret, datée de la fin de l'époque ptolémaïque ou du début de l'époque romaine, provenant de l'atelier provincial d'Akhmim, en haute Égypte. Lors de son étude radiographique (Josset, 1995), il est apparu que la lame criblée ethmoïdale, c'est-à-dire la portion osseuse séparant les fosses nasales de la partie antérieure du crâne, était intacte. Cela signifie que le cerveau n'a pas été retiré, lors de la momification, par les voies habituelles. En effet, comme l'examen médical de la momie a pu le démontrer, l'enfant est décédé d'une fracture de l'os occipital avec de nombreux traits de refend et une fracture associée des deux rochers. Il apparaît donc que les artisans chargés de la momification ont choisi une solution de facilité en retirant la matière cérébrale directement par la fracture qui offrait une très large ouverture donnant accès à l'ensemble de la cavité crânienne.

La tératologie, « science du monstrueux », s'intéresse donc naturellement aux malformations. Mais qu'entendons-nous par malformation ? Il s'agit de toute anomalie squelettique ou viscérale retentissant sur la vie de l'individu, soit comme source d'handicap physique, soit comme élément de dégradation sociale. L'examen des squelettes ne permet généralement la mise en évidence que de lésions osseuses, rarement de signes indirects de maladies viscérales (par exemple une malformation vasculaire qui, lors de sa croissance, érode l'os à son contact). L'étude des momies offre par contre de bien plus grandes potentialités diagnostiques (conservation et fixation des tissus, examen possible des organes transformés en paquets canope).

Particulièrement intéressant est l'examen des fœtus et nouveau-nés humains, car leur décès peut éventuellement être causé par une malformation létale. De tels restes ne sont pas rares dans l'Égypte antique. Schultz a étudié une nécropole de vingt-cinq enfants à Éléphantine (Nubie), datant du Moyen au Nouvel-Empire (Schultz, 1995). Fait inhabituel, les individus avaient été inhumés directement dans les espaces d'habitation. Leur momification naturelle a permis un examen paléopathologique pertinent : on a pu ainsi identifier cinq fœtus, treize nourrissons (de 0 à 6 mois), trois sujets de 6 à 12 mois et deux enfants de 2 à 4 ans. Cinq des dix-huit enfants (ceux nés vivants) avaient une otite moyenne chronique (28 %) ; trois avaient une méningite chronique. La haute mortalité fut imputée au parasitisme par les helminthiases. Enfin, de notre point de vue, l'un des nouveau-nés était porteur d'une malformation cardiaque ayant provoqué son décès.

Il arrive également que des fœtus humains soient dissimulés dans les cavités d'objets de culte, comme des supports de statue, pour des raisons qui nous échappent encore. C'est le cas d'un fœtus de 3 à 4 mois, de sexe indéterminé, conservé dans un obélisque miniature constituant le pilier dorsal d'un Ptah-Sokar-Osiris conservé au Musée du Louvre (E 3708, N 3959). Son examen radiographique a mis en évidence une calcification anormale des disques intervertébraux qui a été attribuée à un effet secondaire des sels de momification et non pas à une lésion pathologique (Drilhon, 1987).

D'autres collections de fœtus et de nouveau-nés égyptiens nous sont connues et n'ont, que nous sachions, pas encore fait l'objet d'un examen paléopathologique. Il s'agit par exemple des individus issus de la nécropole d'immatures de Sebaieh, à proximité d'Esna, découverte par M.P. de Morgan. Les sujets sont déposés dans des urnes de terre cuite grossière et enterrés dans des fosses de sable peu profondes. Les corps ont été trempés dans une solution de natron et enveloppés dans un tissu de faible qualité : des enfants en bas âge, trois fœtus avant terme et dix périnataux au total ont pu être mis au jour et devraient, selon toute logique, bénéficier d'un examen paléopathologique (Lortet et Gaillard G., « La faune momifiée de l'ancienne Égypte », *Archives du Muséum d'histoire naturelle de Lyon*, t. X, 4e Série, pp. 214-218). De même au British Museum où sont conservés au moins deux fœtus de 5 et 6 mois (Dawson W.R. et Gray, *Catalogue of Egyptian Antiquities*, British Museum Press, pp. 38-40). Il serait également intéressant de savoir si le nouveau-né encore présent dans le ventre de cette femme égyptienne morte en couches à cause d'un bassin trop étroit était porteur d'une malformation ayant compliqué encore plus l'accouchement, comme une hydrocéphalie, par exemple (Leca, 1971).

Pour les échantillons ayant déjà fait l'objet d'une étude scientifique, plusieurs cas particulièrement intéressants sont à relever : un fœtus de 8 mois provenant de la collection Passalacqua fut examiné par le Dr Verneuil (*Catalogue des Antiquités découvertes en Égypte par M.J. Passalacqua, de Trieste*, 1826, Catalogue n° 1549, pp. 104 et 284). La coloration jaune de sa peau avait à l'époque été rapportée à la méthode de préparation. Mais, pour nous, l'hypothèse d'un ictère doit être posée : sa cause pourrait être une sténose ou une agénésie des canaux biliaires hépatiques (ou toute autre maladie provoquant un ictère, notamment parasitaire ?).

Il faut aussi signaler le cas d'un fœtus momifié retrouvé à Thèbes (catacombes d'Hermopolis), que son aspect extérieur avait fait prendre pour une momie de singe. Il avait été embaumé en position assise, les mains posées sur les genoux. Lors de son étude réalisée en 1826 par Geoffroy Saint-Hilaire, il est apparu qu'il s'agissait d'un fœtus humain anencéphale, c'est-à-dire porteur d'une malformation gravissime et létale de l'extrémité céphalique (1 cas pour 1 000 naissances). Il existe en fait un développement très partiel du cerveau, une déhiscence sévère des os de la voûte du crâne, et des conséquences anatomiques multiples : anomalies de la face et de l'oreille, fente palatine, anomalies des vertèbres cervicales, nombreux troubles endocriniens, etc. Contrairement au cas de la momie de Guéret, il semble que les embaumeurs n'aient pas tenu compte de l'absence de boîte crânienne et de tissu cérébral puisque, d'après Geoffroy Saint-Hilaire, des traces de perforation des lames criblées étaient visibles, traduisant la réalisation de pertuis à la base du crâne afin d'extraire le cerveau par voie nasale (Charon, 2002). À sa naissance, l'enfant avait donc été considéré comme un animal à proprement parler, ce qui autorise un rapprochement avec les anecdotes historiques ou merveilleuses de femmes accouchant d'animaux en tout genre : ici un singe pour un anencéphale, là un éléphant pour une cyclopie avec proboscis (sorte de trompe cartilagineuse remplaçant les structures nasales), etc.

Un des deux fœtus momifiés retrouvés dans la tombe de Toutankhamon – probablement un enfant de l'épouse royale Ankhsenamon – était porteur d'une déformation de Sprengel (Filer, 1995). Cette anomalie congénitale est caractérisée par une omoplate en position haute, une angulation supérieure de la clavicule, une atrophie voire une aplasie du muscle trapèze, une scoliose et/ou un torticolis, et des anomalies costales. Cette déformation n'est pas létale en soi, mais elle est fréquemment associée à des syndromes poly-malformatifs favorisés par l'endogamie, qui ont pu provoquer la mort du sujet.

En résumé, l'étude paléotératologique des nouveau-nés et fœtus égyptiens permet, en raison de leur excellente conservation due aux procédés de momification, des observations généralement impossibles sur les autres séries squelettiques. Il apparaît ainsi que la part des malformations comme causes de mortalité infantile n'est pas négligeable, même si la cause principale au cours de l'accouchement reste les infections. Une analyse plus poussée des restes squelettiques devrait permettre d'identifier plus de malformations et de corriger cette carence de cas diagnostiqués.

Il existe également des malformations, parfois graves, compatibles avec une survie prolongée. Par exemple, nous savons par quelques naturalistes romains que des individus difformes pouvaient être maintenus en vie assez longtemps pour des raisons qui nous échappent : curiosité « malsaine » ? humanisme, au contraire ? assimilation divine de tels individus ? Pline l'Ancien rapporte ainsi : « En Égypte, on s'est amusé à nourrir un monstre qui avait sur chaque face de la tête deux yeux, lesquels du reste ne voyaient pas » (Pline l'Ancien, *Histoire Naturelle*, 11, 113 : « *Placuit in Aegypto nutrire portentum, binis et in auersa capitis parte oculis hominem, sed iis non cernentem* »). Cette description anatomique s'accorde assez précisément avec le diagnostic tératologique de jumeaux syncéphales, c'est-à-dire fusionnés moitié par moitié de part et d'autre d'une unique tête, avec un seul corps et deux faces. On ignore combien de temps survécut ce petit être...

Certaines anomalies autorisent une survie certainement plus longue que cette « monstruosité ». C'est le cas de l'hydrocéphalie – dont on a vu plus haut qu'elle pouvait gêner l'accouchement – diagnostiquée sur le squelette d'un homme d'époque romaine retrouvé par Engelbach dans la nécropole de Shurufa, près de Helwan en Égypte (Filer, 1995). Cet individu de 30 ans au moins avait une capacité crânienne de 2 901,4 cm^3 (valeur normale pour les hommes : 1 400-1 600 cm^3). Comme aucun os wormien n'existait en région occipitale, on a pu avancer que cette déformation crânienne était apparue après l'ossification complète du crâne (du moins de la voûte), ce qui n'empêche pas que l'individu ait pu être exposé au facteur causal beaucoup plus précocement. On a également suggéré qu'il aurait souffert d'une hémiplégie partielle gauche (causée par une tumeur ou un accident vasculaire cérébral ?) en raison d'une asymétrie de développement du squelette périphérique.

Le fait qu'un individu infirme atteigne, malgré son handicap, un âge aussi avancé pour l'époque (plus de 30 ans) implique évidemment des soins constants et une prise en charge par ses proches ou par la communauté : alimentation, subsistance, mobilisation, soins corporels, etc. Mais il n'était pas toujours possible de corriger, par les soins, des anomalies anatomiques ; c'est le cas du bec-de-lièvre. Il semble que la quasi-totalité des enfants atteints de cheïlodysraphie (fente palatine et/ou bec-de-lièvre) devaient mourir dès les premières semaines, compte tenu de leur incapacité à téter ou des complications infectieuses ou inflammatoires suivant l'inhalation bronchique du bol alimentaire. Voilà ce qui, pour nous, pourrait expliquer la rareté de ces anomalies squelettiques parmi les restes squelettiques à notre disposition, malgré leur relative fréquence à la naissance. Un seul cas de bec-de-lièvre a été identifié en Égypte, plus exactement en Nubie : il s'agit d'une femme d'âge moyen, contemporaine de la XXVe dynastie, qui présentait une fente congénitale centrale au niveau du maxillaire supérieur et une agénésie des incisives (Filer, 1995).

A contrario, une anomalie particulièrement fréquente en Égypte est l'achondroplasie ou nanisme dû à l'absence de cartilage de croissance, qui est sans effet sur l'espérance de vie du sujet atteint. De nombreux cas diagnostiqués lors d'études paléopathologiques ont été décrits en Égypte antique (Parrot, 1878 ; Dasen, 1993). Il semble même qu'une nécropole fut consacrée près des pyramides de Gizeh aux nains de haut niveau social (Filer, 1995).

Rappelons également les diagnostics médicaux portés sur les représentations classiques de deux divinités égyptiennes : Bès dont les traits (nanisme, macroglossie, obésité, hirsutisme) sont rapportés à l'hypothyroïdie congénitale ; quant à Ptah Patèque, son nanisme est tantôt rapporté à l'achondroplasie, tantôt à d'autres syndromes malformatifs (Cartier, 1995).

Une autre anomalie invalidante est le pied-bot dont il est souvent difficile, sur les restes squelettiques, de différencier la forme congénitale de la séquelle de poliomyélite et de la déformation acquise post mortem à la suite d'un empaquetage peu soigneux de la momie... Ce dernier cas semble être l'apanage de la momie du prêtre Khnoumnakht, de la XIIe dynastie (examinée par Margaret Murray en 1910) ; son « pied-bot » varus équin gauche était vraisemblablement d'origine post mortem, secondaire à des bandelettes serrées trop fermement lors de la momification. Quant à la momie du pharaon Siptah (XIXe dynastie), on balance encore entre un pied-bot congénital gauche et une séquelle de poliomyélite. En ce qui concerne l'icono-diagnostic, des exemples picturaux de pieds-bots sont connus à Béni

Hassan (XIe et XIIe dynasties) et à Tell el-Amarna où deux naines sont atteintes. Enfin des dessins des tombes de Deshasha montrent des sujets avec des pieds inversés, caractéristiques de cette maladie (Grmek, 1998 ; Dasen, 1993).

Arrêtons-nous un instant sur le problème de la poliomyélite antérieure aiguë. Si cette maladie était présente dans l'Égypte ancienne, elle devait y sévir de manière endémique, comme une infection généralisée des enfants, avec peu de cas paralytiques graves. On sait que la prévalence de cette maladie virale est proportionnelle à la pauvreté de ses manifestations cliniques... Il semble qu'un individu égyptien porteur d'une séquelle de poliomyélite ait été représenté sur une stèle de la XVIIIe dynastie : celle-ci porte le nom du portier Ruma et figure un homme atteint d'une atrophie du membre inférieur droit (Grmek, 1983 ; Hamburger, 1911).

Qu'en est-il des individus qui ne sont pas déformés de naissance, mais dont la difformité s'installe au cours de la croissance ou à l'âge adulte ?

Un exemple précis nous est fourni par la nécropole d'El-Adaïma, datée de l'époque pré-dynastique, en haute Égypte (Crubézy, 2000, 2002). Le caractère monstrueux ou du moins déformé d'une certaine catégorie de la population semble être mis en valeur de façon ostentatoire par la présence de poteries volontairement déformées au cours de la cuisson puis déposées à côté du corps. Cette anomalie céramique est systématiquement associée aux cas ostéologiques de mal de Pott (tuberculose vertébrale à l'origine d'une volumineuse déformation du rachis, donnant un aspect bossu). Il est alors tentant d'identifier chaque vase comme un portrait du défunt, particulièrement centré sur ses tares physiques. Il ne semble pas exister, en tout cas, de pratique d'exclusion (du vivant ou après la mort) vis-à-vis de ces sujets ; leurs offrandes sont en effet comparables en quantité à celles des autres individus, et leur répartition au sein de la nécropole est homogène. Faut-il comprendre que le matériel funéraire devait présenter des analogies avec le caractère physique du défunt ? Précisons qu'il faut rester prudent sur de telles interprétations et qu'il ne s'agit là que d'une hypothèse, d'une explication possible.

Les cas de tuberculose vertébrale sont fréquents dans l'Égypte ancienne ; en l'absence de traitement efficace, des cas actuellement « historiques » pouvaient y être vus couramment. Ils n'entraînaient pas systématiquement le décès du sujet, une guérison spontanée pouvant se produire : ce fut probablement le cas pour ces nombreux joueurs de harpe bossus, visibles dans l'iconographie égyptienne. La cécité, fréquemment associée, pouvait, dans ce cas, être due à la séquelle d'une méningite tuberculeuse, ou être de tout autre origine (traumatique, parasitaire, etc.).

Cependant, la tuberculose n'a pas le monopole des déformations graves de la colonne vertébrale ; à Bath El-Hagar (Strouhal, 1995), près de la Deuxième Cataracte, dans une nécropole datée du VIIIe au XIVe siècle apr. J.-C., un homme de 45 à 55 ans était porteur d'une déformation particulièrement importante du rachis (de T8 à L5), induite par une infection chronique mycosique (coccidiomycose ou blastomycose). Il est probable, en outre, que des complications neurologiques étaient présentes, compte tenu de l'importance des dégradations anatomiques (tassements, fractures pathologiques, protrusion de l'os dans le canal médullaire, compression de la moelle épinière, paralysies induites, etc.).

Il existe donc une importante variété et une grande fréquence de malformations humaines dans l'Égypte ancienne ; pour expliquer cette abondance, il convient de préciser que la mise en évidence de ces anomalies est facilitée, on l'a vu, par l'excellent état de conservation des corps grâce aux processus de momification. Ce même biais est retrouvé sur tous les sites ayant livré des momies, qu'elles soient artificielles (Égypte, Chine) ou naturelles (corps desséchés d'Égypte, tombes gelées de Bactriane, momies des Andes, tourbières du Danemark).

De plus, certains facteurs environnementaux et sociohistoriques, potentiellement tératogènes, peuvent particulièrement être incriminés en Égypte : importance du parasitisme (paludisme, filariose, ankylostomiase, bilharziose...), de l'endogamie, action toxique du khôl (arsenic, plomb, mercure), etc.

14.

Rome, vaste nécropole

Les fouilles archéologiques de Rome et des faubourgs romains livrent chaque année près d'un millier de squelettes, principalement datés de l'époque impériale (IIe-IIIe siècle apr. J.-C.). Ils se répartissent le long des grandes routes desservant les villes environnantes sous la forme de vastes nécropoles ou de sépulcres isolés. L'intensification de l'urbanisation et la construction de chemins de fer à grande vitesse, notamment la ligne Rome-Naples, ont été de puissants facteurs de découvertes archéologiques.

On connaît mal l'origine de ces multitudes de cadavres. S'agit-il des populations décimées par la peste de Justinien ? S'agit-il d'individus morts de façon naturelle, hors de tout contexte épidémique ? C'est afin de mieux appréhender le contexte médical et sanitaire de ces sujets que la *Dottoressa* Paola Catalano, de la *Soprintendenza Archeologica di Roma*, nous a confié l'étude de plusieurs séries de squelettes dont nous livrons ici quelques éléments.

Pendant plusieurs jours, nous nous sommes rendus près de Tivoli pour examiner des échantillons de squelettes parmi les mieux conservés de la nécropole d'époque républicaine de *Quarto Capello del Prete*. Le site archéologique, encore en cours de fouille, jouxtait les travaux de construction des voies ferrées. Il semblait s'agir de volumineuses structures à fonction rituelle, caractérisées par la présence de grottes (d'extraction de tuf primitivement, puis réoccupées dans un but religieux) et d'énormes bassins ayant pu être utilisés dans le cadre d'un sanctuaire thérapeutique. Le nombre d'enfants inhumés au sein de cet ensemble funéraire était particulièrement important, puisqu'ils représentaient près de 70 % de l'effectif. Il semblait donc intéressant de chercher à mettre en évidence les anomalies anatomiques (maladies ou malformations) ayant pu pousser à l'enfouissement de ces enfants dans un tel cadre architectural et environnemental.

Nous nous étions installés dans une petite cabane de chantier surchauffée jouxtant l'une de ces grandes piscines construites en briques et ruinées, désormais remplies d'une terre volcanique rougeâtre... et de tombes. Les squelettes étaient groupés contre les murs, alignés les uns derrière les autres, protégés par des tuiles ou enfoncés dans des amphores cassées. Le contraste du blanc de l'os sur le rouge environnant était saisissant. Entre deux orages, cernés par le bruit de la foudre et secoués par le vent, loin de tout (il fallait traverser des champs de luzerne pour parvenir au site), nous sortîmes notre petit matériel d'étude.

Notre examen porta sur vingt et un sujets dont l'âge variait de la naissance à plus de 45 ans, choisis pour leur bon état de conservation. La moyenne d'âge au décès des immatures était de 18 mois. Très vite, l'importante fréquence des carences vitaminiques chez ces individus nous sauta aux yeux : sur un total de seize enfants, six étaient atteints de rachitisme et trois étaient touchés par une carence vitaminique globale. Cette affection n'épargnait pas les adultes : sur cinq adultes étudiés, deux étaient rachitiques ; certains étaient d'ailleurs considérablement déformés, tel l'individu 26b, particulièrement difforme, dont le rachitisme s'était compliqué de fractures pathologiques. Quant à l'individu 18, il s'agissait d'une femme âgée portant les séquelles de nombreux traumatismes probablement en rapport avec une activité physique intense.

Des maladies particulièrement graves ont pu être mises en évidence, qu'on peut raisonnablement considérer comme étant la cause du décès : méningite chronique (individu 29), pleurésie chronique (individus 41 et 54).

La « Regina di Sirolo » venait d'une région plus éloignée de Rome. Walter Pantano, un ami anthropologue rattaché à la *Soprintendenza Archeologica di Roma*, l'avait transportée dans le coffre de sa voiture, entre deux bombones de GPL. Ce squelette datant du VIIe siècle av. J.-C. était très mal conservé et extrêmement friable ; il avait été d'autant plus altéré que de précieux objets métalliques (bijoux de bronze notamment) initialement déposés au contact même du cadavre avaient secondairement provoqué d'importantes dégradations et de sérieuses fragmentations au cours du processus de prélèvement et de restauration. Notre détermination du sexe et de l'âge concordait avec les données anthropologiques (une femme d'approximativement 40 à 50 ans). Le squelette paraissait particulièrement robuste, l'ensemble des insertions musculaires étant bien marquées. On notait l'existence d'une arthrose de la hanche droite d'importance modérée, mais aussi des deux genoux et de la colonne vertébrale, beaucoup plus sévère. Le mauvais état du rachis était aggravé par les séquelles d'un traumatisme de l'épaule droite et par des lésions débutantes d'ostéoporose.

Bien que fortement remaniée par une minéralisation au contact des offrandes funéraires métalliques, la voûte crânienne, de coloration totalement verte (vert-de-gris), était suffisamment bien conservée pour que des anomalies osseuses restent identifiables. Nous avons notamment mis en évidence un important traumatisme crânien responsable d'une embarrure, c'est-à-dire une fracture suivie d'un enfoncement de la voûte crânienne. Cette lésion avait été manifestement bien traitée, car la cicatrisation était parfaite et il semble bien qu'aucune séquelle ne soit restée.

L'aspect général de la *Regina* (« la Reine » en raison de l'importante richesse de ses offrandes funéraires, mais il devait s'agir plutôt d'une aristocrate) n'était donc pas à son avantage... Elle était en effet porteuse d'une embarrure crânienne et d'une fracture de l'omoplate droite (et possiblement d'autres lésions traumatiques non conservées). Quelles conséquences pratiques cela avait-il pu avoir ? L'examen minutieux de sa colonne vertébrale nous a montré qu'elle avait développé, suite à ces deux traumatismes, une attitude vicieuse du rachis, cause d'une arthrose asymétrique et d'une importante déformation corporelle. Elle était donc en grande partie comparable à cette autre « princesse » porteuse d'une luxation bilatérale de la hanche, dont la démarche devait être fatalement claudicante (la Dame de Vix dont la tombe, d'une richesse incroyable, fut découverte il y a près de cinquante ans à Châtillon-sur-Seine). Récemment, d'ailleurs, Christopher Knüsel a suggéré qu'il ne s'agissait pas vraiment d'une princesse, mais plutôt d'une prêtresse dont la malformation signait le rôle d'intermédiaire entre les humains et les dieux.

Nous avons été appelés un matin pour nous rendre sur la *Piazza Vittorio*, non loin de la gare de Roma Termini, près du quartier chinois. Au cours de menus travaux de terrassement avaient été découvertes quelques tombes, qu'on avait datées des VIIe et VIe siècles av. J.-C., situées à moins de cinquante centimètres à peine du niveau de passage des voitures et des bus bondés de touristes. L'une d'elles, la tombe 6, présentait des anomalies nécessitant un examen spécifique sur le terrain. En effet, la présence d'un paléopathologiste sur le chantier de fouille permet parfois de mettre en évidence, au sein de la tombe, une position anormale du squelette et de repérer, par exemple, un membre paralysé.

En l'occurrence, dans ce sépulcre qui était celui d'un homme de plus de 20 ans, l'humérus droit était d'une taille nettement inférieure à la normale pour un individu adulte (24 cm contre 28,5 cm en moyenne, tous sexes confondus, pour les nécropoles romaines de la même période). L'originalité tenait surtout à l'existence d'une déformation intéressant la tête, normalement sphérique, ici aplatie de dedans en dehors, et segmentée en deux facettes articulaires aux surfaces irrégulières. D'importants signes d'arthrose encadraient cette articulation. Par ailleurs, l'omoplate droite était constituée de deux surfaces articulaires se substituant à l'anatomie normale. La clavicule, fragmentée, était sans anomalie notable.

L'ensemble de ces anomalies plaidait en faveur d'un traumatisme de l'épaule droite compliqué d'une fracture du col de l'humérus droit. Les conséquences avaient été multiples, probablement en raison de lésions vasculaires et/ou neurologiques : un cal, une désaxation du membre, une perte de longueur de l'os d'à peu près trois centimètres, une importante modification des surfaces articulaires entre l'omoplate et l'humérus. L'absence de congruence parfaite entre les nouvelles facettes articulaires et la poursuite d'une activité motrice avec ce membre avaient favorisé l'apparition d'une arthrose sévère. Mais quel événement avait pu être à l'origine de ces lésions ? Traumatisme obstétrical (autrement dit la sage-femme aurait attrapé le nouveau-né par l'épaule d'une façon peu délicate, et cette traction excessive aurait constitué le traumatisme initial) ? Fragmentation osseuse dans le cadre d'une ostéochondrite de l'enfance (donc d'une inflammation et/ou infection à une période nettement plus tardive) ?

Les squelettes de quelques moines d'une proche abbaye du VIIe siècle apr. J.-C., retrouvés à *Santi Quattro Coronati* (Rome), ont fait l'objet d'un examen paléopathologique. L'anthropologie a confirmé les données historiques en ce sens que la population des défunts était constituée à près de cent pour cent de sujets masculins. Les tombes avaient été sans cesse réutilisées, ce qui est commun lorsque l'espace est réduit et que la mortalité est importante ou l'occupation des lieux longue.

Or, au sein de la tombe 2, qui contenait pas moins de trente squelettes de moines, l'un des sujets était porteur d'une synostose radio-ulnarienne bilatérale congénitale, c'est-à-dire que les deux os de ses avant-bras étaient soudés l'un à l'autre depuis la naissance. En pratique, on imagine sans peine les difficultés survenant au cours de la vie quotidienne car les mouvements manuels devaient être considérablement réduits. Faut-il trouver là la raison de sa venue dans l'abbaye (sa famille ne pouvant assurer sa subsistance, compte tenu de son handicap physique) ?

La *Via Basiliano* est l'une des immenses nécropoles fouillées au cours des travaux de construction du train à grande vitesse dans les faubourgs de Rome (mais initialement en bordure des grandes voies romaines conduisant aux cités voisines). Plusieurs milliers de squelettes ont déjà été sortis de terre, qui avaient été tantôt inhumés directement dans la pouzzolane (une terre volcanique assurant une excellente conservation des ossements), tantôt déposés dans des tombes recouvertes de tuiles ou de fragments de céramiques. Rarement des sarcophages de plomb ou de calcaire ont été retrouvés. Un mausolée a même été mis au jour (*Via Basiliano Mausoleo*), dont les défunts ont été l'objet d'un examen paléopathologique ; le but de celui-ci était surtout de rechercher des arguments anthropologiques ou paléopathologiques en faveur de liens familiaux entre ces sujets (existait-il, par exemple, des maladies héréditaires ?).

L'analyse des douze cadavres (six enfants et autant d'adultes) a permis de relever plusieurs anomalies intéressantes. Un enfant et un adulte (respectivement les squelettes 590 et 599) étaient porteurs de *pectus excavatum*, une déformation du sternum fréquemment retrouvée chez les sujets atteints de rachitisme (ou carence en vitamine D) : le sternum, d'une concavité maladive, rentre dans la cage thoracique et peut être à l'origine de compressions vasculaires et de difficultés respiratoires. Un troisième sujet (610A) présentait une courbure excessive des tibias et des fémurs, également causée par le rachitisme. D'autres signes de carence ont été notés chez deux enfants (590 et 592) à type d'hyperostose poreuse et *cribra orbitalia*, des lésions osseuses touchant classiquement le crâne et les orbites des individus sujets à des anémies chroniques. Une femme adulte, atteinte d'ostéoporose, avait souffert de multiples tassements vertébraux (610B). Des lésions inflammatoires notées sur les surfaces osseuses d'insertions musculaires de nombreux enfants (592, 593 notamment) suggéraient la pratique d'activités physiques intenses et répétées, autrement dit, dans ce contexte historique, un travail infantile. Un syndrome ostéologique du cavalier a été observé chez un homme adulte (591) ; il s'agit d'un ensemble de déformations osseuses et articulaires, mais aussi d'une répartition atypique de lésions d'arthrose et d'un aspect inflammatoire de certaines surfaces osseuses d'insertions musculaires (enthésopathies), classiquement (mais pas exclusivement) retrouvés chez les individus pratiquant l'équitation de façon régulière et intense. Enfin, de façon anecdotique, signalons une ancienne fracture de la mandibule, mal consolidée, diagnostiquée chez un adulte masculin (601) ; une nouvelle articulation s'était développée au niveau de la base du crâne, accompagnée d'arthrose.

La particularité de cet échantillon consistait en la grande fréquence de lésions inflammatoires au niveau de la face interne de la voûte crânienne, traduisant une irritation chronique des méninges : méningite probablement d'origine tuberculeuse chez un enfant de 8 à 12 ans (593) ; méningite chronique avec hypertension intra-crânienne chez un tout-petit d'un à deux ans (594) ; hématome intra-crânien calcifié chez un autre immature (598) ; hypertension intra-crânienne isolée chez un dernier enfant (606). Cette grande fréquence de lésions méningées pourrait s'expliquer par d'importantes carences nutritionnelles, comme cela est encore observé actuellement dans les pays sous-développés. Le contact étroit avec des parasites d'origine animale, végétale ou tellurique pourrait également être cause de ces inflammations.

Sur la route de Rome à Frascati, au pied des monts Albains, au sud de l'*Urbs*, fut fouillée il y a près d'une vingtaine d'années la nécropole de la *Via Trionfale*. Il s'agissait de quelques inhumations d'époque étrusque (en très mauvais état de conservation) et de nombreuses crémations romaines impériales (fin du Ier-début du IIe siècle apr. J.-C.). Certaines des crémations, déposées dans des urnes de terre cuite, étaient signalées par de volumineuses stèles ou cistes en calcaire blanc. L'étude paléopathologique a porté sur ces dix-huit sujets incinérés dont la relativement bonne conservation a autorisé un examen poussé.

L'état bucco-dentaire des adultes était difficilement observable en raison de l'explosion de l'émail lors de la crémation, causée par les hautes températures. Cependant, trois sujets adultes présentaient de nombreuses pertes dentaires compliquées d'abcès et d'infections osseuses (US 14, 36 et 42). Cette grande fréquence d'ostéite du palais semblait indiquer une inflammation buccale chronique assez commune, pouvant être imputée à de nombreuses causes : caries, tartre dentaire, parodontopathie (atteinte du tissu de soutien de la dent), etc. Le diagnostic de deux cas de spondylodiscite (infection des plateaux inter-vertébraux : US 14 et 42), probablement causés par la brucellose, pourrait indiquer une activité agro-pastorale, le réservoir de ce germe étant les animaux d'élevage (ovins et caprins).

L'importance des enthésopathies, quels que soient le sexe et l'âge, semblait signifier l'existence d'un groupe humain pratiquant des travaux de force de façon intensive dès le plus jeune âge. La topographie des enthésopathies et de l'arthrose variant entre hommes et femmes, il pourrait avoir existé une sorte de spécialisation par sexe des tâches laborieuses.

Mais le fait probablement le plus intéressant est le cas exceptionnel d'une trépanation interrompue par la mort du sujet (US 6). En effet, parmi les restes osseux crémés d'un individu adulte jeune (de 25 à 45 ans) fut isolé un fragment de voûte crânienne mesurant 5 × 3,2 cm pour une épaisseur maximale de 4 mm. Ses limites externes, extrêmement lisses et régulières, étaient remarquables, mais il existait une petite zone irrégulière encore présente sur près d'un centimètre de long. En raison des empreintes vasculaires et musculaires visibles à la surface du fragment, nous avons pu déterminer qu'il s'agissait d'un morceau d'os pariétal proche de son union avec l'os temporal (donc près de l'écaille temporale). Cas unique pour l'époque romaine, car il pourrait s'agir de la première trépanation identifiée à partir d'une crémation. Ceci indique dans tous les cas un accès à des soins particulièrement élaborés au sein de cette collectivité, même si l'on ignore les raisons ayant pu pousser à cet acte (céphalées ? paralysie ? cécité ? épilepsie ? croyance religieuse ?...). En revanche, on connaît les raisons du décès de ce sujet, car la présence du carré de trépan au sein des restes crémés et, surtout, l'existence d'un lambeau d'os non sectionné signifient que la trépanation est restée incomplète, donc que le patient a succombé au cours de l'intervention chirurgicale. Aucune trace de cicatrisation n'est en effet visible sur les bords de l'os, et il y a fort à parier que le décès a été causé par une brèche vasculaire, l'instrument du chirurgien étant passé sur le trajet d'un vaisseau méningé...

Des travaux de restauration ont fréquemment lieu dans les jardins de la Villa Médicis qui dominent Rome au pied des jardins du Pincio. Cette magnifique demeure, qui héberge maintenant l'Académie de France, étant théoriquement installée sur les ruines des jardins de Lucullus, point n'est besoin de dire que les découvertes archéologiques y sont extrêmement fréquentes dès lors que l'on s'avise d'y creuser une tranchée... Au cours de l'installation d'une conduite d'eau, plusieurs tombes tardo-antiques ou médiévales ont ainsi été mises au jour il y a quelques années. Certaines, étudiées à la demande de Vincent Jolivet (École française de Rome), n'étaient pas dénuées d'intérêt.

La sépulture MZ 305 (VL 92), par exemple, qui contenait les restes d'un homme adulte de plus de 25 ans, a révélé l'existence d'un ganglion calcifié d'un peu plus d'un centimètre de long, qui se trouvait initialement dans le bassin. De telles formations ont déjà été décrites en paléopathologie pour des périodes très diverses ; dans les contextes antiques, elles sont fréquemment d'origine tuberculeuse (ce qui peut être confirmé par un examen cristallographique).

Dans la sépulture MZ 317 (VL 95 / 42) reposait le squelette d'une femme âgée de 30 à 40 ans, très robuste, porteuse d'importantes lésions. Tout d'abord, elle devait être relativement sourde en raison d'une ossification progressive des deux conduits auditifs externes (affection souvent causée par l'immersion prolongée de la tête dans l'eau froide, par exemple chez les pêcheurs d'éponges en Grèce). D'autre part, sa colonne vertébrale était le siège d'importants tassements et d'hématomes calcifiés réalisant des fusions entre certaines côtes et des vertèbres ; ces anomalies étaient le résultat d'un important traumatisme (accident professionnel ? autre origine ?) survenu longtemps avant le décès.

15.

La médecine légale et les vampires

Le *Dictionnaire infernal* de J. Collin de Plancy (1818 pour la première édition) fourmille d'anecdotes historiques (toutes ne sont pas vraies, de nombreuses ont été inventées par l'auteur lui-même ou recopiées chez d'autres auteurs) relatives aux revenants, fantômes et vampires réunis. Nous allons voir que de nombreux faits attribués à des phénomènes mystérieux peuvent tout simplement s'expliquer par des notions classiques de médecine légale et de taphonomie, c'est-à-dire l'ensemble des processus participant à la dégradation d'un corps mort (les annotations entre crochets dans le texte sont de nous).

> « Un homme étant mort excommunié, pour une faute qu'il avait commise dans la Morée, fut enterré sans cérémonie dans un lieu écarté et non en terre sainte. Les habitants furent bientôt effrayés par d'horribles apparitions qu'ils attribuèrent à ce malheureux. On ouvrit son tombeau au bout de quelques années, on y trouva son corps enflé, mais sain et bien dispos. Ses veines étaient gonflées du sang qu'il avait sucé. On reconnut en lui un broucolaque [terme dont les Grecs affublaient les vampires]. Après qu'on eut délibéré sur ce qu'il y avait lieu de faire, les caloyers furent d'avis de démembrer le corps, de le mettre en pièces et de le faire bouillir dans le vin, car c'est ainsi qu'ils en usent, de temps très ancien, envers les broucolaques. Mais les parents obtinrent à force de prières qu'on différât cette exécution. Ils envoyèrent en diligence à Constantinople pour obtenir du patriarche l'absolution dont

le défunt avait besoin. En attendant, le corps fut mis dans l'église où l'on disait tous les jours des prières pour son repos. Un matin que le caloyer faisait un service divin, on entendit tout d'un coup une espèce de détonation dans le cercueil. On l'ouvrit et l'on trouva le corps dissous, comme doit l'être celui d'un mort enterré depuis sept ans. On remarqua le moment où le bruit s'était fait entendre ; c'était précisément l'heure où l'absolution accordée par le patriarche avait été signée » (*Dictionnaire infernal*, article « Broucolaques ou Vroucolaques »).

Nous ne nous attarderons pas sur les facteurs favorisant la transformation d'un être vivant en vampire dans l'imaginaire collectif de l'Europe orientale – ce n'est pas ici notre propos. En revanche, nous pouvons dire que certains caractères du corps du broucolaque sont ceux d'un corps en cours de décomposition tel que nous en observons couramment lors d'autopsies médico-légales : le corps est « enflé » en raison de l'existence de gaz putréfactifs présents dans les cavités abdominales et thoraciques, et libérés par les multiples bactéries qui prolifèrent ; ces gaz peuvent parfois distendre si bien les chairs que le corps devient méconnaissable pour les proches. Les « veines gonflées du sang qu'il avait sucé » sont en réalité les vaisseaux du défunt remplis de sang resolubilisé et mobilisé par les gaz putréfactifs : la pression dans l'abdomen et le thorax chasse ce sang vers les extrémités ; c'est ce qu'on appelle la circulation veineuse posthume, dont on trouve ici un autre exemple :

« En déterrant ces vampires, on en a trouvé qui étaient d'un coloris vermeil et dont les veines étaient tendues par la quantité de sang qu'ils avaient sucé. Que lorsqu'on leur ouvre le corps, il en sort des ruisseaux de sang aussi frais que celui d'un jeune homme d'un tempérament sanguin. »
(*Ibid.*)

Détaillons un peu plus ces processus cadavériques en nous intéressant à l'exhumation de la dépouille d'un dénommé Arnold Paul.

« Paysan de Médroïga, village de Hongrie, qui fut écrasé par la chute d'un chariot chargé de foin vers 1728. Trente jours après sa mort, quatre personnes moururent subitement et de la même manière que meurent ceux qui sont molestés par les vampires. On se ressouvint alors qu'Arnold avait souvent raconté qu'aux environs de Cassova, sur les frontières de la Turquie, il avait été longtemps tourmenté par un vampire turc ; mais que, sachant que ceux qui étaient victimes d'un vampire le devenaient après leur mort, il avait trouvé moyen de se guérir en mangeant de la terre du tombeau du vampire et en se frottant de son sang. On présuma que si ce remède avait guéri Arnold Paul, il ne l'avait pas empêché de devenir vampire à son tour ; en conséquence, on le déterra pour s'en assurer, et quoiqu'il fût inhumé depuis quarante jours, on lui trouva le corps vermeil ; on s'aperçut que ses cheveux, ses ongles, sa barbe s'étaient renouvelés, et que ses veines étaient remplies d'un sang fluide. Le bailli du lieu, en présence de qui se fit l'exhumation, et qui était un homme expert en vampirisme, ordonna d'enfoncer dans le cœur de ce cadavre un pieu fort aigu et de le percer de part en part, ce qui fut exécuté sur-le-champ. Le vampire jeta des cris effroyables et fit les mêmes mouvements que s'il eût été vivant, après quoi on lui coupa la tête et on le brûla dans un grand bûcher. On fit subir ensuite le même traitement aux quatre personnes qu'Arnold Paul avait tuées, de peur qu'elles ne devinssent vampires à leur tour. »
(*Dictionnaire infernal*, article « Paul Arnold »)

On retrouve ici encore une constante physiologique du vampire : les « veines remplies d'un sang fluide ». D'autre part, « ses cheveux, ses ongles, sa barbe s'étaient renouvelés », ce que de nombreuses personnes croient toujours pour ce qui est des cadavres actuels ; en réalité, la rigidité cadavérique provoque une contraction des muscles érecteurs des poils, donnant une fausse impression de croissance du système pileux (mais, pour la dépouille d'Arnold Paul, mort quarante jours auparavant, il y avait fort longtemps que la rigidité cadavérique avait disparu...).

D'autre part, le dessèchement et la désquamation de la peau accentuent cette sensation de croissance du poil alors qu'il est en réalité toujours de même longueur, mais mieux visible. Cette même erreur sur la poursuite de la croissance des phanères se retrouve d'ailleurs chez bon nombre d'auteurs classiques, de médecins et chirurgiens ; prenons par exemple Ambroise Paré rapportant dans son *Discours de la mumie et de la licorne* (1582) qu'il possède un corps anatomisé depuis fort longtemps (vingt-sept ans) dont les poils et les ongles ont continué à pousser de façon significative...

Nous émettons de sérieux doutes sur les « cris effroyables » et sur les « mêmes mouvements que s'il eût été vivant », lorsqu'un pieu fut enfoncé dans le cœur du vampire. Cependant, l'habitude veut que le mort parle parfois (il s'agit simplement du passage de l'air à travers le larynx, sans phonation vraie) lorsque nous ouvrons la cavité thoracique ou mobilisons les poumons en cours d'autopsie. Les profanateurs de la tombe d'Arnold Paul auraient-ils interprété un tel son comme une plainte du défunt ?

Étudions un autre épisode d'exhumation qui offre encore plus de détails sur l'aspect corporel d'un certain Pierre Plogojowits, devenu vampire.

> « Vampire qui répandit la terreur au dernier siècle [le XVIIIe] en Hongrie où il était enterré depuis dix semaines. Il apparut la nuit à quelques-uns des habitants du village pendant leur sommeil, et leur serra tellement le gosier qu'en vingt-quatre heures ils en moururent. Il fit ainsi périr neuf personnes, tant vieilles que jeunes, en l'espace de huit jours. La veuve de Plogojowits déclara que son mari était venu lui demander ses souliers, ce qui l'effraya tellement qu'elle quitta le village de Kisolova.
>
> « Ces circonstances déterminèrent les habitants du village à tirer le corps de Plogojowits et à le brûler pour se délivrer de ses infestations. Ils trouvèrent que son corps n'exhalait aucune mauvaise odeur ; qu'il était entier et comme vivant, à l'excep-

tion du nez qui paraissait un peu flétri et desséché ; que ses cheveux et sa barbe avaient poussé, et qu'à la place des ongles, qui étaient tombés, il lui en était venu de nouveaux ; que sous la première peau, qui paraissait comme morte et blanchâtre, il en paraissait une nouvelle, saine et de couleur naturelle. Ils remarquèrent aussi dans sa bouche du sang tout frais que le vampire avait sucé aux hommes qu'il avait fait mourir. On envoya chercher un pieu bien pointu qu'on lui enfonça dans la poitrine, d'où il sortit une quantité de sang frais et vermeil, de même que par le nez et par la bouche ; il rendit aussi quelque chose par la partie de son corps que la pudeur ne permet pas de nommer. Ensuite les paysans mirent le corps sur un bûcher, le réduisirent en cendres ; et il ne suça plus. » (*Id.*, article « Plogojowits Pierre »)

Certains détails ont déjà été expliqués à l'occasion d'autres descriptions de vampires (« ses cheveux et sa barbe avaient poussé »). En revanche, l'apparition d'une nouvelle peau sous l'ancienne est inédite ; cette observation correspond très probablement à la désquamation bulleuse de l'épiderme, c'est-à-dire à la perte de l'épiderme au cours des processus de putréfaction, le derme sous-jacent, de couleur rouge vif, apparaissant juste en deçà comme une seconde peau. Enfin, la présence de sang dans la bouche des morts est un phénomène relativement fréquent à un stade avancé de la décomposition ; il ne s'agit d'ailleurs plus exactement de sang, mais plutôt d'une extravasation de lymphe hors des vaisseaux sanguins (ce qui en explique également la présence dans les cavités nasales). Dans le même temps, les sphincters, soit spontanément, soit sous l'effet des gaz putréfactifs, se relâchent et des matières fécales, de l'urine, du sperme peuvent être émis par le cadavre, comme c'est ici le cas.

Le texte suivant, s'il reprend les mêmes caractéristiques corporelles et taphonomiques des vampires « classiques », révèle trois différents moyens d'élimination : décapitation, enclouage du crâne et crémation.

« Vers 1725, un soldat, qui était en garnison chez un paysan des frontières de la Hongrie, vit entrer, au moment du souper, un inconnu qui se mit à table auprès du maître de la maison : celui-ci en fut extrêmement effrayé, de même que le reste de la compagnie. Le soldat ne savait qu'en juger, et craignait d'être indiscret en faisant des questions, parce qu'il ignorait de quoi il s'agissait.

« Mais, le maître du logis étant mort le lendemain, il chercha enfin à connaître le sujet qui avait produit cet accident, et mit toute la maison dans le trouble. On lui dit que l'inconnu qu'il avait vu entrer et se mettre à table au grand effroi de toute la famille était le père du maître de la maison, qu'il était mort et enterré depuis plus de dix ans, et qu'en venant ainsi s'asseoir auprès de son fils il lui avait apporté la mort.

« Le soldat raconta toutes ces choses à son régiment. On en avertit bientôt les officiers généraux, qui donnèrent commision au comte de Cabreras, capitaine d'infanterie, de faire information de ce fait.

« Le comte de Cabreras s'étant transporté sur les lieux avec d'autres officiers, un chirurgien et un auditeur, ils entendirent les dépositions de tous les gens de la maison, qui attestèrent que le revenant était le père de l'hôte du logis, et que tout ce que le soldat avait rapporté était exactement vrai. Ce qui fut aussi affirmé par la plupart des habitants du village.

« En conséquence, on fit tirer de terre le corps de ce spectre : son sang était fluide et ses chairs aussi fraîches que celles d'un homme qui vient d'expirer. On lui coupa la tête ; après quoi on le remit dans son tombeau.

« On exhuma ensuite, après d'amples informations, un homme mort depuis plus de trente ans, qui était revenu trois fois dans sa maison à l'heure du repas et qui avait sucé au cou, la première fois, son propre frère, la seconde un de ses fils, la troisième un valet de la maison. Tous trois en étaient morts presque sur-le-champ. Quand ce vieux vampire fut déterré, on le trouva, comme le premier, ayant le sang fluide et le corps frais. On lui planta un grand clou dans la tête, et ensuite on le remit dans son tombeau.

« Le comte de Cabreras fit brûler un troisième vampire qui était enterré depuis plus de seize ans et qui avait sucé le sang

et causé la mort à deux de ses fils. Alors enfin le pays fut tranquille. »
(*Id.*, article « Vampires », d'après Dom Calmet)

C'est une idée fort ancienne que les morts mangent dans leur tombeau, principalement à cause des bruits qui sourdent des sépulcres, particulièrement audibles lorsqu'il s'agit d'un sarcophage déposé dans une église.

« Il y a longtemps que les Allemands sont persuadés que les morts mâchent comme des porcs dans leurs tombeaux, et qu'il est facile de les entendre grogner en broyant ce qu'ils dévorent. Philippe Rherius, au XVIIe siècle, et Michel Raufft, au commencement du XVIIIe, ont même publié des traités sur les morts qui mangent dans leurs sépulcres. Après avoir parlé de la persuasion où sont les Allemands qu'il y a des morts qui dévorent des linges et tout ce qui est à leur portée, et même leur propre chair, ces écrivains remarquent qu'en quelques endroits de l'Allemagne, pour empêcher les morts de mâcher, on leur met dans le cercueil une motte de terre sous le menton, qu'ailleurs on leur fourre dans la bouche une petite pièce d'argent et une pierre, et que d'autres leur serrent fortement la gorge avec un mouchoir. Ils citent des morts qui se sont dévorés eux-mêmes dans leur sépulcre. »
(*Id.*, article « Broucolaques ou Vroucolaques »)

« Les Anciens croyaient que les morts mangeaient dans leurs tombeaux. On ne sait pas s'ils les entendaient mâcher ; mais il est certain qu'il faut attribuer à l'idée qui conservait aux morts la faculté de manger l'habitude des repas funèbres qu'on servait de temps immémorial, et chez tous les peuples, sur la tombe du défunt. »
(*Id.*, article « Mastication »)

Que peuvent être ces bruits ? L'émission des gaz putréfactifs (d'origine principalement intestinale) est parfois très bruyante, surtout lorsqu'elle dilacère les chairs. L'un des moments les moins discrets est probablement celui où la paroi antérieure du tronc se rompt sous l'effet cumulé de la pression croissante des gaz putréfactifs et de la fragilité des chairs en cours de décomposition. Un bruit sourd peut alors se faire entendre, suivi du repositionnement de certains os comme, par exemple, les mains croisées sur le cœur ou le pubis, qui se retrouvent projetées dans le cercueil et déplacées contre les parois.

Mais des êtres vivants peuvent aussi être à l'origine de bruits jugés anormaux : les vers et les insectes dévorant petit à petit le cadavre (et s'attaquant parfois aussi au cercueil de bois !). Et il faut également tenir compte de ce qui est peut-être la plus grande peur de tous les temps : les individus inhumés alors qu'ils ne sont pas morts, comme dans les cas suivants :

> « Pendant la nuit qui suivit les funérailles du comte Henri de Salm, on entendit dans l'église de l'abbaye de Haute-Seille, où il était enterré, des cris sourds que les Allemands auraient sans doute pris pour le grognement d'une personne qui mâche. Et le lendemain, le tombeau du comte ayant été ouvert, on le trouva mort, mais renversé et le visage en bas, au lieu qu'il avait été inhumé sur le dos. On l'avait enterré vivant.
>
> « On doit attribuer à une cause semblable l'histoire, rapportée par Raufft, d'une femme de Bohême qui, en 1345, mangea, dans sa fosse, la moitié de son linceul sépulcral. Dans le dernier siècle, un pauvre homme ayant été inhumé précipitamment dans le cimetière, on entendit pendant la nuit du bruit dans son tombeau. On l'ouvrit le lendemain et on trouva qu'il s'était mangé les chairs des bras. Cet homme ayant bu de l'eau-de-vie avec excès avait été enterré vivant.
>
> « Une demoiselle d'Augsbourg tomba dans une telle léthargie qu'on la crut morte. Son corps fut mis dans un caveau profond, sans être couvert de terre. On entendit bientôt quelque bruit dans le tombeau, mais on n'y fit point atttention. Deux ou trois ans après, quelqu'un de la même famille mourut ; on ouvrit le caveau et l'on trouva le corps de la demoiselle auprès de la pierre qui en fermait l'entrée. Elle avait en vain tenté de déranger cette pierre, et elle n'avait plus

de doigts à la main droite, qu'elle s'était dévorés de désespoir. » (*Id.*, article « Broucolaques ou Vroucolaques »)

Comment interpréter, dans ce cas, la remarque suivante de Collin de Plancy ?

« Les gens [de Mykonos] qui l'avaient mis en terre prétendirent qu'ils s'étaient bien aperçus qu'il n'était pas raide lorsqu'on le transportait de la campagne à l'église pour l'enterrer, et que, par conséquent, c'était un vrai broucolaque. »
(*Ibid.*)

Cela signifie-t-il que le sujet n'était pas mort lorsqu'il fut enterré, ce qui expliquerait l'absence de rigidité cadavérique ? Ou cela signifie-t-il plutôt que la rigidité cadavérique avait déjà disparu au moment où le corps fut porté en terre, c'est-à-dire que l'on attendit au moins soixante-douze heures avant de l'inhumer ?

Certaines anecdotes sont éminemment fantaisistes, à moins qu'il ne s'agisse d'exagérations littéraires ou ésotériques, comme cette histoire intéressant un chanoine parisien.

« Raymond Diocres, chanoine de Notre-Dame de Paris, mourut en odeur de sainteté vers l'an 1084. Son corps ayant été porté dans le chœur de la cathédrale, il leva la tête hors du cercueil à ces mots de l'office des morts : *Responde mihi quantas habes iniquitates*, etc., et dit : *Justo Dei judicio accusatus sum* (J'ai été cité devant le juste jugement de Dieu). Les assistants, effrayés, suspendirent le service et le remirent au lendemain. En attendant, le corps du chanoine fut déposé dans une chapelle de Notre-Dame qu'on appelle depuis la chapelle du Damné.

« Le lendemain, on recommença l'office, et lorsqu'on fut au même verset, le mort parla de nouveau et dit : *Justo Dei judicio judicatus sum* (J'ai été jugé au juste jugement de Dieu). Là-dessus, dit la chronique, on jeta le corps à la voirie. »
(*Dictionnaire infernal*, article « chapelle du Damné »)

Revenons à nos vampires. « Assez souvent, on différait d'enterrer pendant six ou sept semaines les corps de certaines personnes suspectes. Lorsqu'ils ne pourrissaient point et que leurs membres demeuraient souples, leur sang fluide, alors on les brûlait » (*id.*, article « Vampires »). Malheureusement, Collin de Plancy ne mentionne pas ces critères d'appel, c'est-à-dire les anomalies faisant craindre la survenue de vampirisme chez un sujet décédé. Ne s'agit-il pas d'une maladie empêchant la bonne marche de la décomposition (notamment la rage qui influe sur la liquéfaction du sang après le décès) ? Ou sont-ce des facteurs climatiques ou environnementaux favorisant ces phénomènes ?

Dans tous les cas, il nous semble qu'il faille se méfier des faux diagnostics archéologiques de vampirisme. En 1784, l'État du Massachusetts proscrivit le duel et ordonna qu'en cas de transgression de cet interdit la victime fût enterrée dans un lieu public (donc, pas en terre consacrée), sans cercueil, un pieu fiché en travers du corps, ou livrée à un anatomiste pour être disséquée (ce qui était alors pris pour le comble de l'inhumanité). Le vainqueur du duel, s'il était retrouvé, serait mis à mort et subirait la même damnation et les mêmes rituels (car c'est bien de *rituels* qu'il s'agissait). On le voit, tout corps assorti d'un pieu ou, plus généralement, tout cadavre mutilé n'est pas, socialement parlant, un vampire !

16.

« Nous avons besoin de cadavres ! »

Petite histoire des autopsies et de la recherche des corps morts

Les débuts laborieux des récupérations de cadavres

Galien doit-il être considéré comme l'un des premiers paléopathologistes ?

Expliquant, dans le *De anatomicis administrationibus*, son désarroi face à l'importance des incinérations à Rome et ses difficultés à trouver des cadavres à autopsier (les gladiateurs, les esclaves et les soldats ne se prêtent pas tous à une autopsie complète), il rapporte l'existence à Alexandrie d'un squelette humain remonté, vieux de plusieurs siècles, utilisé à l'école de médecine pour l'enseignement anatomique. Il évoque plus loin la possibilité de s'approprier rapidement quelques ossements pour sa pratique personnelle, pourvu qu'on ait un peu de culot et de jugeote. Il signale notamment les fragments de squelettes épars aux alentours de cimetières plus ou moins bien entretenus, comme dans cette anecdote savoureuse.

> « Un jour, un fleuve en crue envahit une tombe construite sans grand soin quelques mois auparavant, et la détruisit facilement, emportant dans l'impétuosité de son courant le corps entier du mort. Les chairs étaient déjà pourries, mais les os tenaient très bien les uns aux autres. [Échoué sur l'une des

berges du torent, il était] dans un état tout juste pareil à celui où un médecin l'aurait pu préparer. »

Une autre fois, chemin faisant, il tombe sur le squelette d'un homme (un voleur ?) étendu sur le bas-côté de la route.

« Aucun des habitants de la région ne s'était soucié de l'enterrer. Comme ils le haïssaient, ils se faisaient un malin plaisir de voir son corps dévoré par les oiseaux de proie. En deux jours, ceux-ci lui mangèrent entièrement la chair et ne laissèrent que le squelette, comme pour l'instruction de ceux qui voudraient l'examiner. »

Cette récupération des ossements issus des tombes ou de cadavres abandonnés se retrouve un peu plus tard chez les médecins arabes, tel Abd-Allatif, originaire de Bagdad (XIIe siècle), et qui nous conte cette autre famille archéologique :

« Ayant appris qu'il y avait à Meks [en Égypte] une colline sur laquelle étaient accumulés des ossements humains en grande quantité, nous nous y rendîmes et nous vîmes un monticule d'une étendue considérable composé de débris de cadavres humains. »

S'agit-il là de restes antiques (grecs ? romains ? pharaoniques ?) ? Notre médecin voyageur ne nous le dit pas. Il est en tout cas relativement peu probable qu'il se soit agi de restes récents, c'est-à-dire médiévaux.

Vésale ne fait pas autrement lorsqu'il fréquente les cimetières parisiens pour parfaire son éducation anatomique, luttant parfois contre les chiens errants lorsqu'il s'agit de récupérer un fragment de squelette en pleine nuit.

« À Paris, au cimetière des Innocents, j'ai vu une grande collection de mandibules aussi bien que d'autres os (...). Après que nous les [eûmes] étudiés longuement et sans repos, nous nous lançâmes le défi de reconnaître n'importe quel os par le toucher, les yeux fermés, en une demi-heure. »

Dans sa *Fabrica*, il cite ainsi quelques sujets dont il a assuré lui-même la dissection (à chaque fois, ce sont ses propres étudiants qui se chargent de la récupération, souvent risquée, des cadavres) : un prêtre français soustrait clandestinement de sa tombe à Bologne, une belle prostituée retirée de son sépulcre à Padoue, une nonne de Florence ayant tout juste expiré, etc. Une véritable légende entoure les derniers mois de ce médecin : il aurait disséqué un noble espagnol malade... avant de se rendre compte que son cœur battait encore ! Selon certains (Ambroise Paré), il se serait agi d'une femme, mais le problème reste le même. Le roi Philippe II l'aurait alors sommé de laver sa conscience (et son âme) par un pèlerinage à Jérusalem (où l'on conserve trace de son passage). Il serait mort lors du voyage de retour, sur l'île de Zante (Sarton, 1954).

L'Église et les dissections

Pourquoi l'Église a-t-elle très longtemps interdit les autopsies ? D'abord il y a cette nécessité de ne pas profaner le corps, création divine. Ensuite, reprenant l'idée, émise par quelques philosophes antiques (Parménide, Démocrite), que la mort ne supprime pas les sensations, elle considère que toute dissection est un effroyable supplice infligé à l'individu sans défense contre le couteau fiché dans son corps et qui le découpe. Plane alors la vengeance de celui dont le repos a été violé...

Également sensible au respect de la dépouille humaine, la bulle *Detestande feritatis* édictée par le pape Boniface VIII en 1299 s'oppose aux tombeaux d'entrailles et à la fragmentation corporelle qui est alors d'usage, notamment pour les croisés et les chevaliers Teutoniques morts loin du pays natal, pour lesquels il faut ruser afin d'acheminer tout ou partie de leur corps dans un état présentable : « Il est un usage d'une férocité abominable que suivent certains chrétiens par une coutume atroce. C'est justement que nous ordonnons qu'on l'abolisse, nous qui sommes guidés par la pieuse intention d'éviter que cet usage féroce ne fasse plus longtemps dépecer les corps humains, ne frappe plus d'horreur les fidèles, ni ne trouble les esprits. » Faire bouillir le corps dans une eau mêlée de vin pour en expurger les chairs et ne transporter que des ossements secs, donc imputrescibles (c'était la *sepultura more teutonico*), devient dès lors puni d'excommunication ! Les organes, les muscles et la peau sont en effet, dans ce cas, enterrés sur place, (voire jetés aux animaux !) loin du reste du corps, empêchant ainsi la recomposition de la dépouille au jour du grand réveil des morts.

Un exemple un peu plus tardif de dissémination corporelle nous est fourni par le cadavre de Jean Canard, évêque d'Arras, anatomisé en 1407 par Jean Lelièvre (doyen de la faculté de médecine de Paris). Ce dernier met en évidence une importante lithiase vésicale, puis, conformément à l'usage, réalise une véritable fragmentation corporelle : le corps est déposé au couvent des Célestins tandis que le cœur rejoint le chœur de la cathédrale.

La bulle de Boniface VIII n'aura que peu d'effets, les sépultures multiples prenant de plus en plus d'importance avec le temps, atteignant un maximum de fréquence aux XVIIe-XVIIIe siècles, principalement pour la Cour, le haut clergé et les grandes familles aristocratiques.

Au même moment, deux pratiques coexistent, résolument opposées, quoique souvent et injustement confondues. D'un côté, les médecins effectuent des autopsies ou des dissections dans un but d'apprentissage de l'anatomie humaine, voire parfois pour déterminer les causes du décès de tel ou tel sujet. Ainsi le pape Alexandre V est anatomisé en 1410, Ignace de Loyola est ouvert par Realdo Colombo en 1556, le corps de deux siamoises d'Hispaniola (République dominicaine) fusionnées à l'ombilic est exploré en 1553 afin de déterminer s'il existe une ou deux âmes au sein de ce monstre (et donc de savoir s'il convient d'administrer dans ce cas un ou deux baptêmes). Saint François de Sales inscrit dans son testament son désir d'être autopsié « à toutes fins utiles ». D'un autre côté, une ouverture du corps est parfois pratiquée dans un but d'embaumement par des barbiers et des chirurgiens, qui s'accompagne de multiples recettes tenant bien plus de la cuisine que de tout autre type de préparation ; le but est la conservation de la dépouille tout le temps que durent les longues cérémonies funéraires (expositions, fêtes funèbres, transport, offices religieux, etc.).

Autopsie, anatomie, dissection

Une autopsie est une chose complexe et onéreuse (les organisateurs rentrent dans leurs frais en faisant payer l'entrée, parfois très cher lorsqu'il s'agit d'un important maître en médecine ou en chirurgie). Le *Livre des Procureurs* de l'université de Montpellier donne par exemple le décompte des différents intervenants et achats d'une dissection « classique » qui a lieu en 1527 : le prosecteur qui dissèque en obéissant aux ordres du médecin ; le vase de terre destiné à recevoir les entrailles ; le feu à entretenir pour chauffer la salle et les étoupes ; l'encens employé pour l'assainissement des lieux ; le garde de l'hôpital qui livre le corps ; la femme de ce garde qui prête le linceul dans lequel est enveloppé le cadavre (et un petit supplément pour « la mieux disposer à nous avertir lorsqu'il se présentera des corps propres à la dissection » – tout est dit !) ; les hommes qui portent le cadavre de l'hôpital au collège de médecine ; le vin pour laver le corps ; ceux qui nettoient le corps ; les chandelles nécessaires à la poursuite de la dissection dans la soirée ; le suaire d'ensevelissement et les tabliers de dissection ; la préparation des funérailles ; le bedeau qui entretient le feu, ouvre les portes et fournit les ustensiles requis par la dissection ; la femme qui nettoie la salle après l'anatomie ; les enfants qui aident les opérateurs ; les prêtres qui accompagnent le corps au cimetière, et les pauvres qui suivent la cérémonie ; le fossoyeur ; le prieur de l'hôpital ; les prêtres de Saint-Mathieu ; le cimetière Saint-Barthélemy ; le lit du curé de la paroisse Saint-Firmin ; le cercueil ; les chapes, la croix et les prêtres de Saint-Firmin ; la messe dite à l'intention du disséqué (Le Breton, 1993).

Rembrandt a réalisé deux toiles figurant des séances de dissection. *La Leçon d'anatomie du docteur Tulp* est la plus connue ; réalisée en 1632, elle représente l'autopsie annuelle de la fin janvier 1632 à Amsterdam, dont l'un des spectateurs a très probablement été... René Descartes ! Durant plusieurs jours, les séances réunissent chaque jour de deux cents à trois cents personnes. Le mort figuré sur la toile s'appelait Aris Kindt, il venait d'être exécuté. En 1656, Rembrandt peint *La leçon du docteur Deyman* avec un cadavre ventre ouvert et cerveau mis à nu ; un aide tient dans les mains la voûte crânienne qui vient d'être découpée.

Ces dissections – d'ailleurs dénommées plutôt « grandes anatomies » – sont destinées à l'enseignement universitaire autant qu'au plaisir des Grands de se montrer (ou de se faire peur...), au même titre qu'une représentation de théâtre ou d'opéra. Plus rarement et surtout plus discrètement ont lieu des autopsies médico-légales ; cette entité existe officiellement depuis 1532, lorsque Charles Quint a fait voter par la diète de Ratisbonne une loi (*Constitutio criminalis*) instituant l'examen judiciaire du cadavre par les médecins. Elle a été suivie en 1536 par une ordonnance du duché de Bretagne, prise sous l'impulsion de François Ier, édictant la même organisation médico-judiciaire.

Si les médecins réalisent pour leur apprentissage les autopsies des petites gens (pendus, corps volés, etc.), les chirurgiens, eux, embaument les nobles et les puissants. Ils livrent d'ailleurs leurs méthodes (leurs recettes ?) dans de véritables sommes littéraires : *La Chirurgie de Guillaume de*

Salicet achevée en 1275 (traduite et éditée par Paul Pifteau, à Toulouse, en 1898), *La Grande Chirurgie de Guy de Chauliac, chirurgien et maître en médecine de l'université de Montpellier, composée en l'an 1363* (éditée par E. Nicaise, à Paris, en 1890), *Chirurgie de Maître Henri de Mondeville, chirurgien de Philippe le Bel, Roi de France, composée de 1306 à 1320* (éditée par E. Nicaise, à Paris, en 1893).

Très vite, avec l'engouement des autopsies dans les facultés de médecine, l'approvisionnement en cadavres est devenu un problème. Les vols se multiplient dans les cimetières (où certains étudiants n'hésitent pas à violer les sépultures fraîchement closes et à ouvrir les cercueils pour y récupérer des corps), les hôpitaux (avant que les défunts ne soient rendus à leur famille), les gibets (Vésale ne va-t-il pas décrocher des pendus sur la butte de Montfaucon ?), etc. Un véritable trafic se développe. Des bandes s'organisent, n'ayant pour seul but que le vol de macchabées et leur vente aux universités ; ces marchands sans scrupules s'appellent les *résurrectionnistes*, parce que leur travail consiste à vider les sépulcres de leur contenu comme fera le Christ au jour du Grand Réveil ! En réaction, certains, tels les paysans d'Iéna, montent la garde auprès des tombes de leurs proches, jusqu'au moment où ils estiment que la décomposition est si avancée qu'elle interdit toute autopsie. S'ils savaient... ! Certains médecins se contentent de peu : vers 1540, Vésale, encore lui, réalise l'examen d'un cadavre tellement putréfié qu'il ne lui est utile qu'à réviser son anatomie du squelette !

Des poursuites sont engagées en 1319 à Bologne contre des étudiants en médecine qui ont volé le corps d'un criminel exécuté la veille et qu'on vient d'inhumer. Plus tard, Vésale (toujours lui) rapporte dans sa *Fabrica* que des étudiants ont exhumé le corps de la très belle maîtresse d'un moine de Padoue dont ils ont ôté la peau du visage afin qu'elle ne soit pas reconnaissable lors de la dissection ; les parents de la défunte, informés, ont déposé plainte, mais n'ont pu obtenir gain de cause tant le cadavre mutilé avait été rendu inidentifiable...

Le Parlement de Paris rend le 11 avril 1551 un arrêt défendant « d'enlever les cadavres sans la permission du doyen de la faculté de médecine de Paris, de faire anatomie qu'en présence d'un docteur de ladite faculté, aux officiers de justice de prendre aucun droit pour l'enlèvement desdits cadavres, et à l'exécution de la haute justice d'exiger plus grande somme que trois livres ».

Il est parfois si difficile de trouver des corps que certains n'hésitent pas à récupérer ceux de leurs proches. Par exemple, au XVIe siècle, Rondelet, non seulement convainc son confrère Fontanus de lui livrer son cadavre pour une anatomie, mais, comble de cruauté, réalise l'autopsie de son propre fils ! Léonard de Vinci agit-il autrement lorsque, à l'hôpital *Santa Maria Nuova* de Rome, il accompagne jusque dans la mort un centenaire, notant une à une chacune de ses sensations, puis, le moment venu, lui ouvre le corps ?

D'Estrée rapporte une anecdote de 1726 qui fit couler beaucoup d'encre et fut responsable de beaucoup d'émois (D'Estrée, 1901). Le lieutenant de police Hérault est informé que le chirurgien Froment a « disséqué le cadavre d'un de ses enfants pour s'empêcher de payer des droits de sépulture au curé de la paroisse ». Très vite, le suspect avoue « qu'il a fait la dissection de l'un de ses enfants, âgé d'environ sept ou huit ans, qu'il en a fait porter les chairs dans le cimetière des Saint-Innocents, et qu'à l'égard des os il les a chez lui pour en faire un squelette ». Il désire d'ailleurs monter ce dernier, les ossements de son fils « étant tout contrefaits par le nouage » (c'est-à-dire le rachitisme). On enquête. Les os, en mauvais état, sont en effet retrouvés dans une caisse au milieu de la cour du domicile de Froment. Cet ensemble de faits est si horrible (avarice, indifférence, absence de toute humanité) que le chirurgien est immédiatement jeté en prison. Cependant, dans l'ombre, deux chirurgiens du Roi (Lapeyronie et Mareschal) pèsent de tout leur poids pour faire libérer leur confrère, ce qu'ils finissent par obtenir assez rapidement...

À la fin du XVIIIe siècle, un « résurrectionniste », Antoine Dubois, fait appel à des prostituées pour détourner l'attention des policiers montant la garde près des cimetières pendant que ses acolytes et lui se pressent d'exhumer deux ou trois cadavres à revendre aux facultés (Genty, 1934). Le même n'est-il pas arrêté un jour, place Maubert, son fiacre bourré de macchabées... avant d'être relâché une fois les contrôles effectués auprès du chirurgien responsable ?

On se bat, la nuit, dans les cimetières pour récupérer les corps ; parfois on se blesse ou on se tue ! Les cadavres des ivrognes, des pauvres, des voyageurs et des prostituées ne restent pas longtemps dans les rues, mais sont très vite repérés par les racoleurs ou les étudiants en médecine, transportés à la va-vite dans un lieu de stockage et ouverts avant que les chairs ne se corrompent.

Parfois, de véritables affrontements ont lieu lors des exécutions publiques, opposant la foule des amis, de la famille et des sympathisants (qui souhaitent pour les condamnés une mort convenable et chrétienne, sans mutilation corporelle), et celle des médecins et chirurgiens qui désirent récupérer la dépouille (eux trouvent une justification anatomique à la mise à mort du condamné). C'est le cas notamment à Tyburn, en Angleterre, où de véritables émeutes éclatent lors d'une exécution publique, suscitant plus de décès dans la foule que sur le gibet !

Toujours au XVIIIe siècle, certains s'élèvent contre le déficit de cadavres. Diderot propose dans l'*Encyclopédie* une autopsie systématique avant l'enfouissement : « La conservation des hommes et les progrès de l'art de les guérir sont des objets si importants que dans une société bien policée, les prêtres ne devraient recevoir les cadavres que des mains de l'anatomiste ; et qu'il devrait y avoir une loi qui défendît l'inhumation d'un corps avant son ouverture. Quelle foule de connaissances n'acquerrait-on pas par ce moyen ! ». De cette façon, tous les patients morts dans le service de Dupuytren sont soumis à une autopsie.

Au XIXe siècle, alors que le rythme des dissections s'emballe à Paris et qu'il devient non seulement difficile mais aussi dangereux de se débarrasser des déchets des autopsies, certains vendent de la graisse de cadavre pour alimenter les lampes ou servir de lubrifiant en la faisant passer pour du gras d'animal (chien, porc, cheval, etc.). N'a-t-on d'ailleurs pas prétendu que les lampes du Palais du Luxembourg brûlaient à la graisse humaine lors du mariage de Napoléon avec Marie-Louise ? Il faut dire que la faculté de médecine n'était pas bien loin...

Et lorsque, en 1818, Géricault se fit livrer des têtes d'hommes guillotinés et des membres découpés pour les peindre et les étudier, rien ne différenciait alors ces segments humains des quartiers de viande en provenance des Halles !

Le comble n'est-il pas atteint en Angleterre où Mark Twain nous signale dans *Le Voyage des innocents* (1899), que l'on brûlait alors les momies égyptiennes comme vulgaires combustibles pour les locomotives !

Les autopsies virtuelles

L'invention de la radiographie a été vécue comme une véritable révolution par certains, car elle permettait en somme de réaliser une autopsie sans priver de la vie le sujet. En un instant on passait d'un corps intact à un squelette, c'est-à-dire à l'aboutissement terminal du processus de décomposition.

Glasschaib rapporte ainsi que le professeur Czermack, de l'université de Graz, fut bouleversé par la radiographie de son propre crâne : il devint insomniaque, fit conserver le cliché dans un coffre, n'en permettant l'accès et l'examen qu'à des scientifiques (Glasschaib, 1963). Le physicien américain Dolbear affirma, lui : « C'est une entreprise satanique que de vouloir photographier le squelette d'un être vivant comme s'il était disséqué et mû par des ficelles. »

De nos jours, le développement des autopsies virtuelles – les virtopsies – permet de réaliser la dissection des corps en utilisant uniquement l'outil radiographique. Des diagnostics excessivement précis peuvent être portés : accidents vasculaires cérébraux, infarctus myocardique, dissection d'aorte, occlusion intestinale, etc. L'intérêt de cette technique est énorme : elle permet de passer au travers du tabou de certaines religions farouchement opposées à la pratique des dissections, y compris dans un cadre médico-légal. Sont ainsi facilitées la conservation de clichés d'archives, la reconstruction un à un des différents plans autopsiques *ad libidum*, la quête de corps étrangers sans ouverture préalable du cadavre (notamment dans le cadre de la recherche de stupéfiants) et les investigations sur des corps en état de décomposition avancée.

17.

L'influence de l'urbanisme sur le développement des maladies humaines en Grèce et à Rome[1]

L'état sanitaire d'une population est nécessairement lié à son milieu (Corvisier, 1985). L'architecture, c'est-à-dire l'ensemble des structures bâties par l'homme pour maîtriser son environnement, influe donc sur l'hygiène des individus, le développement et la diffusion des maladies. L'urbanisation a exercé des influences très diverses sur la fréquence et la répartition des maladies humaines, et c'est le travail de la paléopathologie, confrontée aux sources écrites et archéologiques, d'établir peu à peu une géographie médicale et sanitaire. Voyons quelles informations globales elle a pu apporter pour le pourtour méditerranéen, tout particulièrement dans l'espace gréco-romain.

1. Ce chapitre est en partie le fruit d'une communication présentée par l'auteur au séminaire *Quinto sesion del seminario internacional sobre el urbanismo en Mesoamerica* (laboratoire « Archéologie des Amériques », CNRS, université de Paris-I Panthéon-Sorbonne, Instituto Nacional de Antropologia e Historia (Mexico), PennState University et Institut national d'histoire de l'art, Paris, 19 – 21 septembre 2005).

Les données paléopathologiques

Au Néolithique, la sédentarisation s'est accompagnée d'une révolution non seulement humaine mais également sanitaire. Avec l'apparition des premières communautés permanentes, l'homme pratique l'agriculture et l'élevage, mais stocke aussi ses aliments. De fait, l'étroit contact avec les animaux provoque des échanges de germes d'une espèce à l'autre. C'est probablement à ce moment-là que la tuberculose bovine (*Mycobacterium bovis*) passe à l'homme (persistance de la forme *bovis* et mutation partielle la transformant en *tuberculosis*). À la même période, la tuberculose aviaire (*Mycobacterium avium*) serait à l'origine, par mutation spontanée, de la lèpre (*Mycobacterium leprae*). La brucellose également passe des ovins et caprins à l'espèce humaine par le truchement des produits laitiers et le contact étroit avec le cheptel (notamment chez les éleveurs). Outre les bactéries, les parasites suivent le même chemin (vers intestinaux de type *Taenia saginata*, *Ascaris*, etc., passant d'une espèce animale à l'homme, mais aussi poux, puces et autres ectoparasites). L'eau et les aliments peuvent être souillés par les déjections tant animales qu'humaines, proches des habitations. De la même façon, le stockage des viandes, des graminées et de tout autre reste alimentaire (et vestimentaire) provoque à plus ou moins court terme une prolifération bactérienne et/ou parasitaire (charançons, mites, etc.). Les travaux de l'équipe de paléoparasitologie du professeur Françoise Bouchet, à Reims, se révèlent édifiants, qui identifient, à partir de coprolithes et/ou de restes organiques, de nombreuses espèces parasitaires et donc, indirectement, le régime alimentaire des individus (voir *infra*).

Les premières maladies professionnelles apparaissent : le saturnisme et le mercurialisme lors du travail des métaux (fonte, extraction dans les mines) ; la silicose lorsque de nombreuses poussières minérales sont inhalées dans les poumons (tailleurs de pierres) ; l'anthracose (c'est-à-dire la présence d'importants dépôts de poussière de charbon dans les poumons) trouve une autre origine : l'exiguïté des lieux d'habitation et l'absence d'aération dans les lieux de vie au contact des foyers.

Les premiers villages sont de taille réduite, comme celui de Néa Nicomédia (Grèce) qui ne compte que quelques centaines d'habitants. Les maisons sont disséminées, sans protection fortifiée commune. Il n'existe évidemment aucun écoulement d'eau. La densité de population est très faible. En revanche, d'autres communautés, comme Catal Hüyük (Turquie), pourraient mériter déjà le terme anachronique de « ville » dans le sens où les habitations y sont tassées les unes contre les autres, l'ouverture des maisons étant pratiquée dans le toit. Des puits existent, mais, là encore, aucun écoulement d'eau.

Les fouilles archéologiques ainsi que le décryptage des tablettes comptables des palais écrites en linéaire B nous fournissent une vision relativement objective de l'hygiène en Grèce à l'âge du Bronze. On y note un véritable souci de propreté, d'hygiène corporelle et de raffinement vestimentaire. Des progrès techniques sont réalisés dans l'approvisionnement en eau et la construction d'égouts. L'accroissement de la population et l'entassement dans les palais et les agglomérations de type féodal accentuent l'importance des installations sanitaires.

À l'âge du Bronze moyen se multiplient et s'agrandissent les villages fortifiés pouvant atteindre jusqu'à cinq cents habitants. Lerne, en Argolide, compte alors cent vingt maisons contenant chacune de cinq à sept individus, ce qui donnerait une population totale de près de huit cents sujets (Angel, 1971). Cependant, comme le souligne Mirko Grmek, « l'opulence de certains centres fortifiés avait un grand ennemi : la surpopulation. La limitation des ressources fixait la taille d'une ville. L'émigration et la colonisation n'étaient pas des remèdes suffisants. Les crises de subsistance devaient périodiquement faire des ravages. Il est probable que vers la fin de l'âge du Bronze récent la population égéenne a enfin atteint la densité nécessaire pour que sévissent des épidémies pestilentielles » (Grmek, 1983). Cependant, ces épidémies ne surviennent pas encore...

Du VIIIe au VIIe siècle av. J.-C., plusieurs changements profonds se produisent, traduisant une poursuite de la nette amélioration de l'état sanitaire en Grèce. La paléopathologie nous indique que la taille des individus augmente sensiblement (grâce à des apports nutritionnels meilleurs), les lésions arthrosiques s'amoindrissent (grâce à une meilleure adaptation corporelle au travail ou grâce à certaines adaptations ergonomiques ?), la mortalité infantile diminue, l'espérance de vie atteint des sommets qu'elle ne retrouvera qu'au XXe siècle ! Si l'alimentation s'améliore considérablement, le confort de l'habitat et la densité de population semblent également idéaux. La surpopulation, seul risque menaçant cette société, est évitée grâce à l'exportation humaine et à la fondation de colonies, particulièrement fréquentes entre le VIIIe et le VIe siècles av. J.-C.

Passant d'une société agriculturale à une véritable puissance « industrielle », le monde grec archaïque développe son commerce extérieur, ce qui lui permet de gérer sa forte croissance démographique. « L'importation de céréales et d'autres vivres réduit l'exportation des hommes » (Grmek, 1983). Le régime des cités s'installe, avec des ressources issues de l'agriculture, de la production artisanale et du commerce. Il s'agit du véritable début de l'urbanisation en Grèce, avec le développement de grands centres urbains (Athènes, Corinthe). On atteint un relatif état d'équilibre, l'homme s'étant adapté aux différentes formes de parasitisme présentes sur le pourtour méditerranéen. L'endémie palustre (la malaria) connaît alors sa plus faible incidence.

L'apogée culturelle et politique de la Grèce aux époques classique et hellénistique n'a pas été contemporaine de l'apogée sanitaire, bien au contraire. Les premières épidémies déferlent alors sur le monde égéen, telle la « peste » d'Athènes durant la guerre du Péloponnèse (qui correspond non à une véritable peste, mais à un typhus exanthématique pour les uns, à une fièvre typhoïde pour les autres ; les fouilles menées sur des fosses contenant des squelettes morts au cours de cette épidémie donnent des résultats contradictoires). Pour Angel, « c'était une réaction aux conditions sociales avant d'être une réaction aux agents pathogènes. Les causes directes de la montée des maladies telles que le paludisme, la typhoïde et la tuberculose devaient être : 1. la désagrégation de la vie rurale par des combats sordides, avec l'abandon inévitable du drainage des marais et de l'irrigation correcte des champs ; 2. la surpopulation urbaine et l'insuffisance des dépenses pour les égouts et pour l'inspection sanitaire ; 3. les déplacements de réfugiés de guerre » porteurs de germes, accélérant d'autant les transferts de maladies (Angel, 1948). Les habitants quittent les terres de Crète et du Péloponnèse car, dans les villes, « la population a dépassé le nombre que le sol suffit à nourrir » (Platon, *Lois*, 707e).

À l'époque classique, pourtant, les Grecs vivent encore pour beaucoup à la campagne. Thucydide rapporte que la majorité des Athéniens (nous parlons de la *polis* d'Athènes) « n'avaient jamais connu que la vie des champs », et que l'entassement derrière les murs de la ville pendant la guerre du Péloponnèse fut pour eux quelque chose d'inhabituel et de désagréable (2, 14-16).

La réduction des forêts depuis l'âge du Bronze et surtout à l'époque hellénistique a permis d'accroître l'étendue des terres cultivables, mais elle a également induit des changements microclimatiques néfastes à la salubrité de l'air et des eaux : multiplication des surfaces d'eau stagnante, augmentation de l'humidité relative, pullulation microbienne, parasitaire et d'insectes (moustiques). À l'époque hellénistique toujours, l'Europe se retrouve au contact de nouveaux pools infectieux, asiatiques et africains, dont certains sont des importations liées aux armées d'Alexandre le Grand, d'autres étant davantage d'origine commerciale (routes des épices ou de la soie) ; la lèpre frappe aux portes du monde méditerranéen et les épidémies commencent à faire rage. La population grecque paie le prix de ce bouleversement épidémiologique et sanitaire, à quoi Polybe ne donne qu'une interprétation sociale :

> « La Grèce entière souffre d'un arrêt de procréation et d'une disette d'hommes tels que les villes sont dépeuplées. C'est que les gens d'aujourd'hui aiment le faste, l'argent et la paresse, par-dessus le marché ils ne veulent plus se marier ou, s'ils sont mariés, élever une famille. C'est tout au plus s'ils consentent à avoir un ou deux enfants afin de les laisser riches et de les élever dans le luxe » (37, 9).

Un peu de géographie...

Dans *Airs, eaux, lieux*, l'école hippocratique (et peut-être le maître lui-même ?) affirme que tout établissement humain doit se trouver dans certaines conditions idéales vis-à-vis des vents dominants, du relief, des fleuves et des eaux stagnantes. Il existe donc une influence directe de la topographie de la cité sur les maladies de ses habitants.

Les plaines, dans le bassin méditerranéen comme ailleurs, sont néfastes pour plusieurs raisons : la présence des eaux stagnantes, associée à une faible altitude, facilite l'apparition d'insectes (et des maladies dont ils sont les vecteurs, paludisme au premier rang) ; les grandes facilités de communication favorisent la contagion des maladies infectieuses.

D'ailleurs, où sont les marais dans la Grèce antique ? On en trouve au niveau des lacs d'Ohrid (Macédoine), des méandres de l'Axios (Macédoine du Nord), des lacs Boiébis et Xynias (Thessalie), du lac Copaïs (Béotie), dans la plaine de Marathon (Attique), sans compter les « mythiques » marais de Lerne (Argolide), mais aussi près de nombreuses villes dont le nom conserve le souvenir des marécages attenants (Hellopie près de Dodone, Hélos en Laconie, Élide en Argolide, etc.). Les hommes tentent parfois d'influer sur leur milieu et d'assainir les environs des villes touchées par les fièvres des marais ; ainsi Philippe II et Alexandre font draîner des marécages en Macédoine, et le lac Copaïs est partiellement asséché dès l'époque classique (Strabon, 9, 2, 40).

Si l'étude philologique des textes médicaux et littéraires a permis de mettre en évidence d'importants arguments en faveur de l'existence du paludisme dans l'Antiquité gréco-romaine, la paléopathologie en a apporté la preuve irréfutable à partir des restes d'enfants en bas âge inhumés au IVe siècle apr. J.-C. dans les ruines d'une villa romaine abandonnée ; l'ADN du parasite incriminé (*Plasmodium*) a en effet été retrouvé dans le squelette des enfants. Aristote, d'ailleurs, expliquait la désertification humaine de l'Argolide par la présence de marais infestés (*Météorologiques*, 1, 14).

Les fièvres sont l'une des causes les plus importantes de mortalité si l'on en croit le corpus hippocratique et notamment *Épidémies*, 7. Si ces fièvres correspondent en réalité à de nombreuses maladies bien différentes (paludisme, typhus, dengue, typhoïde, diarrhée saisonnière, etc.), il semble que la géographie méditerranéenne et particulièrement la présence de marais (tant en Grèce qu'en Italie) en ont favorisé le développement. L'abandon de l'irrigation et des travaux des champs en Attique, lors de la guerre du Péloponnèse, pourrait être à l'origine de la réactivation du paludisme au Ve siècle av. J.-C.

Intéressons-nous enfin à l'eau potable ou prétendue telle. En Grèce, l'approvisionnement des villes n'est pas toujours assuré de façon irréprochable, même s'il existe depuis des périodes lointaines : un aqueduc est présent à Athènes dès Pisistrate (VIe siècle av. J.-C.), dès Polycrate à Samos (Hérodote, 3, 60 : VIe siècle av. J.-C.), ou dès Théagénès à Mégare (Pausanias, 1, 40 : VIe siècle av. J.-C., là encore). De nombreux édits sont connus, qui visent à assurer préventivement la qualité de l'eau des fontaines et témoignent d'une part d'une grande préoccupation des édiles à ce sujet, et, d'autre part, de l'absence de respect par les citoyens des règles établies. Amibes, paramécies et autres parasites divers des eaux stagnantes devaient pulluler dans les citernes et les aqueducs, responsables de nombreux désordres intestinaux (et de décès chez les plus faibles : personnes âgées, enfants, femmes enceintes).

L'urbanisme à proprement parler

Que dit Vitruve ? Dès le début de son *De architectura* (1, 4), il indique « comment on peut connaître si un lieu est sain, et ce qui l'empêche d'être ». Pour lui, un lieu sain « doit être élevé afin qu'il soit moins sujet aux brouillards et aux bruines, et qu'il ait une bonne température d'air, n'étant exposé ni au grand chaud ni au grand froid. De plus, il doit être éloigné des marécages. Car il y aurait à craindre qu'un lieu dans lequel, au matin, le vent pousserait sur les habitants les vapeurs que le soleil en se levant aurait attirées de l'haleine infecte et venimeuse des animaux qui s'engendrent dans les marécages ne fût malsain et dangereux ». Il précise que le site doit être éloigné des marécages (pour en éviter les miasmes)... sauf si des tranchées peuvent être bâties, comme à Ravenne (Italie) par exemple. Une ville portuaire ne doit pas être exposée au midi ni au couchant (le passage du chaud au froid y étant trop rapide, donc malsain).

Les mêmes précautions prévalent lors de la construction des maisons romaines et de la distribution des pièces. Vitruve consacre même un chapitre entier du *De architec-*

tura (6, 7) au sujet suivant : « À quel aspect du ciel chaque genre de bâtiment doit être tourné pour faire que les logements soient commodes et sains ».

Plus loin, le même insiste sur une observation très hippocratique (ou environnementale, c'est selon). Il convient, selon lui, avant d'établir une ville, d'observer non seulement les éléments, mais aussi les populations qui s'y sont précédemment installées. L'aspect physique et le tempérament des hommes et des animaux sont analysés, de même que la qualité des eaux.

« On pourra par plusieurs observations connaître la qualité des eaux. Car si elles coulent à découvert sur la terre, avant que de les enfermer pour les conduire il faudra considérer quelle est l'habitude du corps et des habitants du lieu. S'ils sont robustes et de bonne couleur et qu'ils ne sont sujets ni aux maux de jambes ni aux fluxions sur les yeux, on sera assuré de la bonté des eaux. Comme aussi lorsqu'une fontaine étant nouvellement découverte, si des gouttes de son eau étant jetées sur du cuivre de Corinthe ou sur d'autre bon cuivre n'y font point de tache, c'est une marque que l'eau est très bonne. Cela se connaîtra encore si l'eau, après avoir été bouillie, ne laisse au fond du vase aucun sable ou limon, et si l'on remarque que les légumes bouillis dans cette eau se cuisent promptement. Enfin, on connaîtra qu'elle est légère et extrêmement bonne si, étant claire et belle dans sa source, elle ne gâte point les lieux où elle passe en y engendrant de la mousse, des joncs et autres saletés. »
(Vitruve, *De architectura*, 8, 5)

« C'est pourquoi j'approuve fort la manière dont usaient les Anciens, qui était de considérer le foie des animaux qui paissaient dans les lieux où ils voulaient bâtir ou camper. Car s'ils le voyaient livide et corrompu et qu'ils jugeaient, après en avoir considéré plusieurs, que cela n'arrivait que par la maladie particulière de quelqu'un de ceux qu'ils avaient ouverts, et non par la mauvaise nourriture qui se prend dans le lieu, puisque les autres avaient le foie sain et entier par l'usage des bonnes eaux et des bons pâturages, ils y bâtissaient leurs villes.

Que s'ils trouvaient généralement les foies des animaux gâtés, ils concluaient que ceux des hommes étaient de même et que les eaux et la nourriture ne pouvaient être bonnes en ce pays-là, de force qu'ils l'abandonnaient incontinent, n'ayant rien en si grande recommandation en toutes choses que ce qui peut entretenir la santé. »
(*Idem*, 1, 4)

On considère généralement que l'hépatoscopie, c'est-à-dire la divination par l'observation du foie des animaux sacrifiés, est avant tout une discipline coupée de toute réalité pratique. Si cet avis est probablement légitime quand il s'agit des implications de l'hépatoscopie lors de prises de positions politiques ou religieuses, il en va tout autrement quand il s'agit de choisir le site de construction d'une ville ou, pour le moins, d'une communauté de vie. Rien n'était plus objectif, rien ne reflétait plus le sens pratique qu'observer directement le foie d'une bête vivant dans les pâturages où l'on souhaitait justement créer un établissement humain. Outre la qualité intrinsèque des eaux, l'existence de parasites (et l'on sait qu'un grand nombre d'entre eux ont le foie pour organe cible) fournissait une source d'informations de qualité intrinsèque.

Revenons à nos notions d'urbanisme. Les villes mycéniennes, archaïques et classiques, sont, en Grèce, caractérisées par des ruelles, un entassement des habitations et l'absence de plan régulier. Les constructions s'enchevêtrent sans ordre, les effondrements sont d'autant plus fréquents que les tremblements de terre fragilisent les murs et les fondations. L'hygiène dépend essentiellement de la taille des rues et des maisons. La petitesse des voies de passage à l'intérieur des cités favorise le maintien sur place des immondices et le développement de vermines et de rats dont de nombreux textes de l'Antiquité gréco-romaine rapportent l'existence. Cependant, d'après les témoignages que nous possédons pour Pergame et Athènes, des édiles veillent à la propreté des lieux publics : alignement des maisons, entretien de la voirie, enlèvement des ordures et des décombres, écoulement des eaux, entretien des citernes et fontaines publiques, etc. (Martin, 1974). Avant l'époque classique, peu d'égouts existent et les rues sont le déversoir naturel des eaux de pluie et des eaux usées. À la même époque, dans les maisons, les latrines ne se déversent dans aucun conduit d'évacuation.

À l'époque hellénistique, l'innovation d'Hippodamos de Milet, à l'origine d'une architecture urbaine fonctionnelle, fournit enfin une amélioration sanitaire notable. D'une part, les rues sont régulièrement réparties en quadrillage, et, d'autre part, elles sont d'une largeur accrue par rapport aux époques passées. Cependant, il faut tempérer cet effet bénéfique de la modernisation urbaine sur la santé des habitants en précisant que cette amélioration a surtout profité à l'urbanisme monumental (plus qu'à l'habitat). D'autre part, une disparité sociologique s'est creusée au fil du temps, les habitations des individus favorisés devenant de plus en plus confortables et celles des sujets à faibles moyens restant misérables.

Rome

Si une ville consiste en l'« établissement d'un groupe humain dans le cadre contraignant d'un site géographique » (Duret, 2001), le choix de Rome ne relève en rien du hasard. Non seulement les sept collines de l'*Urbs* sont salubres, mais elles fournissent une protection stratégique contre les ennemis. Entre ces hauteurs il n'y a que des marécages qu'on draine ou comble au fur et à mesure pour en faire des terres habitées. La toponymie conserve le souvenir de ces eaux stagnantes : *Lacus Curtius* au Forum, *Palus Caprae* au Champ de Mars, mais aussi celui des sources qui sont nombreuses sur le territoire (ne trouvet-on pas dans Rome une *Meta Sudans* ?)

D'importants travaux ont donc été nécessaires pour assainir ce lieu, initiés par la construction de la *Cloaca Maxima*. À l'origine, en effet, il ne s'agissait pas d'un grand déversoir des égouts de Rome, mais plutôt d'un drainage des marécages situés à l'emplacement actuel du Forum. Tarquin le Superbe, roi étrusque de Rome au VIe siècle av. J.-C., canalise le ruisseau qui recueille les eaux du Quirinal et de l'Esquilin pour les conduire vers le Tibre ; cette *Cloaca Maxima* dans sa forme originelle resta longtemps un canal à ciel ouvert. Au IIe siècle av. J.-C., la construction de bâtiments civils oblige à la couvrir d'une voûte. Elle devient peu à peu, avec l'apparition et le développement des égouts, un tube collecteur drainant les immondices de la cité vers le Tibre. Elle se jette dans le fleuve près du Ponte Rotto actuel, où l'on aperçoit encore la voûte datant de sa dernière réfection sous Agrippa, en 33 av. J.-C. Tant d'égouts (fonctionnels) ont été construits à Rome que Pline l'Ancien a pu dire que la ville « se trouva suspendue et qu'on navigua sous elle » (*Histoire Naturelle*, 36, 24, pp. 105-108). Les crues du Tibre, fréquentes, embourbent ces conduites de telle sorte que le réseau doit être périodiquement entretenu : en 33 av. J.-C., par exemple, Agrippa fait curer les égouts, puis les inspecte peu de temps après... en bateau (Duret, 2001).

L'urbanisme romain est donc avant tout *utile*. Strabon est l'un des premiers à relever ce trait.

> « À ces avantages résultant pour Rome de la nature de son territoire, ses habitants ont ajouté tous ceux que peut procurer l'industrie humaine ; car, tandis que les Grecs, qui semblent cependant avoir réalisé pour leurs villes les meilleures conditions d'existence, n'avaient jamais visé qu'à la beauté du site, à la force de la position, au voisinage des ports et à la fertilité des sols, les Romains se sont surtout appliqués à faire ce que les Grecs avaient négligé, c'est-à-dire à construire des chaussées, à bâtir des aqueducs et des égouts destinés à entraîner dans le Tibre tous les immondices de la ville » (5, 3, 8).

En effet, dès la fin de la République, Rome est pourvue de quatre aqueducs, d'un réseau d'égouts, de rues et de ponts. Les conduites d'eau sont fréquemment restaurées. Auguste n'indique-t-il pas dans son testament : « J'ai réparé les aqueducs qui, sur plusieurs points, tombaient en ruine, de vétusté. J'ai doublé le volume de l'*Aqua Marcia* en amenant dans son conduit l'eau d'une autre source » (cité par Duret, 2001). De nombreux aqueducs sont construits pour approvisionner Rome en eau courante, suivant l'accroissement de population et s'adaptant progressivement aux besoins : par exemple, l'aqueduc de l'*Aqua Appia* (312 av. J.-C.), celui de l'*Anio Vetus* (272 av. J.-C.), celui de l'*Aqua Marcia* (144 av. J.-C.), celui de l'*Aqua Virgo* (19 apr. J.-C.), les aqueducs de Claude et de l'*Anio Novus* (38 à 52 apr. J.-C.), l'aqueduc de *Traiana* (109 apr. J.-C.), celui de l'*Aqua Alexandriana* (226 apr. J.-C.), etc. L'eau vient des environs de Rome, parfois d'une distance de plus de cinquante kilomètres !

Si le système d'adduction et d'élimination des eaux change d'aspect au cours du temps, la ville également évolue au gré des catastrophes et des désirs des princes. En 390 av. J.-C., les Gaulois mettent la ville à sac ; Rome est alors reconstruite sans ordre, à la va-vite.

> « Cette hâte dispensa du soin d'aligner les rues et de bien distinguer son terrain de celui d'autrui : où il y avait un vide, on bâtissait. Voilà pourquoi les vieux égouts, primitivement établis sous la voie publique, passent aujourd'hui par endroits sous des maisons particulières, et pourquoi l'aspect de la ville offre l'image de prises de possession plutôt que d'une répartition régulière. »
> (Tite-Live, 5, 55, 4)

Au fil du temps, la croissance de la population dans un espace restreint (le *pomœrium* : l'espace enserré par les murailles de la ville) oblige à une extension verticale des habitations. Dès le IIIe siècle av. J.-C., la *domus* (telles celles qu'on voit encore à Pompéi) cède le pas à l'*insula*, immeuble de rapport à plusieurs étages. Sous Constantin, on compte 2 000 *domi* contre 46 000 *insulae*, et l'écart ne cessera de se creuser au cours du temps. Les propriétaires fonciers, poussés par le désir du gain, ajoutent des étages, négligeant fréquemment les risques d'écroulement, de telle sorte qu'une limitation se met peu à peu en place. Auguste et Néron restreignent la hauteur à vingt mètres, Trajan la minore à dix-huit au maximum. Mais si, en façade, la réglementation semble respectée, dans les cours communes les dépassements sont fréquents et l'anarchie architecturale est complète... Ne voit-on pas toujours la même chose à Naples ou Palerme, avec toutes ces constructions illicites dans l'intérieur des cours, invisibles de l'extérieur ?

À quoi ressemble la vie quotidienne dans ces *insulae* ? On manque d'eau dans les étages, aucune vitre ne ferme les fenêtres, les escaliers sont raides, l'inconfort est total. Les repas sont préparés dans chaque appartement sur des braseros qui risquent à tout moment d'enflammer l'immeuble. D'ailleurs, les incendies sont fréquents, presque quotidiens, généralement contenus (Ulpien, *Digeste*, 1, 15, 2). Faute d'une bonne évacuation, les maisons sont fréquemment enfumées, comme en témoigne l'anthracose pulmonaire mise en évidence sur plusieurs momies d'époque romaine (Charlier, 2004a).

On marche difficilement dans la ville pour deux raisons : d'une part, la foule gêne sans cesse la circulation, surtout dans les *rampes*, ce réseau de ruelles gravissant en zigzags les flancs des collines. La divagation des chiens errants et d'autres bêtes sauvages (renards, chauves-souris) est parfois responsable de cas de rage ; cette maladie n'est pas décrite dans le corpus hippocratique, mais apparaît chez Aristote (*Histoire des animaux*, 604 a, 8, 22) et certains tragédiens grecs (Charlier, 2003a). D'autre part, le pavement est souvent défectueux et l'on s'englue facilement dans la boue mêlée d'immondices. Martial résume bien cette situation lorsqu'il décrit les conséquences de l'édit de Domitien sur l'élargissement des rues.

> « Le boutiquier sans vergogne avait fini par nous priver de Rome tout entière, et nulle part où devait être un seuil n'apparaissait de seuil. Tu as enjoint, ô Germanique, à nos ruelles étroites de s'élargir, et ce qui n'était naguère qu'un sentier est devenu une route. On ne voit plus de piliers entourés de bouteilles enchaînées, et le préteur n'est plus forcé de marcher en pleine boue ; plus de rasoir brandi à l'aveugle au sein d'une foule dense, plus de noires gargotes qui encombrent les voies publiques tout entières ! Barbier, cabaretier, cuisinier, boucher s'en tiennent à leur propre seuil. À présent, Rome existe ; naguère, ce n'était qu'une vaste boutique » (7, 61).

Rome ne va véritablement commencer à être monumentalisée qu'à partir de l'époque impériale. Des artistes et architectes grecs sont ramenés de campagnes militaires et chargés de la construction de temples, esplanades, forums, marchés, théâtres, etc. En 64 apr. J.-C., sous Néron, se produit le grand incendie de Rome qui aura d'incroyables conséquences sur l'urbanisme de la ville. Tacite raconte :

> « L'espace resté libre pour bâtir des maisons ne fut pas, comme après l'incendie des Gaulois, rebâti sans ordre et au hasard. Les maisons furent alignées, les rues élargies, les édifices limités à une juste hauteur. On ouvrit des cours et l'on éleva des portiques pour protéger la façade des maisons de rapport. »
> (*Annales*, 15, 43)

Cette monumentalisation finit par devenir un critère obligatoire pour passer pour une véritable ville. Le voyageur Pausanias se moque ainsi d'une petite communauté qui s'est décerné le titre de *polis* :

> « Ni bâtiments officiels, ni théâtre, ni agora, ni eau amenée à une fontaine, et les gens vivent dans des taudis comme des cabanes de montagne au bord d'un ravin » (10, 4, 1).

Malgré tout, les grandes villes comme Athènes ou Rome étaient probablement plus insalubres que les humbles villages : les maladies y étaient plus nombreuses, les vecteurs de maladies l'étant aussi. Mais il y a une chose que les grandes villes possédaient et que n'avaient pas les petites structures urbaines : les réserves alimentaires. Une sécheresse dans un village isolé pouvait en décimer la population tandis que les agglomérations s'organisaient pour acheter, parfois très loin, les vivres essentiels.

Urbanisme, démographie, maladie

La forme d'organisation politique de la Grèce est la cité (*polis*), unité indépendante et autosuffisante, en théorie du moins, qui comporte un centre urbain et un arrière-pays agricole. Quelle est donc l'importance démographique de telles unités ? En Grèce continentale, les cités comptent près de 8 000 habitants, dont 1 500 dans la ville. Les colonies sont d'importance variable. Certaines, simples comptoirs, ne totalisent pas plus de quelques centaines d'habitants (parfois moins), tandis que d'autres sont de véritables villes, comme Métaponte, en Italie du Sud, qui compte près de 40 000 habitants vers 300 av. J.-C. (Nutton, 1995).

En théorie, la taille des cités est limitée par les capacités agricoles de l'arrière-pays, sauf pour les grandes métropoles qui, comme Corinthe ou Athènes, tirent l'essentiel de leurs ressources du commerce et de l'exploitation des richesses d'autres cités. Rares sont celles qui pourraient mériter le titre de mégalopoles dans l'Antiquité gréco-romaine : Athènes (130 000 à 170 000 habitants vers 350 av. J.-C.), Alexandrie d'Égypte (700 000 habitants au Ier siècle apr. J.-C.), Rome (500 000 habitants vers 150 apr. J.-C.), Antioche, Carthage, Éphèse et Pergame (chacune 250 000 habitants environ à leur apogée).

Quelle influence l'importance d'une population peut-elle avoir sur l'existence de maladies, notamment épidémiques ? Prenons un exemple pratique. Pour se maintenir à un niveau de fréquence tel qu'elle puisse apparaître comme une maladie infantile, la rougeole a besoin d'une population comprenant en permanence au moins 7 000 sujets vulnérables (Corvisier, 1985). Par conséquent, le seuil critique au-dessous duquel le virus ne peut survivre est de l'ordre de 300 000 à 400 000 individus regroupés dans un espace restreint. Au-dessous de ce seuil, la maladie ne peut que se manifester de façon épidémique à partir d'une contamination venue de l'extérieur.

> « L'évaluation du nombre des habitants, de la densité démographique et du degré d'urbanisation est un élément capital pour la compréhension de l'épidémiologie du passé, notamment du fait que certaines maladies infectieuses sévissent différemment selon la grandeur et la structure des populations, et épargnent nécessairement celles qui, par leur quantité et par leur concentration, ne dépassent pas un seuil critique. »
> (Grmek, 1983)

La faible concentration de population des villes antiques explique que la majorité des maladies infectieuses se soient manifestées sous forme épidémique (à Thasos et Périnthe, par exemple, d'après les traités hippocratiques). En réalité, il semble que les maladies infantiles actuelles (oreillons, diphtérie, rougeole, etc.) ne soient que d'anciennes maladies épidémiques ayant perdu leur virulence au cours du temps ou n'ayant plus besoin, en raison de l'importance des concentrations des populations, de se manifester sous forme épidémique. Cela pourrait expliquer l'existence de nombreux cas d'oreillons, par exemple, tant chez des enfants que chez des adultes au sein du corpus hippocratique.

Une architecture pour les malades

De tout temps ont existé des sanctuaires thérapeutiques où l'homme malade venait demander au(x) dieu(x) une guérison miraculeuse. L'ensemble du pourtour méditerranéen est jalonné de grottes, sources et sommets garnis d'offrandes allant dans ce sens. Mais de véritables sanctuaires dédiés à la cure ont également vu le jour sous l'autorité d'Asclépios (Esculape), Amphiaraos, etc. L'homme malade vient y séjourner, y suit des prescriptions médicales, sacrifie au dieu et dort dans l'*abaton* (vaste portique ouvert) en attendant que la divinité révèle la prescription finale par un rêve inspiré. De tels sanctuaires existent dans l'ensemble du monde grec (*asclepeion* d'Épidaure, d'Athènes, de Pergame ; *amphiaraon*) et romain (île Tibérine à Rome, par exemple).

À côté de cela, deux « catégories sociales » bénéficient à Rome d'une attention particulière en matière de soins : les esclaves et les soldats. Des esclaves-médecins s'occupent de leurs compagnons dans des quartiers sanitaires spécialisés au sein des grands domaines (ne pense-t-on pas avoir trouvé un petit hôpital dans la demeure d'Hadrien, à Tivoli, chaque chambre pouvant contenir trois lits, l'ensemble étant réparti autour d'un grand hall, avec quelques latrines à proximité ?). Ailleurs, dans chaque fort romain à proximité du *limes* (les limites de l'Empire), on trouve des *valetudinaria* (hôpitaux militaires). L'un des plus anciens que l'on connaisse, à Neuss (Allemagne), date de 50 apr. J.-C. ; son plan est relativement complexe, mais le même type architectural sera repris dans les autres camps et forteresses : près de soixante cellules individuelles (calmes et protégées des courants d'air) sont alignées le long d'un grand hall rectangulaire avec une salle d'accueil et d'opérations où parvient la lumière du jour. L'eau est abondante, avec de nombreuses fontaines, de multiples latrines et un bon système d'égouts.

Sous l'influence du christianisme, des maisons de charité, maisons de pèlerins ou voyageurs (*xenodokeia*) voient le jour. L'évêque Léontius (344-358) en fonde à Antioche et Daphné. À la même époque, saint Basile construit sous les murailles de Césarée une nouvelle cité de malades, de lépreux, de pauvres et d'étrangers qui y bénéficient de soins. De telles installations, parfois réduites à une salle dans la cour d'une église, apparaissent également en Occident, suivant cette influence orientale d'un secours aux pèlerins. Fabiola et Pammachius fondent un hôpital dans les faubourgs de Rome dès leur retour de Terre sainte, vers 397. Le premier hôpital français connu date de 550 et se situe à Clermont-Ferrand (Charlier, 2003c ; Nutton, 1995).

18.

Bilan sanitaire de l'Antiquité gréco-romaine

Six différentes classes de maladies peuvent être identifiées sur les restes squelettiques humains exhumés lors de fouilles archéologiques ou conservés dans des collections muséographiques : maladies dégénératives (arthrose), infections, inflammations, tumeurs (malignes ou bénignes), traumatismes et malformations. L'intrication de ces maladies au cours du temps et en fonction du cadre géographique détermine des changements de répartition et de fréquence, mais aussi de sévérité ; c'est ce qu'on appelle la pathocénose (Grmek, 1983).

Arthrose

La paléopathologie a fourni la preuve du travail des enfants dès l'âge de 4 à 6 ans, notamment par l'observation de lésions d'arthrose et d'inflammations articulaires sur les squelettes d'enfants morts lors de l'éruption du Vésuve et retrouvés à Herculanum. Il s'agissait probablement d'esclaves ou d'enfants libres mais rattachés à des mines de pouzzolane, cette roche volcanique pulvérulente dont l'exploitation fut continue durant toute l'Antiquité.

Chez les adultes, il est un fait communément admis : l'arthrose est relativement et universellement précoce, notamment en raison du travail des champs, de l'important stress physique de l'artisanat, de l'absence d'adaptation efficace aux conditions de travail, etc.

L'observation, à la surface des os, de crêtes d'insertions musculaires hypertrophiques (enthésopathies) permet indirectement de déterminer le travail prédominant de tel ou tel groupe musculaire ; elles peuvent être associées à des arthroses asymétriques et à des modifications de surfaces anatomiques parfois très prononcées, déterminées par l'emploi intensif et répété d'une position de travail. La correspondance avec les données issues de la médecine du travail permet secondairement de poser des hypothèses plus ou moins pertinentes quant à l'activité physique du sujet. Ces lésions ostéologiques sont appelées « marqueurs d'activité ». Il a été ainsi possible de mettre en évidence des stigmates osseux d'une activité athlétique sur plusieurs squelettes masculins d'Herculanum (dont un lanceur de javelot) ; une fileuse a également été identifiée sur le même site. Nous avons pu montrer l'existence des « syndromes du cavalier » chez les populations celtiques, notamment à Monéteau (Yonne), mais aussi sur divers sites de la Méditerranée : Monte Bibele et Monterenzio Vecchia (période étrusco-celtique, près de Bologne, Italie), Este (période vénète, près de Padoue, Italie), Itanos (périodes classique, hellénistique et romaine, en Crète), Argos (de l'Helladique moyen au XVIIIe siècle apr. J.-C., en Grèce continentale), etc.

Certaines formes particulièrement sévères d'arthrose, invalidantes pour le sujet, pouvaient être prises en charge par la société. Citons comme exemple cette arthrose de la hanche gauche tellement importante qu'elle a abouti à un blocage complet de l'articulation (ankylose) chez un homme de 25 à 45 ans, par suite d'une complication d'une luxation congénitale de la hanche ; cet individu vivait à l'époque archaïque (vers 700 av. J.-C.) à Argos (Grèce), et, malgré son handicap physique sévère, il n'a pas été éliminé à la naissance et a pu mener une vie prolongée. Le contexte archéologique et historique de la nécropole nous indique qu'il s'agissait très probablement d'un artisan.

Infections

D'abord quelques dates qui furent de véritables coupes sombres démographiques et dont nous allons tenter de comprendre la nature grâce aux données paléopathologiques : 430-427 av. J.-C., « peste » d'Athènes contemporaine de la guerre du Péloponnèse (possiblement le typhus exanthématique transmis par les poux : mort de Périclès) ; 165-169 apr. J.-C., « peste » des Antonins à Rome (probablement la petite vérole) ; 541-544, peste de Justinien (début de la grande peste endémique) ; 750-752, dernière grande épidémie de peste du haut Moyen Âge.

Par définition, la survenue d'une infection, quelle qu'elle soit, dans la période pré-jennerienne, c'est-à-dire avant l'apparition des vaccins et des antibiotiques, n'est pas un événement sans gravité. Il ne faut pas oublier l'importante mortalité infantile survenant dans les suites de couches et la première semaine de vie. Aristote précise qu'on ne donne de nom à un enfant qu'au bout de sept jours, car la grande majorité des nouveau-nés disparaissent dans ce court laps de temps. Les causes sont majoritairement infectieuses : la survenue d'une diarrhée virale – actuellement bénigne – sans moyen de compensation hydrique efficace (perfusion, solutés de réhydratation) ni traitement actif contre la fièvre, provoque à très court terme une déshydratation du nourrisson et son décès par hypovolémie. La mère peut aussi être touchée : les infections au décours de l'accouchement sont très fréquentes, consécutives à des gestes obstétricaux certes de plus en plus élaborés au fil du temps (importance de Soranos d'Éphèse), mais pas toujours aseptiques. Les endométrites ne sont pas rares dans les descriptions hippocratiques, et les cas de tétanos après section du cordon ou dans les suites d'une plaie souillée sont extrêmement nombreux, comme cela se rencontre encore actuellement en Afrique noire et en Asie du Sud-Est.

Parmi les infections virales, citons également la poliomyélite qui fait des ravages, dont la fréquence semble être grande et, concomitamment, la sévérité faible : des figurations d'individus atteints sont connues, particulièrement en Égypte antique (notamment celle d'un sujet à la jambe atrophiée se tenant debout, appuyé à une canne, sur une stèle conservée à Copenhague).

Pour les infections bactériennes, l'importance de la tuberculose et de la brucellose sont prédominantes : ces deux maladies ont pris leur essor dès la néolithisation, en raison de la domestification d'espèces animales comme les ovins et les caprins ; d'autre part, la sédentarité a favorisé les contacts fréquents et étroits entre l'éleveur et la bête porteuse de la maladie. Précisons qu'à l'époque romaine, l'usage n'existait pas de boire le lait de vache ; celui-ci était uniquement consommé sous forme de fromages, et c'est donc par cette voie (digestive) que les Romains pouvaient se contaminer (outre la transmission directe pulmonaire « classique » entre sujets, ou directe de l'animal à l'homme).

La tuberculose est cette infection granulomateuse chronique due à des germes du type *Mycobacterium*. Mais différents sous-types existent au sein de cette entité nosologique, liés à différents modes d'infection. La tuberculose humaine (*Mycobacterium tuberculosis*) se transmet généralement par inhalation (avec une primo-infection pulmonaire), et est favorisée par les contacts humains proches, la surpopulation, les mauvaises conditions d'hygiène, le confinement. La tuberculose bovine (*Mycobacterium bovis*) se transmet par l'ingestion de viande, de lait ou de fromages infectés par une vache malade (avec une primo-infection bucco-linguale), indépendamment de la densité de population et de l'urbanisme. Certains considèrent que la tuberculose actuelle (dans sa forme clinique et sa virulence) n'existe que depuis l'apparition de véritables villes assurant un réservoir de germes et permettant la sélection de formes bactériennes plus agressives.

La paléopathologie n'offre pas un bon reflet de la fréquence de la tuberculose dans l'Antiquité, cette infection n'intéressant l'os et les cartilages que dans moins de 10 % des cas non traités. En revanche, l'intensification des recherches paléogénétiques – c'est-à-dire ayant pour but l'extraction et l'analyse de l'ADN ancien – nous fournit de plus en plus un état global d'infestation par divers agents infectieux, au premier rang desquels figure la tuberculose. Il devient en effet possible non seulement de détecter l'ADN de *Mycobacterium tuberculosis*, mais aussi d'en déterminer le sous-type exact à partir d'ossements ne présentant pas encore d'atteinte osseuse. Mais une précision doit être posée afin de tempérer nos ardeurs épidémiologiques : le fait d'identifier l'ADN de *Mycobacterium tuberculosis* au sein de restes squelettiques ou momifiés ne signifie nullement que le sujet est décédé de tuberculose. Outre la proportion de porteurs sains et de patients guéris, d'autres étaient atteints d'une forme chronique, tant et si bien qu'ils pouvaient mourir d'une tout autre cause (accident, infarctus, cancer ou... autre infection au développement plus rapide et à l'issue plus brutale). Et les choses se compliquent encore si l'on tient compte des contaminations post mortem par cette bactérie (pouvant être parfois présente dans le sol)... Trouver l'ADN d'un germe ne signifie pas automatiquement identifier un malade.

Intéressons-nous maintenant à la lèpre, maladie voisine de la tuberculose et due à *Mycobacterium leprae*, très probablement rapportée d'Inde en Europe par les armées d'Alexandre (327-326 av. J.-C.). Même s'il existait déjà d'étroits contacts entre l'Asie et le monde méditerranéen en raison de la route de la soie et des épices, il est probable que la charge bactérienne (le nombre d'individus infectés) n'était, avant les guerriers d'Alexandre, pas suffisante pour transporter le germe sur plusieurs milliers de kilomètres.

Les plus vieux cas paléopathologiques, diagnostiqués en Nubie, datent du IVe siècle apr. J.-C., mais des descriptions plus anciennes sont attestées (Arétée de Cappadoce, par exemple, au IIe siècle apr. J.-C.). La maladie s'est ensuite propagée au monde anglo-saxon par l'armée romaine et/ou par les marchands lors de l'intensification du trafic commercial nord/sud contemporain de la conquête romaine, ainsi qu'en témoigne la multiplication des cas paléopathologiques dès le VIe siècle de notre ère, principalement en Angleterre.

On se demande comment la lèpre a pu voyager aussi impunément sur plusieurs milliers de kilomètres lorsqu'on connaît l'effroi causé par les individus atteints. En réalité, celui qui transporte ou transmet le germe n'est pas forcément encore porteur des manifestations physiques de la maladie (particulièrement les mutilations des extrémités : visage, mains, pieds). L'incubation de la lèpre dure de cinq à six ans, ce qui permet amplement à un individu asymptomatique de transporter et transmettre le germe, d'autant plus qu'il est contagieux avant même l'apparition des premiers symptômes.

La comparaison des données paléopathologiques avec les textes médicaux et les chroniques historiques a permis de montrer que le déclin de la lèpre coïncide avec une recrudescence de la tuberculose. Pourquoi ? La contamination par le *Mycobacterium tuberculosis* est généralement infantile, par ingestion de produits laitiers contaminés ou par contact avec un adulte contagieux. Or la tuberculose est rarement sévère chez les enfants dont l'âge est compris entre 5 et 12 ans. En revanche, elle est partiellement immunisante vis-à-vis de la lèpre, les deux maladies étant dues à un germe de même famille dont la réactivité vis-à-vis de l'hôte est comparable. En conséquence, l'augmentation de fréquence de la tuberculose induirait une immunité relative chez les survivants, empêchant une surinfection par le bacille lépreux. La tuberculose pulmonaire, forme prédominante de la maladie, s'étant développée avec l'urbanisation et l'émergence de grandes métropoles vers la fin de l'Antiquité et le début du Moyen Âge, aurait ainsi progressivement contribué à chasser la lèpre d'Europe et du monde méditerranéen.

Une autre maladie phare des temps anciens est la syphilis, entourée de tout un cortège de légendes et de croyances, probablement en raison de son origine vénérienne. Le problème de la survenue de cette infection en Europe, avant ou après les contacts américains de Christophe Colomb, fait actuellement l'objet d'une intense agitation scientifique. La découverte de cas compatibles avec le diagnostic de syphilis congénitale chez deux fœtus datés de l'âge du Fer (silos à grain de la Région parisienne par Djillali Hadjouis) et de l'époque gallo-romaine (nécropole de Costebelle, Var, par Olivier Dutour et Gyuri Palfi) a montré l'ancienneté de cette maladie sur l'Ancien Continent. L'hypothèse admise semble désormais être la suivante : il existait une syphilis endémique faiblement virulente depuis des temps fort anciens, dont quelques cas isolés ont pu être diagnostiqués ; une nouvelle souche de spirochètes nettement plus virulents aurait été importée d'Amérique dès 1492, générant une épidémie sans précédent parmi une population non préparée immunologiquement.

Outre ces maladies épidémiques, qu'en était-il des maladies et déboires du quotidien ? Les céréales étaient fréquemment contaminées de parasites, comme à Herculanum où plus de 10 % du grain retrouvé était attaqué par des insectes. Ces observations corroborent l'importance des conseils architecturaux de Vitruve :

« Les greniers seront élevés et tournés au septentrion ou à la bise afin que la fraîcheur du vent empêche les grains de s'échauffer et les conserve plus longtemps, car les autres aspects les rendent sujets à engendrer des chalands et tels autres insectes qui gâtent le blé. »
(*De architectura*, 6, 9)

Il en était probablement de même pour la viande, malgré la pratique des salages. Les textes nous indiquent que la consommation de viande parasitée n'était proscrite que lorsque le nombre d'œufs de tænias était trop important, ou que celle-ci était molle ou aqueuse (Corvisier, 1985). Il semble que la boisson était également une source potentielle de contamination, notamment pour les soldats, souvent obligés de se désaltérer à l'eau des marais. Pour eux fut conçu un gobelet particulier dont les bords recourbés pouvaient retenir la boue (Plutarque, *Lycurgue*, 9, 8). De même l'existence de nombreux points d'eau associés à des conditions climatiques favorables ont permis le développement quasi universel du paludisme sur les côtes de la Méditerranée, et probablement dans toute l'Europe occidentale et orientale. Il semble également que l'importance du virus West Nile, longtemps sous-estimée, doive être réévaluée (certains lui ont d'ailleurs imputé le décès d'Alexandre le Grand à Babylone).

Le vin en lui-même ne pouvait être parasité, mais l'eau dont on le coupait fréquemment était une source potentielle de miasmes. En effet, l'eau de boisson était facilement souillée par le contact avec les animaux (et leurs excréments). Son stockage dans des citernes, des poteries ou des peaux de bêtes (chèvre, parfois elle-même parasitée !), sans possibilité d'épuration ou de filtrage efficace, était cause d'une pullulation tant microbienne que parasitaire. Ainsi de nombreux cas d'hydrocéphalie semblent être imputables à une infection toxoplasmique congénitale. L'échinococcose (ou hydatidose) a également été incriminée. Le corpus hippocratique nous renseigne sur les maladies liées à la consommation d'eau infectée. Dans *Prorrhétique*, 2, 17, il est conseillé, « chez ceux dont la gorge se remplit de sang, d'examiner s'il n'y a pas une ulcération cachée ou une sangsue fixée ». Les descriptions de dysenteries sont extrêmement nombreuses mais succinctes, de telle sorte que la description ne nous permet pas de typer précisément le germe en cause (*Épidémies*, 4, 9, 31 et 38 ; 7, 3-4). En revanche, les descriptions de vers intestinaux sont plus précises et permettent de confirmer les données issues de la paléoparasitologie. Citons le cas de ce garçon porteur d'une fistule intestinale par laquelle s'échappaient parfois des vers (*id.*, 7, 117), ou cet autre qui rendait des vers par la bouche (*id.*, 5, 55). Même si l'existence de ce dernier signe clinique est contestée par certains (Corvisier, 1985), d'autres parasitologues dont c'est la spécialité en confirment la possibilité (Bouchet, 2005). Enfin le tænia est l'objet d'une description fidèle reprenant le fait qu'il se divise en segments rejetés dans les selles, tandis que la tête reste fixée à l'intérieur des intestins (*Maladies*, 4, 54). Aristote confirme l'existence d'un important parasitisme de la population (vers intestinaux, puces, poux) malgré des habitudes d'hygiène théoriquement suffisantes (*Histoire des animaux*, 5, 19 et 31). Mais plutôt que de parler seulement d'une mauvaise hygiène, ne faut-il pas aussi incriminer l'insuffisance des traitements ?

Si l'on s'intéresse aux ectoparasites, c'est-à-dire ceux présents à la surface du corps, comment passer sous silence l'impressionnante quantité de poux et puces qui devaient infester les populations du passé, toutes classes sociales confondues ? Ces mêmes insectes (poux et puces) ont été incriminés dans l'apparition d'épidémies (peste : *Yersinia pestis* ; typhus exanthématique : *Rickettsia prowaseki*) comme la grande peste d'Athènes au ve siècle av. J.-C.

Prenons l'exemple de cette femme d'Herculanum âgée d'environ 25 ans et enceinte de huit mois (sujet E52), sur les cheveux de laquelle fut retrouvée une lente de pou (Capasso,

1998). Ce même individu présentait une dépression de deux centimètres de grand axe au niveau du crâne (inion), consécutive à des lésions de grattage chronique (prurit de la pédiculose des cheveux). Au total, 22 % des sujets d'Herculanum présentaient une telle anomalie osseuse, sans différence sexuelle statistiquement significative. Des cas antiques de décès dus à cette parasitose sont décrits pour le dictateur Sylla et le poète grec Alcméon (Pline l'Ancien, *Histoire Naturelle*, 11, 114, 6), mais on ignore comment les interpréter réellement : des lésions de grattage se sont-elles surinfectées ? Il existe des échanges permanents d'ectoparasites avec les animaux, particulièrement les chèvres et les moutons élevés au contact des hommes ou dont les peaux sont l'objet de multiples réutilisations. Ces espèces se développent en cas de mauvais état d'hygiène, de locaux mal entretenus ou de surpopulation.

Outre les squelettes, les figurations d'organes sur les ex-voto et les textes médicaux nous renseignent sur l'état de santé des populations du passé (Charlier, 2000). Justement, pourquoi retrouve-t-on dans les *iamata* (textes décrivant les guérisons miraculeuses opérées généralement par Asclépios) autant de cas de stérilité ? La grande fréquence des maladies vénériennes (liées à une mauvaise hygiène locale et/ou à une fréquentation courante des lupanars et autres lieux de prostitution) explique les réactions inflammatoires et les sténoses tubaires ou canalaires responsables de la stérilité tant féminine que masculine (urétrite, vaginite, endométrite, salpingite, orchite, épididymite, balanite, etc.). Le grand nombre d'ex-voto grecs, romains ou étrusques figurant des utérus, des sexes masculins, des seins ou des bébés emmaillotés sont très probablement la traduction de l'irrépressible désir d'enfant face à cette fatalité qu'était la stérilité (et à cette triste banalité qu'étaient les infections génitales...). D'un autre côté, l'égout d'un lupanar romano-byzantin en Israël (Asqelon) a livré près d'une centaine de fœtus et nouveau-nés dont les prostituées se seraient débarrassées pour ne pas restreindre leur activité. Autre exemple poignant du contrôle des naissances : le squelette d'une femme gallo-romaine exhumé en Belgique, contenant encore, à l'emplacement de la cavité pelvienne, l'aiguille en os pouvant avoir permis d'expulser l'enfant au cours d'un avortement (Charlier, 2003b).

De la même façon, pourquoi autant d'ex-voto ophtalmologiques ? La grande fréquence printanière des sécheresses et des infections oculaires pourrait être due à la carence en vitamine A dans le régime hivernal d'une population qui ignorait la carotte et où certains recommandaient d'éviter les légumes en hiver. D'autre part, la mauvaise qualité des eaux (leur absence d'épuration) favorisait l'apparition d'infections oculaires, particulièrement en période néonatale (alors que quelques gouttes de nitrate d'argent dans les yeux au moment de la naissance en empêchent dorénavant le développement).

Enfin, citons ce qui n'existait pas dans l'Antiquité gréco-romaine : le choléra (importé d'Inde au xe siècle), la syphilis vénérienne (quoique... voir *supra*) et la lèpre (elle n'apparut qu'à l'époque hellénistique).

Inflammations

L'observation de certaines lésions paléopathologiques peut aider à résoudre certaines interrogations posées par les archéologues et affiner les déterminations du sexe, de l'âge au décès, de l'état sanitaire de la population, de la présence d'épidémies, des pratiques funéraires, de la latéralité des sujets, des relations familiales entre squelettes, etc. Or, certaines inflammations articulaires et musculo-tendineuses sont liées aux pratiques professionnelles et aux activités sportives. Citons comme exemple d'irritation chronique les exostoses auriculaires des pêcheurs d'éponges, visibles au niveau des orifices des conduits auditifs externes sous forme de formations osseuses denses oblitérant au fur et à mesure ce conduit et aboutissant à terme à une surdité.

Un autre exemple nous est fourni par le « syndrome du cavalier », déformation acquise des ossements humains devant faire rechercher la pratique de l'équitation ou, indirectement, la présence de matériel évoquant cette activité équestre : ossements de chevaux, équipement spécifique... Ce fut, par exemple, le cas avec deux squelettes de Monte Bibele, une nécropole étrusco-celtique (v^e^-IIIe siècle av. J.-C.) de la province de Bologne, dans le nord de l'Italie, proche de Monterenzio.

Dans la tombe 82 de ce site fut retrouvé le squelette d'un homme de 45 à 55 ans, accompagné d'offrandes funéraires typiquement masculines (mais il ne s'agissait pas à proprement parler d'un guerrier du fait de l'absence d'armes dans la tombe). La stature de cet individu était particulièrement grande (1,77 m contre une moyenne masculine sur le site de 1,69 m). Les os du bassin, les fémurs et la colonne vertébrale étaient le siège de modifications morphologiques au niveau des insertions musculaires et des surfaces articulaires (arthrose, enthésopathies, empreintes tendineuses très développées). D'autre part, des traumatismes pouvant être rapportés à des chutes furent mis en évidence (hématomes calcifiés, fractures costales consolidées).

Dans la tombe 87 furent mis au jour les restes d'un homme de plus de 55 ans, avec un dépôt funéraire masculin typique (sans qu'il s'agisse là encore d'un guerrier, archéologiquement parlant). Cet homme, dont la stature était légèrement inférieure à la moyenne masculine sur le site (1,67 m contre 1,69 m), présentait des lésions ostéologiques comparables au précédent : arthrose et enthésopathies dans des localisations bien précises, fractures costales avec luxation entre le sternum et plusieurs côtes.

En résumé, ces deux individus masculins étaient atteints du syndrome ostéologique dit « du cavalier », une entité paléopathologique récemment redéfinie. La sollicitation chronique de groupes musculaires crée une tension sur l'os, notamment en son lieu d'insertion (enthèse), à l'origine d'une irritation chronique qui aboutit à l'apparition de petites formations osseuses appelées « enthésopathies » ou « enthésophites ». La répartition des enthésopathies sur le squelette pourrait permettre d'indiquer l'usage préférentiel de certains muscles et, par conséquent, fournir des informations sur l'activité du sujet pendant une longue période précédant le décès.

Ainsi le syndrome dit « du cavalier » serait causé par l'usage intense et chronique de certains muscles de la hanche et de la cuisse, mais aussi par le maintien du corps dans cette position anatomique peu physiologique qu'est celle de la pratique équine (tronc droit, cuisses fléchies sur le tronc et collées contre la monture, jambes fléchies sur les cuisses, etc.). Classiquement, ces lésions sont bilatérales et symétriques ; elles ont été décrites chez les deux sexes. Grâce aux données issues de la rhumatologie et de la médecine du travail, on sait maintenant que d'autres activités peuvent aussi, théoriquement, être à l'origine de telles lésions : celles du tonnelier, du tanneur, mais aussi la pratique de la moto !

La connaissance de ces anomalies osseuses peut guider l'interprétation portée sur les activités quotidiennes d'un contexte socio-culturel précis. À Monte Bibele, la découverte d'ossements de chevaux fut un argument de plus pour dire que ces lésions n'étaient pas fortuites, mais la conséquence probable d'une longue et intensive pratique de l'équitation.

Dans ce cadre des maladies inflammatoires, de nombreux cas de maladies articulaires ont également pu être observés sur les collections ostéologiques méditerranéennes : spondylarthrite ankylosante, maladie de Forestier (dont la répartition pourrait être familiale et/ou liée à des conditions alimentaires), maladie de Paget, goutte, polyarthrite rhumatoïde, etc.

Les carences nutritionnelles et vitaminiques sont enfin génératrices de lésions osseuses plus ou moins spécifiques : scorbut, rachitisme, anémie sont ainsi mis couramment en évidence.

Tumeurs

Les tumeurs bénignes étaient très nettement plus fréquentes que les lésions malignes (cancers) durant l'Antiquité. Des cas d'ostéomes (tumeurs osseuses prédominant en topographie crânienne), d'ostéochondromes (tumeurs mixtes osseuses et cartilagineuses dont les formes multiples sont utilisées comme traceurs familiaux à l'échelle des nécropoles) ou de neurinomes de l'acoustique (tumeurs nerveuses pouvant éroder l'os à son contact) ont été décrits dans de très nombreuses publications paléopathologiques.

Le développement des tumeurs malignes était généralement le fait de facteurs favorisants : tumeur des sinus chez les travailleurs du bois (particulièrement en Égypte pharaonique), cancer de la vessie des individus atteints de bilharziose urinaire, etc. Des tumeurs osseuses isolées comme des sarcomes d'Ewing peuvent également être diagnostiquées, mais sporadiquement. On dispose de plusieurs cas de tumeurs cutanées, probablement induites par un ensoleillement excessif (carcinome baso-cellulaire du visage), dont l'une a été opérée à l'époque romaine en Angleterre suivant les préceptes chirurgicaux de Celse.

Dans la majorité des cas, il semble que l'espérance de vie des populations du passé n'ait jamais été suffisamment longue pour que les polluants « industriels » (mercure et arsenic principalement, impliqués dans la métallurgie, la joaillerie et les peintures sur vases) aient eu le temps de provoquer l'apparition d'une tumeur.

Traumatismes

Les circonstances de ces lésions extrêmement fréquentes en paléopathologie sont multiples : accident du travail, chute de cheval (son association avec le « syndrome du cavalier » est classique), faits d'armes (blessures de guerre parfois mortelles, ou fractures de défense comme celle de l'avant-bras), mutilation volontaire des enfants (dans le but de les exhiber et de récolter ainsi des espèces sonnantes et trébuchantes), traumatisme obstétrical (fracture de la clavicule ou luxation de l'épaule lors d'une délivrance peu délicate), etc. Des connaissances en balistique peuvent être utiles pour l'interprétation des lésions traumatiques causées par un tiers, qu'il s'agisse de guerre ou de violence privée. Citons enfin tout ce cortège de traumatismes constituant les mises à mort, c'est-à-dire les exécutions dans un cadre religieux ou judiciaire : crucifixion, lapidation, précipitation d'une grande hauteur (roche Tarpéienne à Rome), strangulation, décapitation, pendaison, bûcher, etc. La diversité de ce genre de pratiques, toutes attestées par des découvertes paléopathologiques, est effrayante...

Malformations

Les causes d'apparition d'individus malformés dans l'Antiquité méditerranéenne étaient nombreuses. Certaines maladies génétiques potentiellement responsables de dysmorphie faciale ou généralisée existaient, telle la drépanocytose ou la thalassémie. Des individus atteints par ces maladies de l'hémoglobine ont été figurés sur des terres cuites de grotesques hellénistiques de Smyrne (Asie mineure), et des lésions squelettiques spécifiques de ces affections ont été retrouvées sur des sujets étrusco-celtiques (Monte Bibele, près de Bologne, déjà cité) et romains (en Israël).

Contrairement à l'idée généralement répandue, il existait une importante prise en charge des individus invalides, c'est-à-dire que l'élimination systématique conforme à des justifications religieuses n'était pas la règle. Certains individus malformés ont néanmoins été traités comme des sujets à part, de leur vivant ou après leur mort ; ce fut le cas d'une fillette de 12 ans, trisomique 21, sacrifiée à Rome d'un coup de hache dans le crâne durant l'âge du Fer (Charlier, 2004b). D'un autre côté, un enfant atteint d'une malformation vasculaire cérébrale occasionnant des crises d'épilepsie a été inhumé dans une zone sacrée étrusque (Tarquinia) en probable signe d'exécration.

Le comportement vis-à-vis des sujets anormaux variait énormément en fonction du cadre socio-économique et historique. Ainsi, un neveu de la famille de Scipion, aphasique de naissance (mais non sourd) a été élevé par le dessin (mais n'a pas survécu longtemps). De façon opposée, des individus difformes étaient vendus sur un « marché aux monstres » (*teraton agora*) à Rome, et chacun, s'il en avait les moyens, pouvait en acquérir comme de simples objets ou esclaves afin de les exhiber lors des banquets comme de vulgaires curiosités de la nature. Ce qui est rare et curieux devient très vite cher, et le posséder c'est avoir du prestige, donc du pouvoir (comme, de nos jours, posséder une toile de Rembrandt ou de Renoir dans son salon). Le but était généralement d'acquérir un instrument de domination bien plus que de réaliser un cabinet d'amateur...

Cas paléopathologiques, actes chirurgicaux antiques

L'examen d'une momie égyptienne masculine d'époque pharaonique a montré l'amputation d'un gros orteil associée à la présence d'une prothèse en bois dont la surface usée prouve un usage prolongé ; le reste de l'examen macroscopique et microscopique a révélé l'existence d'une oblitération des lumières artérielles par des dépôts d'origine diabétique. Il est donc probable qu'un vaisseau s'est bouché chez ce sujet, entraînant la gangrène d'un orteil qu'il a fallu amputer.

L'examen d'un squelette d'époque anglo-romaine a mis en évidence une découpe partielle de l'os malaire (au niveau de la face) d'origine chirurgicale, probablement en rapport avec le traitement d'un carcinome baso-cellulaire du visage qui infiltrait l'os en profondeur ; cette technique s'accorde parfaitement avec les directives opératoires de Celse.

Les exemples de trépanations antiques sont nombreux et les causes imputées nous échappent quasi systématiquement : céphalées, tumeur, hypertension intra-crânienne, trouble neurologique quel qu'il soit, épilepsie, folie, rite de passage ou initiatique, etc. La cicatrisation des berges est couramment observée, témoignant d'une survie prolongée du sujet au décours de l'intervention (quelques semaines ou mois au moins). Parfois l'issue fut plus tragique, comme en témoigne le carré de trépan incomplet (la lamelle osseuse est dégagée sur 90 %) retrouvé dans une incinération romaine (nécropole de la *Via Trionfale*, Rome) indiquant un décès du sujet au cours de l'opération, probablement sur une brèche vasculaire, compte tenu de la topographie de la découpe.

Outre ces quelques cas cités, de nombreux sujets porteurs d'amputations (soit thérapeutiques, soit punitives) ont été identifiés. La cicatrisation des lésions est courante, témoignant d'une antisepsie et/ou d'une cautérisation efficaces.

Importante fréquence des intoxications aux métaux lourds (plomb, arsenic)

La multiplication des dosages élémentaires sur les restes squelettiques (paléo-toxicologie) a mis en évidence des taux anormalement élevés en métaux lourds dans les ossements anciens, cela dès l'âge du Fer. Les sources potentielles étaient multiples : produits alimentaires souillés (d'où l'importance du vin !), port de bijoux composés de métaux non ou mal raffinés, modes de transport et de stockage alimentaires (céramiques aux peintures délétères, tuyauteries plombées dont la toxicité était certes atténuée par les calcifications internes), etc. Il existait également des sources artisanales (on pourrait presque dire *industrielles* à l'apogée de l'Empire romain) de mercure (à partir du cinabre utilisé dans l'extraction de l'or : pollution aérienne [fourneaux], hydrique [eau de lavage] et tellurique).

Les effets délétères du plomb étaient déjà bien connus dans l'Antiquité. Lorsque Vitruve décrit les trois types de conduites d'eau (maçonnerie, tuyaux de céramique ou de plomb), il insiste sur le côté néfaste de ces derniers :

> « Les tuyaux de poterie ont cet avantage qu'il est fort aisé de les raccommoder quand ils en ont besoin et que l'eau y est de beaucoup meilleure que dans les tuyaux de plomb dans lesquels il s'engendre de la céruse que l'on estime fort dangereuse et fort contraire à nos corps. Et, en effet, il y a apparence que le plomb ne doit pas être réputé bon pour la santé si ce qui s'engendre de ce métal est dangereux. Cela se prouve par l'exemple des plombiers que l'on voit d'ordinaire être pâles à cause de la vapeur qui s'élève du plomb quand on le fond et qui, pénétrant le corps, brûle les parties et corrompt le sang. De sorte que l'on peut dire que pour avoir de bonne eau, il ne faut pas la faire venir dans des tuyaux de plomb, et même elle est plus agréable à boire quand elle a été conduite par de la poterie. Aussi voit-on que ceux qui ont des buffets garnis de quantité de vases d'argent trouvent l'eau meilleure quand ils la boivent dans de la terre. »
> (*De architectura*, 8, 7)

Se laver

L'hygiène personnelle semble avoir été très pratiquée en Grèce ancienne. Les ablutions étaient quotidiennes : on se lavait les mains (parfois les pieds aussi) avant les repas, et des pièces étaient fréquemment consacrées aux ablutions dans les habitations, mais également dans les sanctuaires (Ginouvès, 1962). Des salles de bain existaient dans les habitations aisées (« princières ») dès l'époque mycénienne, par immersion complète dans des sortes de baignoires. Au Ve siècle av. J.-C., on trouvait principalement des pièces comportant des vasques et des trépieds permettant des ablutions. Enfin, dès le IVe siècle, puis à l'époque hellénistique, des salles de bain équipées de véritables baignoires se répandirent dans toutes les habitations.

D'autre part, la modicité du prix d'entrée autorisait théoriquement tout ou partie de la population à accéder aux bains publics (Théophraste, *Caractères*, 9), rendus nécessaires pour assurer une hygiène convenable à ceux qui ne possédaient pas de salle de bain privée. Plusieurs types architecturaux sont rencontrés : tantôt pièce unique, tantôt véritable bâtiment aux multiples pièces pouvant alterner bains chauds, froids et tièdes. Des salles de massage existaient également. Originellement lieu voué à l'hygiène corporelle (avec des bénéfices individuels, mais aussi collectifs pour l'ensemble de la communauté, on l'a vu), le bain public devint, à l'époque hellénistique et romaine, un endroit social où se traitaient les affaires, où s'élaboraient les contrats, etc. L'éducation des enfants et le modelage du corps des hommes se déroulaient également au contact des bains, ainsi qu'en témoignent les nombreuses salles d'eau associées aux gymnases (Delorme, 1960). Comme le rapporte Corvisier, « dans l'Athènes hellénistique, en proportion de population, le nombre d'établissements de bains était plus élevé que dans le Paris de la première moitié du XIXe siècle » (Corvisier, 1985).

Malgré cette hygiène corporelle, il existait en Grèce et à Rome plusieurs ectoparasites comme, par exemple, les trois espèces de poux : du corps, des cheveux et du pubis (les « morpions »). Malgré tout, il faut penser que toutes les classes sociales (surtout les esclaves et nombre de manœuvres) n'avaient probablement pas accès, faute de temps ou de moyens, à ces lieux d'hygiène et pouvaient constituer des réceptacles de parasites.

D'autre part, manger avec les mains augmentait le risque de contagion par les maladies infectieuses. Marcher pieds nus (apanage des individus ayant peu de moyens financiers et des esclaves) augmentait les risques de traumatismes et d'infections : tétanos, mais également risque d'infection locale puis de gangrène. Dans *Articulations*, 40, on trouve la description hippocratique d'une nécrose des chairs et peut-être aussi des os après qu'un talon eut heurté trop fort le sol au cours d'une course sur un chemin raboteux...

19.

La momie du Fin-Renard (Bourges)

Un petit rouquin gallo-romain

Le 15 septembre 1908, au lieu-dit le Fin-Renard, à Bourges, des terrassiers mettent au jour les restes d'un tombeau gallo-romain. Poussés par la curiosité (et l'avidité ? Il arrive que les sépulcres cachent des trésors ou, à défaut, des bijoux...), ils ouvrent le sarcophage de calcaire et trouvent un cercueil de plomb contenant le corps momifié d'un garçon. Le contact direct avec ce cadavre dans un excellent état de conservation leur a probablement fichu une peur bleue (d'autant plus que l'enfant était roux !), car, pour conjurer le sort, ils se mirent à jouer à la balle avec le petit corps, fracturant de nombreuses côtes, séparant le tronc des membres et de la tête. Quelques fragments (tronc, main droite et segments du visage) sont néanmoins récupérés par des érudits locaux, quelque temps plus tard, et finissent par aboutir au Musée archéologique de Bourges (musée du Berry). Près d'un siècle plus tard, dans le cadre d'une exposition sur *Maternité et petite enfance dans l'Antiquité romaine*, une équipe multidisciplinaire dirigée par le docteur Pierre-Léon Thillaud a été chargée d'examiner les restes de l'enfant (Thillaud, 2003, 2004).

Le sexe de l'enfant s'est révélé être sans doute aucun masculin en raison de la présence d'un pénis fracturé à sa base ; aucune extraction d'ADN n'a été menée dans un but de confirmation génétique du sexe, d'une part parce que celle-ci était inutile (le simple examen corporel nous fournissant la réponse), d'autre part parce que l'extraction de l'ADN aurait été d'une grande difficulté, en raison de l'extrême contamination des tissus par le plomb du cercueil.

Du fait de l'absence d'os long conservé sur toute sa longueur, l'évaluation de l'âge au décès n'a pas été chose facile. La réalisation de nombreuses prises de vues radiographiques par le docteur Glon a été d'une grande aide, notamment les clichés centrés sur la main droite. Sur ces derniers, en effet, étaient visibles une destruction post mortem des extrémités du radius et de l'ulna, mais aussi d'une grande partie du carpe. Les os capitatum et hamatum étaient en partie modelés ; le trapèze et les extrémités des métacarpiens et des phalanges étaient ossifiés. En tenant compte des données actuelles concernant le degré d'ossification des enfants, il a donc été possible de dire que ce garçon était mort à un âge compris entre 2 ans 5 mois et 5 ans, ce qui est assez large. Un examen scannographique centré sur le noyau de l'épaule gauche révéla un âge supérieur à 2 ans, tandis qu'un autre focalisé sur la hanche droite indiquait un âge inférieur à 3 ans. L'ensemble de ces éléments concordait donc pour désigner un garçon de deux ans et demi, ce qui correspondait bien avec la longueur du cercueil de plomb (un mètre), la taille d'un tel garçonnet étant approximativement de 90,3 +/– 3,2 centimètres (moyenne actuelle).

La surface corporelle de l'enfant présentait une couleur ocre accompagnée de dépôts blanchâtres, déjà remarquée vers 1910 par les premiers archéologues qui y avaient vu les signes d'un possible embaumement à la manière égyptienne. En réalité, à la suite d'un patient et soigneux nettoyage du tronc, deux aspects très nettement différents apparurent : le premier, de couleur grisâtre, correspondait aux restes d'épiderme ; le second, blanchâtre et grumeleux, recouvrant de larges secteurs du premier, était constitué d'un mélange de plomb et de calcite. Il semble en effet que s'il y eut momification, elle fut naturelle, les écoulements d'eau chargée de calcite à travers le cercueil ayant solubilisé les sels de plomb secondairement fixés à la surface du corps. Or, la présence d'une limite très nette du dépôt d'oxyde de plomb sur la face postérieure du tronc, au niveau de la région dorso-lombaire (le bas du dos, au-dessus de la racine des fesses), pourrait indiquer la présence d'une sorte de chemise totalement décomposée, dont ne persisterait plus que la silhouette...

En 1985, la momie avait fait l'objet d'un premier examen radiographique ayant mis en évidence une tuberculose vertébrale (mal de Pott) au niveau de la sixième vertèbre thoracique (T6). Un an plus tard, à la suite d'un scanner, ce diagnostic fut révisé au profit d'une tumeur vertébrale ayant pu constituer la cause du décès... Au cours de notre campagne d'examens, l'absence du corps de la sixième vertèbre thoracique a bien été confirmée, mais pas sa destruction : elle était venue se ficher entre un poumon et quelques côtes, probablement lors du jeu de ballon des terrassiers en 1908... Le docteur Thillaud réalisa alors une fibroscopie, c'est-à-dire un examen des cavités à l'aide d'une fibre optique éclairante ; il retrouva le fragment osseux là où l'examen radiographique en avait indiqué la localisation (sommet du poumon droit), ainsi que les cassures fraîches au niveau des cinquième et septième vertèbres.

Aucune autre lésion particulière n'était visible sur les fragments conservés, ni aucune anomalie osseuse. L'examen des lambeaux cutanés ne révéla la trace d'aucun tatouage ni d'aucune incision cutanée ayant pu être en rapport avec un éventuel embaumement ; d'autre part, les examens scannographiques ont tous confirmé la persistance de nombreux organes internes à l'intérieur même du tronc. L'origine de cette conservation corporelle était donc indubitablement naturelle.

Nous voulions néanmoins connaître un peu mieux l'état de santé de ce garçon et, éventuellement, identifier les causes de son décès. De multiples examens histologiques furent donc réalisés et envoyés par la Poste en Italie ; j'étais alors en mission à Rome, sans microscope ni aucun moyen d'examen. C'est dans un laboratoire de restauration d'objets d'art, proche du *Palazzo Farnese*, que se déroulèrent les examens, entre d'immenses fresques pompéiennes et un torse d'éphèbe en marbre blanc couronné de lierre...

Des fragments du crâne furent prélevés puis analysés au microscope : ils conservaient encore, trappées au sein des nombreuses travées osseuses, des cellules sanguines en parfait état de conservation. Certaines avaient été décolorées par le plomb (et les années), réalisant des globules bruns plutôt que rouges. Tout un myélogramme était visible, l'ensemble des cellules de la moelle osseuse étant exceptionnellement préservées (mégacaryocytes, érythroblastes, érythrocytes, leucocytes, etc.). Aucune anomalie n'était cependant visible.

L'observation des lamelles osseuses en lumière polarisée ne mit pas en évidence d'anomalie notable, mais montra une conservation parfaite des structures tissulaires, près de deux mille ans plus tard. La disposition régulière et la finesse des lamelles osseuses s'accordaient avec une croissance harmonieuse.

Un curetage de la cavité rectale fut étudié, montrant la préservation des différentes tuniques intestinales (muqueuse, sous-muqueuse, musculeuse, sous-séreuse, séreuse) ; aucun parasite ni signe en faveur d'une éventuelle infection ne furent retrouvés. Un prélèvement réalisé au niveau du paquet de vaisseaux et de nerfs situé à la racine du bras droit permit d'identifier des structures vasculaires et nerveuses sans lésion particulière. Des cheveux ont enfin été examinés à la loupe binoculaire et au microscope : leur couleur naturellement rousse a été confirmée, c'est-à-dire qu'il ne s'agissait pas d'une teinture réalisée du vivant du sujet (au henné, par exemple), ni au cours de la momification par imprégnation des sels de plomb dans les structures internes du cheveu.

Nous n'avions donc pas trouvé la cause du décès de cet enfant, ce qui était assez frustrant, compte tenu du caractère exceptionnel que revêtait la conservation d'un corps momifié gallo-romain. Mais d'aucuns ont persisté à supposer que la couleur des cheveux de ce bambin avait quelque chose à voir avec les soins apportés à sa conservation... et avec son destin exceptionnel !

20.

Malformés et infirmes dans l'Antiquité

Épuration ou exhibition ?

La paléopathologie tente de répondre à certaines interrogations posées par les archéologues et les historiens. L'une des questions les plus fréquentes est celle de la prise en charge des individus malformés dans les sociétés méditerranéennes anciennes. Ce cadre historique et géographique est particulièrement riche en ce qu'il permet de confronter trois sources documentaires bien distinctes : les textes littéraires et médicaux (philologie, histoire de la médecine), les données icono-diagnostiques (ex-voto, statues, graffitis...) et les études paléopathologiques proprement dites (histoire des maladies).

Il est généralement admis que le sort réservé à l'individu anormal dans les sociétés anciennes était une élimination pure et simple, parfois associée à la mise à mort de la mère, créatrice du monstre (et vraisemblablement tenue pour fautive, sinon impure). On se rend assez vite compte, au fur et à mesure du dépouillement des corpus de textes et des études paléopathologiques, que la réalité n'est pas aussi évidente et que le sujet est nettement plus complexe. Au fil du temps, certains sujets semblent faire l'objet de soins particuliers : on les élève, on les montre comme des objets de curiosité, on peut les acheter (parfois très cher) sur des marchés spéciaux... Après leur décès, leur cadavre est parfois, exposé dans un jardin ou déposé dans un véritable cabinet d'amateur sous la forme d'un squelette exceptionnel par ses mensurations ou contrefait, ou encore sous l'aspect d'un corps immergé dans le miel (dont la remarquabe stabilité et les propriétés physico-chimiques en firent longtemps un fixateur avant l'apparition du formol). La possession d'un tel individu augmente considérablement le prestige du propriétaire, sauf si, bien entendu, l'être malformé est issu de son propre sang.

Décrivons quelques exemples paléopathologiques d'anomalies anatomiques graves identifiées à partir de squelettes de sujets antiques. Nous verrons ensuite dans quelle mesure leur étude permet de confirmer ou de modifier les témoignages médicaux ou littéraires qui nous ont été transmis. Cette sous-discipline a pour nom la paléotératologie, c'est-à-dire l'étude des malformations humaines des populations du passé à partir de leurs restes osseux ou momifiés issus des fouilles archéologiques ou conservés au sein de collections muséographiques.

Certains individus inhumés au sein d'une zone sacrée étrusque, probablement en guise d'offrandes aux dieux, ou pour conjurer le mauvais sort, ont pu être identifiés comme malformés. Un tel cas est rapporté par l'archéologue Bonghi Jovino à Tarquinia (Étrurie, au nord de Rome) : il s'agit d'un enfant de 7-8 ans, « albinos et encéphalopathe », enterré dans l'aire sacrée du temple de la Cività (« Area A »). Si la présence de troubles neurologiques centraux semble tout à fait plausible (des lésions osseuses érosives en rapport avec un anévrisme artério-veineux ont été mises en évidence), le diagnostic d'albinisme décrit par l'auteur tombe « comme un cheveu sur la soupe », sans aucune justification. Dans tous les cas, l'épilepsie induite par l'anévrisme cérébral de localisation pariétale gauche peut justifier à elle seule l'appellation de *monstrum* posée pour cet individu par Bonghi Jovino. Autrement dit, l'individu a fait l'objet d'une inhumation particulière compte tenu de ses troubles neurologiques et des possibles anomalies physiques associées dont il a pu être porteur. Nous ne pouvons par contre absolument pas déterminer si le regard porté à l'époque sur sa personne fut néfaste ou positif. Cependant, compte tenu des témoignages antiques dont nous disposons, il est tentant de penser que ce sujet fut considéré comme impur : son inhumation au milieu des dieux pourrait impliquer une volonté de purification...

Un cas comparable concerne la jeune fille de l'âge du Fer exhumée à Rome (squelette *Equus Domitiani* 2), de 13 à 14 ans d'âge dentaire, ayant été sacrifiée d'un coup de hache létal porté au niveau du crâne (voir *supra*).

Le cas exceptionnel de l'homme de Mundford (Norfolk, Angleterre) permet une autre comparaison paléopathologique. Les restes de cet individu de 25 ans environ, ayant vécu sous l'empereur Constant (333-350 apr. J.-C.), ont été étudiés par le paléopathologiste anglais Calvin Wells il y a plusieurs dizaines d'années. Celui-ci démontra qu'au moment de la naissance, en présentation par le siège, la sage-femme aurait malencontreusement tiré sur l'enfant d'une façon peu précautionneuse, puis lui aurait partiellement déchiré l'épaule (provoquant du même coup des lésions osseuses, vasculaires et nerveuses : atteinte de la tête de l'humérus et du plexus brachial). Dans le même temps, cette maladroite aurait probablement occasionné une hémorragie intracrânienne chez le nouveau-né, causant une hémiplégie responsable secondairement de multiples asymétries osseuses : au niveau des insertions tendineuses et musculaires, des calibres osseux et des processus dégénératifs, etc. Or l'individu a été retrouvé *décapité* ! Il est tentant de voir un lien entre la fin malheureuse (mise à mort pure et simple) de cet homme et son infirmité. La question principale est de savoir si son élimination était liée à son aspect physique... Était-il porteur du « mauvais œil » ? Était-ce là une raison suffisante pour mourir ou être sacrifié dans ce contexte chrono-culturel ?

Plus tard, particulièrement à l'époque de la Rome impériale, il semble que l'on assiste à une inversion de tendance, avec un accroissement de fréquence des soins prodigués aux sujets malformés dont la durée de vie s'allonge considérablement. Cette rupture est le fait de deux causes radicalement opposées. La première, d'importance mineure, est l'influence chrétienne de tolérance vis-à-vis de celui qui n'est pas tout à fait conforme à la normalité (notamment l'enseignement de Saint-Augustin). La seconde, très nettement prépondérante, est l'intérêt pour le « sensationnel », motif qui a probablement poussé le propriétaire d'une luxueuse villa des faubourgs de Rome (*Via Lucrezia Romana*) à garder près de lui un individu atteint d'une forme particulière de dyschondrostéose. Celui-ci, un jeune homme qui mourut entre 16 et 23 ans, était d'une taille inférieure à la normale ; son bras droit, mal formé, considérablement raccourci, ankylosé, était, en position bloquée, contracté sur le tronc, en flexion. Ajoutons qu'une fracture ancienne du tibia droit a également été observée sur lui sans que son origine pût être déterminée : participation aux travaux quotidiens (accident du travail) ? mutilation destinée à accentuer la difformité du pauvre esclave (l'usage existait en effet de déformer les enfants pour les exhiber et quémander de l'argent) ?

À Rome encore, une forme d'assistance matérielle peut parfois exister : sous Auguste, un riche enfant, muet de naissance (*mutus natura*), loin d'être abandonné ou laissé pour compte, reçoit une éducation adaptée à son infirmité et communique par le dessin. Cependant, ce type de prise en charge doit être considéré comme très rare, réservé à des élites ou à des cercles de médecins ou de philosophes.

Les causes d'anomalies acquises sont multiples dans l'Antiquité : l'importante densité de population des grandes agglomérations (la Rome impériale, par exemple) et la proximité des habitats, avec leurs déchets, favorisent le développement du typhus et autres maladies d'insalubrité. Des infections virales et bactériennes comme la méningite, la rougeole, les oreillons, la scarlatine et la variole tuent, ou, à défaut, laissent les enfants infirmes (cécité, surdité, paralysie, troubles mentaux...). À quoi il convient d'ajouter le rachitisme, la poliomyélite, la tuberculose, l'épilepsie, les amétropies (myopie, astigmatisme, hypermétropie, cataracte précoce...), la maltraitance pédiatrique, le stress, l'épuisement et les accidents induits par le travail infantile, les complications de la guerre (traumatismes, brûlures, amputations, malnutrition...), la pollution environnementale, etc.

Galien rapporte des déformations corporelles liées à une mauvaise contention dans les suites de la naissance. Dans le chapitre VII du traité *Des causes des maladies*, il écrit : « Le corps du nouveau-né est mou et pour ainsi dire fluide, et il se déforme facilement, que la sage-femme ne le reçoive pas bien au moment de l'accouchement, ou ne le lange pas comme il faut, ou que, par la suite, la nourrice ne le prenne ou ne le pose pas dans les règles quand elle lui donne le sein, le baigne ou le lange. » Ces anomalies morphologiques seraient à rapprocher en grande partie des déformations acquises non par un lange maladroit, mais par le rachitisme dont les capacités mutilantes sont nettement plus développées. C'est le cas pour l'ensemble des déformations rapportées, selon Galien, à un excès d'alimentation, une manipulation malhabile ou trop tonique, une marche précoce... Prenons comme argument, pour le rachitisme, cette déformation sternale appelée *pectus excavatum*, caractérisée par une courbure interne excessive du sternum décrite comme suit par Galien :

> « Quant à la région du thorax, elle est souvent déformée par les nourrices qui la langent mal (...), ce qui se constate particulièrement souvent chez les filles, car les nourrices veulent chez elles élargir la région des hanches et des flancs pour les faire plus larges que la poitrine, l'emballent en quelque sorte avec les bandelettes, langeant très strictement

> les régions des omoplates et de la poitrine, si bien qu'il arrive souvent que la tension ne soit partout égale : de ce fait, la poitrine se présente en creux, et les parties correspondantes de la colonne vertébrale, bossues. »

L'un des cas paléopathologique de *pectus excavatum* est connu dans le pourtour de la Méditerranée, date de l'époque romaine impériale (Ier-IIe siècle apr. J.-C.) : une jeune esclave de 25-30 ans était porteuse de cette anomalie physique dans le cadre d'un probable rachitisme (*Via Lucrezia Romana*, Rome, tombe 45), possible cause de son décès.

L'identification d'anomalies physiques sur les squelettes exhumés des fouilles archéologiques permet d'apporter des arguments nouveaux à propos de la prise en charge des individus malformés. En fonction du contexte chronoculturel, ceux-ci sont l'objet d'une élimination à caractère plus ou moins religieux, bénéficient d'une intégration à la vie quotidienne, ou encore profitent de soins visant à leur survie et parfois à leur exhibition. Au fur et à mesure des analyses ostéo-archéologiques, la paléotératologie permet de mieux identifier les squelettes des sujets anormaux et de préciser les détails de leur prise en charge tant au cours de leur vie qu'après leur décès.

21.

L'histoire de la polyarthrite rhumatoïde revisitée par les squelettes précolombiens [1]

La polyarthrite rhumatoïde est une maladie inflammatoire des articulations, progressivement mutilante et destructrice, qui atteint avec prédilection les femmes après l'âge de 40 ans. En mettant au jour des cas anciens de cette maladie, la paléopathologie permet de reconstituer pas à pas toute son histoire, depuis ses prétendues origines américaines jusqu'à son expansion mondiale actuelle.

Il semble qu'avant la découverte de l'Amérique par Christophe Colomb, la très grande majorité des cas de polyarthrite rhumatoïde étaient présents dans le Nouveau Monde. Paradoxalement, l'impressionnante quantité de momies étudiées (dont l'examen des tissus mous [cartilages articulaires et synoviale] autorise théoriquement un diagnostic plus aisé des maladies articulaires que l'os sec) n'a révélé aucun cas probant de cette maladie (Resnick, 1988). Bien évidemment, l'absence de cas ne signe pas l'absence de la maladie, et l'intensification des recherches paléopathologiques pourrait renverser ces affirmations. Ce sont donc les squelettes qui ont permis de mieux cerner l'épidémiologie de cette entité nosologique.

1. Ce chapitre reprend en grande partie les informations données dans l'article suivant : P. Charlier, « Ce que nous enseigne l'Ancien Monde à propos de la polyarthrite rhumatoïde », *Polyarthrite Infos*, n° 58, 2005, pp. 28-29.

C'est Bruce M. Rothschild, paléopathologiste américain, qui, le premier, a mis en évidence l'importante prévalence des cas chez certaines tribus indiennes d'Amérique du Nord (Rothschild 1988, 1990, 1992a, 1992b ; Woods 1988). Dans l'Alabama et l'Ohio (Woodland), la proportion de squelettes porteurs de lésions de polyarthrite rhumatoïde est impressionnante, composant ce que l'on a pu appeler une « zone de forte densité » (sorte de territoire d'émergence de la maladie pour ces auteurs). Cependant, on est étonné de constater que les cas de formes sévères de la maladie sont rarissimes.

D'autres cas du Nouveau Monde ont été rapportés par Garcia-Kutzbach (Garcia-Kutzbach 2002) à partir d'ossements mayas précolombiens, ce diagnostic ayant été conforté par une imagerie médicale et des comparaisons iconographiques (figures humaines sur des poteries contemporaines des squelettes). Citons également le cas isolé d'un rhumatisme inflammatoire diffus diagnostiqué sur un squelette précolombien de l'île Kodiak, en Alaska (Ortner, 1981). Les plus anciens cas de polyarthrite rhumatoïde du Nouveau Monde avoisinent 8000 ans av. J.-C. (Aceves-Avila, 2001).

En revanche, il existe manifestement quelques cas sporadiques de cette maladie dans l'Ancien Monde. En voici un court inventaire : un squelette anglo-romain avec des altérations au niveau des poignets et des mains (Thould, 1983) ; quelques cas saxons et médiévaux européens (Rogers, 1981) ; trois cas européens datés du VIIe au IXe siècles apr. J.-C. (Aceves-Avila, 2001) ; deux cas normands (à Lisieux d'époque romaine, à Rouen d'époque médiévale) dont le diagnostic a été confirmé par l'imagerie médicale et une étude anatomo-pathologique (Blondiaux, 1997) ; un cas indien (Inde) datant de 500 av. J.-C. (Aceves-Avila, 2001) ; et probablement de nombreux cas encore ignorés ou non publiés.

D'autre part, l'étude des textes et notamment des descriptions historiques de certains souverains et personnages passés à la postérité (pathographie) nous permet de proposer d'autres cas de polyarthrite rhumatoïde : l'empereur byzantin Constantin Monomaque IX (vers 980-1055) développa dès l'âge de 63 ans une sévère polyarthrite invalidante (Caughey, 1974) ; Christophe Colomb lui-même aurait souffert de cette maladie lorsqu'il fut atteint d'une importante inflammation oculaire (sclérite) associée à une arthrite sévère (opinion développée par plusieurs auteurs).

Il semble donc légitime de penser que la polyarthrite rhumatoïde existait dans l'Ancien Monde de façon très sporadique (et généralement peu sévère ?) avant la découverte de l'Amérique et presque jusqu'en 1800 (Rogers 1987, 1989, 1990). Des diagnostics erronés, tels que rhumatismes liés à la goutte, ont pu être portés sur ces cas, soit du vivant des patients, soit lors d'études postérieures. Mais l'absence relative de cette maladie peut également être rapportée à la faible espérance de vie pour cette période : en pratique, elle n'avait pas toujours le temps de se développer ou d'être symptomatique.

Or, l'étude paléopathologique de restes humains provenant de plus de soixante sites archéologiques avoisinant la « zone de forte densité » décrite plus haut n'a révélé la présence d'aucun cas de polyarthrite rhumatoïde (Rothschild, 1992a). De fait, Rothschild, ignorant ou ne reconnaissant aucun des cas de polyarthrite rhumatoïde de l'Ancien Monde, propose l'existence d'un vecteur (allergène ou micro-organisme) impliqué dans la transmission et le développement de cette maladie. Pour nous, cette hypothèse est tout aussi soutenable s'il existe également quelques cas sporadiques de polyarthrite rhumatoïde hors du champ de la « zone de forte densité » : cette maladie étant pluri-factorielle, hors certaines zones sujettes à des facteurs nettement favorisants elle peut survenir au cas par cas de façon dispersée et hasardeuse.

Le problème est de toute façon nettement plus complexe que ce que nous avons tenté ici de synthétiser. Cette maladie est soumise à de nombreux facteurs (environnementaux, nutritionnels, statut socio-économique, statut immunologique, troubles endocriniens, terrain génétique, infections intercurrentes...). La preuve en est que les cas actuels de polyarthrite rhumatoïde parmi les populations indiennes d'Amérique du Nord ne sont pas liés à HLA DR4, comme le sont la grande majorité des cas caucasiens (Wilkins, 1983).

En effet, si l'hypothèse d'un vecteur a été avancée par certains, il faudrait expliquer la relative protection dont bénéficient, vis-à-vis de cette maladie, diverses ethnies comme les populations aborigènes d'Australie : la polyarthrite rhumatoïde n'y existe qu'en cas d'« hybridation » avec des Caucasiens dans la (ou les) génération(s) précédente(s) (Webb, 1995 ; Roberts-Thomson, 1999). Mêmes résultats dans les populations autochtones de Nouvelle-Guinée (Pile, 1993) et du Nigeria (Silman, 1993).

Alors, vecteur (allergène ou micro-organisme) ou apport génétique ? Les deux ? Autre chose ? Seule la multiplication des études paléopathologiques pourra permettre de résoudre la question de l'origine de la polyarthrite rhumatoïde. L'intérêt n'est pas seulement historique ; il guide considérablement les voies de recherche actuelle sur les mécanismes de survenue de cette maladie.

22.

Les pérégrinations du « masque » de Richelieu

La chapelle de la Sorbonne, fermée pour cause de restauration depuis de longs mois, recèle sous ses voûtes plusieurs trésors architecturaux, mais aussi paléopathologiques ! Dans le tombeau du cardinal de Richelieu se cache encore non pas son crâne, mais son masque, ou plutôt son visage vraisemblablement découpé et comme momifié. Qu'en est-il réellement de ces restes, et ne s'agit-il pas plutôt d'une légende entourant la Sorbonne ?

Richelieu meurt le 4 décembre 1642 après plusieurs jours d'agonie. Il s'était plaint, le 6 mai, d'une « nouvelle fluxion sur le bras, et [de ce que] l'ancienne ouverture que Dieu et la nature avaient faite s'[était] ouverte et a[vait] jeté de nouveau pus en bonne quantité ». Au mois d'octobre, il avait été atteint d'une pleurésie et dans la nuit du 29 novembre avait craché du sang et été fort fébrile. Son portrait funèbre, réalisé sur son lit de mort et d'un grand réalisme, est actuellement conservé à l'Académie française.

Six jours après sa mort, le 10 décembre, à l'issue de l'embaumement dont on ignore les détails pratiques, les entrailles de Richelieu sont déposées dans une urne de plomb placée dans une crypte de l'ancienne chapelle de la Sorbonne (détruite depuis).

La cérémonie funèbre a lieu quelques jours plus tard.

> « Le samedi 13 du même mois de décembre, le corps de Monseigneur le Cardinal fut transporté de son palais en l'église de Sorbonne, étant dans un char magnifique, couvert d'un voile de velours noir croisé de satin blanc et enrichi des écussons des armes de Son Éminence, brochés d'or et d'argent. Les six chevaux qui traînaient étaient entièrement couverts de la même parure, environnés de six pages tenant chacun un gros flambeau de cire blanche, précédés et suivis d'une si grande quantité de lumières de même façon, que faisaient porter et portaient devant eux les parents, alliés, amis, domestiques et officiers du défunt qui se sont trouvés ici en carrosse, à cheval et à pied, que le soir du jour auquel se fit le convoi était aussi clair qu'en plein midi, les grandes rues de cette ville se trouvant trop étroites pour la foule innombrable de peuple dont elles étaient bordées. »
> (*Aultre journal touchant la mort de Monseigneur le Cardinal de Richelieu et du transport de son corps hors de son palais*, Bibliothèque de l'Arsenal, Ms. 3852, f°17, rapporté par Venard, 1973, p. 23)

Le corps est déposé dans un cercueil de plomb placé sous un catafalque, dans l'ancienne chapelle de la Sorbonne.

Très vite, les pérégrinations du cadavre du cardinal tournent au rocambolesque.

> « Le mardi 19 mai, sur les dix heures du soir, vint un carrosse attelé à six chevaux dans la cour de Sorbonne, pour enlever la bière où était le corps de feu Monseigneur le Cardinal, duc de Richelieu, et fit trois ou quatre tours dans ladite cour pour faire croire que ladite bière avait été enlevée (...). Le carrosse ne l'enleva en effet ; mais les docteurs donnèrent ordre de faire ôter en même temps ladite bière de plomb couverte de velours noir (...). On ne sait où lesdits docteurs ont fait mettre ladite bière. »
> (*Registre de la Faculté de Théologie*, cité par Venard, *id.*, p. 35)

Il est très probable que l'ensemble fut déposé dans la crypte de l'ancienne chapelle de la Sorbonne où se trouvait déjà l'urne de plomb contenant les viscères de Richelieu.

En 1648 a lieu la consécration de la nouvelle chapelle de la Sorbonne où sont déposés les restes de Richelieu (il s'agit théoriquement de leur dernière demeure...). Le caveau, signalé par un poêle (ou drap mortuaire) est situé à la croisée du transept (emplacement désigné par le cardinal lui-même).

Le 12 avril 1675, la duchesse d'Aiguillon passe contrat par-devant notaire avec le sculpteur François Girardon pour la réalisation du monument funéraire de son oncle (Venard, *id.*, p. 37). Dix-neuf ans plus tard, en 1694, soit cinquante-deux ans après le décès du cardinal, après de multiples déboires financiers, le monument est enfin terminé et déposé dans la chapelle. On ouvre alors le caveau pour installer la volumineuse sculpture. Le procès-verbal de cette translation de corps est ainsi libellé :

> « Dans une cave au milieu du chœur de l'église de Sorbonne repose le corps du Cardinal duc de Richelieu, dans un cercueil de plomb enfermé dans un cercueil de bois, couvert d'un velours noir avec un galon d'argent, et sur le velours noir une grande croix de toile d'argent d'environ un pied de large, le tout couvert d'un poêle de velours noir, avec une croix d'argent, posé sur trois barres de fer scellées en travers du caveau. Au bout du caveau est attachée à la muraille une lame de cuivre de trois pieds et demi de haut et de deux pieds de large. Au haut de ladite lame sont les armes du Cardinal gravées sur le cuivre, et au-dessous l'épitaphe qui contient ce qui suit : "Ici repose le Grand Armand-Jean du Plessis, Cardinal de Richelieu, Duc et Pair de France : grand en naissance, grand en esprit, grand en sagesse, grand en science, grand en courage, grand en fortune, mais plus grand encore en piété." »
> (Piganiol, 1765 ; Brice, 1713)

L'auteur de l'épitaphe n'est autre que Georges de Scudéry, écrivain et académicien, autrefois entretenu par Richelieu. Le nouveau tombeau, sculpté par Girardon, est donc mis en place dans la nouvelle chapelle, à l'entrée du chœur. Les restes de Richelieu y sont déposés dans la cuve.

Plus rien ne bouge jusqu'en février 1793, date à laquelle Alexandre Lenoir, ancien élève des Écoles royales de peinture et d'architecture, se rend en l'église de la Sorbonne pour y prendre possession de la sculpture de Girardon avant qu'elle soit détruite par les révolutionnaires. Il y trouve un détachement du général Hanriot qui s'apprête à démolir le monument.

> « Je retirai de leurs mains le mausolée de Richelieu. On voit sur le visage de la statue de la Sagesse les coups de baïonnette et de sabre que des furieux portèrent sur le plus beau morceau de Girardon. En les défendant, j'ai reçu un coup dont je porte la marque à la main, et, malgré mes efforts, je ne pus empêcher la fracture du nez du Cardinal ; il a été heureusement recueilli et recollé. Une petite portion de la draperie qui couvre le sarcophage et le visage de la Religion est couverte aussi de coups de baïonnette. » (Gréard, 1901)

Mais le bruit court qu'il existe un trésor dans les caveaux de la Sorbonne. Le citoyen Leblanc, membre du directoire du Département, donne l'ordre de procéder à des fouilles sommaires. Le 19 frimaire an II (1er décembre 1793), quand les trois citoyens « commis à l'enlèvement des cercueils » se présentent à la Sorbonne, ils apprennent de la bouche du concierge que l'avant-veille, 17 frimaire, le citoyen Saillard, commissaire de la section, est venu avec plusieurs autres citoyens et a fait ouvrir le caveau de Richelieu. Interrogé, Saillard leur déclare qu'un particulier, dont il ne se rappelle pas le nom, mais qui était chargé d'ordres du Département, l'a effectivement requis « de l'accompagner à la Sorbonne pour fouiller ledit caveau ; qu'il a fait ouvrir ledit caveau ; qu'ils y sont descendus sans en rien emporter ; qu'ils l'ont fait refermer et que, depuis, il n'en a plus entendu parler » (Anonyme, 1867).

Du 19 au 23 frimaire, toutes les sépultures de la chapelle de la Sorbonne sont profanées, les cercueils ouverts et les ossements jetés en vrac dans les caveaux. Le procès-verbal signale cinquante cercueils (« tant grands que petits », ces derniers étant probablement ceux des enfants de la famille Richelieu), dont quarante portaient des plaques de cuivre indiquant le nom du défunt et sa date de décès – vingt-huit de la famille de Richelieu et douze docteurs de la Sorbonne –, « lesquelles plaques ont été enlevées et comptées ».

Alexandre Lenoir, qui assiste à l'ouverture de la tombe de Richelieu, constate que le corps est « dans une entière conservation », mais qu'il « fut mis en pièces par la multitude ». « Ce fut un certain homme, Cheval, qui lui porta le premier coup » (Gréard, 1901). Il est probable que l'inconnu ayant profané la tombe de Richelieu quelques jours auparavant était ce même Cheval (Anonyme, 1867 ; Gréard, 1901). Cheval, bonnetier de la rue de la Harpe, est un des plus ardents patriotes de la section des Thermes. Profitant de l'heure de pause accordée aux ouvriers au moment du déjeuner, Cheval aurait subtilisé la tête de Richelieu, l'aurait enveloppée dans un morceau du linceul et l'aurait emportée chez lui. Puis il serait revenu sur le lieu de son forfait et se serait arrangé avec les ouvriers pour « enterrer » l'affaire...

Une autre version du vol de la tête de Richelieu a été rapportée plus récemment (Toraude, 1924). Un certain Odio-Baschamps, ancien religieux prémontré et curé constitutionnel de Pordic, puis bibliothécaire de la ville de Saint-Brieuc, passant près de la Sorbonne aurait vu des sans-culottes jouer au ballon avec une tête. Reconnaissant immédiatement celle-ci, il aurait fait semblant de jouer lui aussi, puis l'aurait prise et déposée chez le dénommé

Cheval. Un peu plus tard, il aurait ramené la tête de Richelieu en Bretagne et l'aurait léguée à son ami l'abbé Armez. Le fait – ô combien macabre – de jouer au ballon avec des restes humains s'est déjà vérifié : ainsi avec la momie de l'enfant gallo-romain de Bourges, par exemple (voir *supra*, p. 235) ; en revanche, le fait que le visage se soit présenté comme un masque et non comme un crâne dans son intégralité, empêchant de s'en servir comme d'un ballon, rend cet aspect du récit invraisemblable.

Reprenons la première version : déposé dans l'arrière-boutique de Cheval, le chef de Richelieu est montré certain jour à l'abbé Armez, un de ses plus fidèles clients. On reconnaît ses fortes pommettes, la barbiche et la moustache presque intactes sur la peau parcheminée. Il semble en effet qu'il s'agisse non pas du crâne complet, mais bien du masque de Richelieu. Pas un masque funéraire (réplique en plâtre des traits du défunt), mais un visage scié depuis le sommet du front jusque sous le menton. Ce procédé, présenté par certains comme fréquent à l'époque et destiné à faciliter l'embaumement (Venard, 1973, p. 45), est en réalité tout à fait inhabituel. Le sciage du crâne, pratiqué au moins depuis le XVe siècle (Depierre, 1988 ; Valentin, 1995), se fait d'ordinaire quasi horizontalement, selon un plan unissant le dessus des orbites à l'occipital. Il s'agit en pratique de prélever le cerveau en totalité le plus facilement possible (Georges, 1997, 1999). Les encyclopédies chirurgicales sont unanimes sur le sujet, particulièrement au temps où se déroule l'embaumement du corps du cardinal (Georges, 2002). Un rapport de l'époque indique que « les chirurgiens qui ont ouvert la tête de Son Éminence en font un miracle de la Nature (...). On lui a trouvé tous les organes de l'entendement doublés et triplés... » (Bibliothèque de l'Arsenal, Ms. 3852, f° 16 v°).

Le 9 thermidor, Cheval tente de se débarrasser de la tête et l'offre à l'abbé Armez qui la conserve un certain temps, puis en fait don à son frère, maire de Plourivo (Côtes-d'Armor).

En 1812, la relique se trouve toujours à Plourivo. Son détenteur, Armez, constate que des insectes commencent à la ronger et la confie à un pharmacien de Saint-Brieuc qui la recouvre de vernis. Sous la Restauration, une dame du voisinage, désireuse d'en faire hommage au duc de Richelieu, demande à Armez de la lui céder, mais celui-ci refuse. La tête passe alors au fils Armez (Charles) qui, devenu député des Côtes-du-Nord sous la Monarchie de Juillet, l'emporte avec lui en venant s'établir à Paris.

Le tombeau de Richelieu a été remis en place en 1823 dans la chapelle de la Sorbonne, mais à un emplacement différent (bras droit du transept au lieu du chœur).

En 1840, le peintre Bonhommé, chargé de faire un portrait du cardinal de Richelieu pour orner une des salles du Conseil d'État, emprunte le fameux masque pour s'en inspirer. Tout Paris est au courant de la précieuse relique que possède Charles Armez, et certains commencent à s'en scandaliser. Dans *La Chambre des députés actuelle daguerréotypée par un sténographe*, on lit à l'article consacré à Armez : « Une chose distingue ce député de tous ses collègues, c'est qu'il a la tête de Richelieu dans son cabinet cependant que le tombeau du grand ministre reste vide à la chapelle de la Sorbonne. »

Le *Bulletin archéologique* s'intéresse lui aussi à l'affaire : le bibliothécaire d'Angers a fait savoir que la tête du cardinal de Richelieu se trouve en la possession de M. Armez fils, député des Côtes-du-Nord. Dans la livraison du 19 juin 1846, on peut lire :

> « M. le comte de Montalembert exprime le vœu que cette tête soit replacée dans le tombeau remarquable du cardinal de Richelieu qui décore le croisillon méridional de la chapelle de la Sorbonne. Cette chapelle a été bâtie par le Cardinal. Il n'y a pas de place plus convenable pour ce dernier reste du

> grand ministre que son propre tombeau, entièrement vide aujourd'hui. » (1867, pp. 11-12)

Finalement, Armez repart en Bretagne avec son masque qui préside chaque année la distribution des prix au collège de Saint-Brieuc...

Les tractations entre le ministère de l'Instruction publique et Armez n'aboutissent qu'en 1866 ! L'ancien député fait don de la relique à Napoléon III, et c'est le ministre Victor Duruy qui le reçoit pour le restituer solennellement à sa sépulture. Ce dernier en a donné une description succincte :

> « Cette tête n'en était pas une à proprement parler. Elle avait été sciée de haut en bas de manière à ne laisser subsister que le front et la fine moustache qu'imposait, même à un cardinal, la mode du temps. La ressemblance était frappante et ce masque semblait d'hier. Louis XIII l'aurait reconnu. »
> (Toraude, 1924)

Le 15 décembre 1866 a lieu une cérémonie de réinhumation de la tête dans la chapelle de la Sorbonne, en présence des corps constitués et des plus hauts représentants de l'Université. Le coffret renfermant le masque de Richelieu est descendu dans un caveau aménagé sous le monument de Girardon.

Mais ce repos n'est que de courte durée... En 1895, au cours de la reconstruction de la Sorbonne, on s'aperçoit que le soubassement du mausolée s'est dégradé, que le coffret est devenu accessible à tous et court le risque d'être (à nouveau) volé aisément. On ressort alors le masque de Richelieu pour s'assurer qu'il est bien là. Octave Gréard, vice-recteur de l'Académie de Paris, a livré ses impressions :

> « Mes souvenirs me reportaient en même temps au *Récit* de Martin Cureau de la Chambre (médecin de Richelieu) qui avait vu le Cardinal sur son lit de mort. "Son visage ne

> semblait pas changé ni de forme, ni de contour : le front, le nez et les joues paraissaient tout de même que s'il avait été encore en vie. Il avait seulement les yeux un peu plus enfoncés que lorsqu'ils étaient animés". (...) La tête était passée à un ton brun, ce qui fit dire à M. Nénot qu'elle ressemblait à un vieux bronze florentin. La barbiche apparaissait, irrégulièrement coupée, comme par un coup de ciseau donné à la hâte. M. Hanotaux constatait de son côté la dissymétrie des arcades sourcilières, la longueur du nez busqué au milieu, l'enfoncement des orbites, le menton court et pointu, tous les traits propres à la construction de la tête du Cardinal. Et en voyant ce profil effilé, ce front haut et proéminent, cette lèvre mince et fine sous la moustache, comment n'être pas frappé de la ressemblance avec le portrait de Champaigne, le marbre de Girardon, le buste et surtout l'admirable médaille de Varin. »
> (Gréard, 1901)

Cette fois-ci, le coffret est enseveli sous une armature de ciment au plus profond du caveau.

Pendant ce temps, le caveau privé des descendants de la famille de Richelieu, placé dans le sous-sol de la chapelle Saint-Vincent, continue d'accueillir ses hôtes. Une histoire de revenants défraie même la chronique lorsqu'un inconnu, se faisant passer pour le fantôme de Richelieu, laisse traîner des billets défendant formellement l'inhumation d'un petit cousin du cardinal à ses côtés, au prétexte que la somme des vertus du très prétentieux cousin avoisine le néant... La dernière inhumation a lieu en 1953 ; depuis lors, plus personne n'est entré dans le caveau qui recèlerait donc près d'une vingtaine de cercueils couvrant trois siècles d'aristocratie parisienne.

Le 4 décembre 1971 eut lieu la dernière translation connue des restes de Son Éminence. Une ultime cérémonie solennelle fut organisée, visant à replacer les reliques de Richelieu sous le tombeau définitivement restauré et rétabli à son emplacement primitif (milieu du chœur). Il s'agissait, d'après les témoins, du « masque » du cardinal, de quelques poils de barbe et d'un annulaire ; on ignore tout de la provenance des reliques secondaires (poils et doigt). Une méchante rumeur veut que le visage de Richelieu soit tombé en poussière à la vue du ministre de l'Éducation de l'époque...

23.

Ötzi

L'inconnu le plus célèbre du monde ?

Quelles bêtises n'a-t-on pas dites sur Ötzi, l'homme des glaces, retrouvé dans un glacier alpin, le Similaun, à la frontière de l'Italie et de l'Autriche ! Essayons de replacer ici les faits scientifiques tels qu'ils sont dorénavant admis par l'ensemble de la communauté scientifique.

Découvert le 19 septembre 1991 par Erika et Helmut Simon, un couple de touristes allemands, dans une petite dépression du Val Senales, le corps n'émergeait de la glace que par la tête et la partie supérieure du tronc. La police autrichienne fut immédiatement saisie de l'enquête, comme il est de règle pour toute découverte de cadavre. Tout le monde était loin de se douter que le corps datait du IVe millénaire avant Jésus-Christ ! Une incroyable dispute de spécialistes géomètres s'ensuivit dès que l'importance de la découverte apparut, afin de déterminer le droit de propriété territoriale sur le corps ; finalement, le 2 octobre 1991, le cadavre fut considéré comme propriété des Italiens... à 92 mètres près ! Entre-temps, de multiples objets avaient été récupérés autour du cadavre : fragments d'arc et de flèches, lambeaux de cuir, corde, ceinture, végétaux en tous genres, couteau en silex, etc.

Le corps ne fut extrait des glaces que le 23 septembre en présence du professeur Henn, de l'Institut de médecine légale d'Innsbruck. Dans ce service, la momie fut décongelée en portant sa température à 18 °C, puis aspergée d'acide (pour la désinfecter et éviter toute pullulation microbienne ou mycélienne) et transportée le même jour à l'Institut d'anatomie pour y être recongelée à –6 °C sous 98 % d'humidité. À la fin du mois de juin 1998, le corps fut transporté à l'hôpital régional de Bolzano (donc en Italie), puis au *Museo Archeologico dell'Alto Adige* où il se trouve toujours, visible par les touristes du monde entier, derrière une vitre.

Des fouilles archéologiques furent ensuite conduites du 3 au 5 octobre 1991 sur le site de découverte du corps : des fragments de manteau végétal et des lambeaux de cordages furent alors exhumés dans un rayon de 4 à 5 mètres autour du cadavre. Des fouilles plus fines, menées du 20 juillet au 25 août 1992, accompagnées d'une filtration millimétrique de l'eau de nettoyage, permit de mettre au jour des esquilles d'épiderme, des lambeaux de fibres musculaires, des ongles, des fragments de peau animale, etc.

Les restes furent d'abord considérés commes étant ceux d'un aviateur disparu au cours de la Seconde Guerre mondiale, puis comme ceux d'un alpiniste décédé dans les années 1970. Une datation au carbone 14 montra plus tard qu'il s'agissait bel et bien des restes d'un sujet de l'âge du Bronze, daté entre 3350 et 3100 av. J.-C.

L'exceptionnelle conservation du corps, momifié naturellement par la glace, a permis une quantité impressionnante d'investigations tout à fait inédites sur le corps d'un sujet de cette période historique. Une véritable aubaine pour les archéologues, mais aussi pour les paléopathologistes !

Le corps est en très bon état de conservation, à l'exception du flanc droit endommagé lors des premières procédures d'extraction (au piolet !). Il fut retrouvé presque nu, à l'exception d'une chaussure au pied droit (équivalent d'une taille française actuelle 38). Des lambeaux de peaux animales rentrant dans la composition de ses vêtements furent successivement identifiés : chèvre, cerf, bœuf, ours brun (pour le « béret ») et chamois. Son équipement était principalement composé d'une hache en cuivre, d'un poignard en silex, d'un arc, d'un fourreau en peau de chamois contenant quatorze flèches, de deux tendons de grand herbivore (des liens à utiliser en cas d'urgence ?), de quatre pointes et d'un perforateur en corne de cerf. Dans la poche de sa ceinture, les archéologues identifièrent un rasoir, un autre perforateur et une lame de silex. Une aiguille, un petit disque de pierre percé (interprété initialement comme un pendentif ou une amulette) et un récipient en écorce de bouleau entouré de feuilles d'érable furent enfin découverts.

Dorénavant, la momie ne pèse plus que quinze kilos – à comparer aux quarante qu'Ötzi devait peser de son vivant (pour 1,60 m de taille).

L'examen anthropologique montra quelques particularités corporelles : absence des quatre dents de sagesse (troisièmes molaires), très forte usure de l'émail dentaire (surtout au niveau du maxillaire supérieur gauche), absence de caries (fréquentes sur les autres squelettes connus de la même période), une fracture multiple ancienne consolidée au niveau des côtes gauches, des fractures récentes non consolidées des côtes droites et de l'humérus gauche (consécutives à la pression du glacier longtemps après le décès, ou contemporaines des derniers moments de vie du sujet ?), un kyste articulaire au cinquième orteil du pied droit (lié à une intense déambulation) et d'importantes calcifications artérielles pour son âge (40 à 53 ans).

Fait beaucoup plus rare et d'observation exceptionnelle, des tatouages furent mis en évidence dans les régions lombaires, sur le genou droit et sur l'articulation tibio-tarsienne droite (au niveau de la cheville). Il s'agissait de croix et de lignes parallèles, autrement dit de tatouages relativement peu élaborés. Leur présence dans des zones de forte sollicitation musculaire, ligamentaire ou articulaire fit porter très tôt le diagnostic de tatouages thérapeutiques, ou du moins antalgiques. Le tatouage devait, par sa présence, faire disparaître la douleur. Autre hypothèse, plus pratique celle-ci : la chaleur libérée lors de la réalisation même du tatouage aurait pu être responsable d'une anesthésie temporaire. À moins que seule la suggestion ait joué ici un rôle. D'autres pensent que ces tatouages se trouvent sur des lignes de force telles celles dont se sert la médecine traditionnelle chinoise (acuponcture)...

Une étude génétique, fondée sur la comparaison des haplotypes du chromosome Y, montra qu'Ötzi appartenait à un groupe humain alpin originaire d'Europe centrale. En revanche, son origine géographique a pu être approchée grâce à un examen toxicologique et élémentaire des dents réalisé par Wolfgang Muller, de l'université de Camberra (Australie) ; la comparaison de certains marqueurs comme le strontium et le plomb aurait permis d'identifier une zone de vie dans la région de l'Eisack, en Italie, un peu au sud du lieu de découverte du corps.

Des examens radiographiques réalisés à l'hôpital régional de Bolzano par le Dr Gostner mirent en évidence un corps étranger au sein de la momie : une pointe de flèche fichée entre la plèvre viscérale (contre un poumon) et les gros vaisseaux axillaires (à la racine du bras) ; une telle localisation peut se révéler mortelle en raison de l'importante hémorragie ou des lésions de l'appareil respiratoire qu'elle provoque. En cas de survie, comme le mentionna le Dr Eduard Egarter Vigl, médecin légiste à Bolzano, une infection aurait pu se développer et emporter le sujet à plus ou moins long terme. L'orifice d'entrée, au niveau de l'épaule gauche, fut découvert au cours d'un réexamen minutieux des téguments de la momie à la loupe binoculaire (il était passé totalement inaperçu lors de la première inspection).

La biologie moléculaire a pu démontrer ici l'une de ses applications les plus extraordinaires à l'archéologie. Un chercheur du Laboratoire scientifique d'archéologie de Brisbane (Australie), Thomas Loy, a mis en évidence que les ADN mitochondriaux présents à la surface du poignard, sur les flèches brisées au contact du fourreau, et sur quatre échantillons de peau étaient tous différents. C'est-à-dire qu'ils appartenaient à autant d'individus distincts. Autrement dit, Ötzi serait mort au cours d'un combat acharné contre de multiples assaillants... Meurtre ? Fait de guerre ? Voilà des circonstances de décès bien peu paisibles...

Le contenu de son tube digestif a pu être examiné afin de reconstituer plus finement encore ses ultimes moments. Des pollens de conifères ont été identifiés, permettant d'affirmer qu'il a séjourné à une altitude comprise entre 1 400 et 2 200 mètres. L'examen des restes de ses deux derniers repas (trois à quatre heures et huit à douze heures avant son décès) a mis en évidence qu'ils avaient été composés de céréales (notamment de l'orge) et de viande de cerf.

L'arc n'était pas fonctionnel (il n'était pas monté) et les flèches n'étaient pas encore complètement taillées. La hache ne devait pas être très utile non plus, son tranchant étant d'une très grande largeur : une étude métallographique a d'ailleurs montré qu'elle n'avait jamais été affûtée... On s'est donc très vite posé la question du statut de cet individu, parti avec un matériel inutile affronter des conditions extrêmes : guerrier ? chaman ? explorateur ? fou ? Les scientifiques qui poursuivent les examens anthropologiques, archéologiques et paléopathologiques s'évertuent à répondre point par point à ces interrogations.

24.

Les trois morts de Jeanne d'Arc

Le 13 février 2006 a commencé l'étude scientifique des restes présumés de Jeanne d'Arc, conservés au Musée des amis du Vieux-Chinon. L'important doute planant sur leur authenticité (nature humaine ou pas ?), de même que le côté rocambolesque de leur historique ainsi que leur datation aberrante, ont rendu nécessaire un réexamen scientifique multidisciplinaire. Tentons d'y voir un peu plus clair sur l'histoire de ces « reliques » et d'inventorier les différents moyens d'étude à notre disposition pour ce faire.

La mise à mort

Le 30 mai 1431, Jeanne d'Arc est brûlée vive place du Vieux Marché à Rouen. Il s'agit sans nul doute possible de la mort la mieux documentée de tout le xve siècle, tant les commentaires historiques, les actes des procès de condamnation puis de réhabilitation fourmillent de détails pratiques et de descriptions plus ou moins fidèles. L'historien Quicherat signale que les juges (et le cardinal de Winchester) ont ordonné, lors du procès de Jeanne, que les cendres de son bûcher soient jetées à la Seine afin d'éviter que des actes de sorcellerie ne voient le jour à partir de ses restes. Le but était probablement tout autre : éviter toute récupération du corps, s'assurer que rien n'avait persisté de la crémation et que toute trace de la Pucelle d'Orléans, véritable aiguillon d'une révolte anti-anglaise, avait disparu. Nous reviendrons plus loin sur les chefs d'accusation exacts ayant motivé sa mise à mort.

Cochard nous livre les circonstances des exécutions de cette sorte :

> « Généralement, au Moyen Âge où la combustion était un supplice assez fréquent, le bûcher était ainsi disposé : la pile des bois et des fagots, séparés par des lits de paille, était carrée, portant directement sur le sol. Au milieu et dans la partie supérieure était ménagée une ouverture par laquelle le supplicié, cousu dans un sac, était précipité, de haut en bas, dans le bûcher incandescent dans toutes ses faces. En pénétrant dans cette fournaise, mordu par le feu, il était vite carbonisé. Au besoin, le bourreau, d'un coup de pique, abrégeait l'agonie. Dans ces conditions, le supplice était court (...), mais, pour Jeanne, les Anglais n'adoptèrent pas le mode ordinaire de la combustion, qui avait l'inconvénient de dérober instantanément la victime aux regards des assistants. Eux, au contraire, voulaient une combustion visible afin que, la voyant dans les flammes mourir et morte, le peuple ne prétendît pas qu'elle avait pu s'échapper ou qu'on lui avait substitué une autre femme. En conséquence, afin qu'elle fût vue de tous, du commencement à la fin de l'exécution, les Anglais dressèrent le bûcher en plein marché sur une haute plate-forme, disposition qui devait rendre le supplice de Jeanne plus cruel et plus long. » (Cochard, 1900, p. 9)

Les témoignages de l'époque sont plus succincts :

> « J'ai été au dernier sermon fait sur le Vieux-Marché de Rouen ; j'y étais avec le bailli, car à ce moment-là j'étais lieutenant du bailli. La sentence fut prononcée comme quoi Jeanne était délaissée à la justice séculière. Aussitôt après cette sentence, immédiatement et sans délai, elle fut remise aux mains du bailli et, sans que le bailli ou moi-même, à qui il appartenait de prononcer la sentence, en eussions

> prononcé une, le bourreau, sans plus, prit Jeanne et la conduisit à l'endroit où le bois était préparé, et elle fut brûlée. »
>
> (*Déposition de Laurent Guesdon*, R 233-234, citée dans Pernoud, 1974, p. 309)
>
> « Le jour même où Jeanne fut brûlée, le bois était préparé pour la brûler avant que le sermon soit fini et que la sentence ait été prononcée. Et aussitôt la sentence portée par l'évêque, sans aucun délai, elle fut conduite vers le feu, et je n'ai pas vu qu'il y ait eu aucune sentence portée par le juge laïc. Mais elle fut immédiatement conduite au feu. Une fois dans le feu, elle cria plus de six fois : "Jésus !", et surtout en son dernier souffle elle cria d'une voix forte "Jésus !" au point que tous les assistants purent l'entendre. Presque tous pleuraient de pitié et j'ai entendu dire que les cendres, après sa combustion, furent rassemblées et jetées dans la Seine. »
>
> (*Déposition de Maugier Leparmentier*, *id.*, pp. 309-310)

L'exécution eut en effet lieu en trois temps.

Intoxiquée par les vapeurs (monoxyde de carbone ? œdème aigu du poumon lésionnel dû aux hautes températures et aux gaz de combustion ?), Jeanne meurt mais seule sa robe est brûlée par le feu du brasier (« *In quo Johanna crudeli et horrenda crematione suffocata est* » : Sentence du procès de réhabilitation, *in* Quicherat, 1847, 3, p. 361). Elle apparaît alors nue et morte à la foule.

> « Et lorsqu'elle fut morte, comme les Anglais avaient peur qu'on ne dise qu'elle était évadée, ils dirent au bourreau de repousser un peu le feu en arrière pour que les assistants puissent la voir morte, afin qu'on ne dise pas qu'elle s'était évadée... »
>
> (*Déposition de Jean Riquier*, *id.*, p. 311)

Dans un deuxième temps, de la paille est rajoutée près du corps mort, et le brasier est ravivé. Les liens de Jeanne se défont, le corps bascule dans le brasier et se consume.

Après un long temps, le bourreau constate que le feu s'assoupit et remarque que le cœur et les entrailles de Jeanne ne sont pas brûlés. Dans un troisième temps, donc, il rajoute sur ces organes des charbons, verse de l'huile et du soufre afin d'en hâter la combustion, mais, manifestement, cela est sans effet, ce qui fut considéré *a posteriori* comme miraculeux (mais il s'agit pour nous d'une observation courante en pratique médico-légale, ces organes étant chargés d'une humidité qui repousse temporairement leur crémation) :

> « Aussitôt après l'exécution, le bourreau vint à moi et à mon compagnon, frère Martin Ladvenu, frappé et ému d'une merveilleuse repentance et terrible contrition, comme tout désespéré, craignant de ne savoir jamais obtenir pardon et indulgence envers Dieu de ce qu'il avait fait à cette sainte femme. Et disait et affirmait ce bourreau que, malgré l'huile, le soufre et le charbon qu'il avait appliqués contre les entrailles et le cœur de Jeanne, toutefois il n'avait pu aucunement consumer ni mettre en cendres les entrailles ni le cœur, de quoi était autant étonné comme d'un miracle tout évident. »
> (*Déposition du frère Isambart de la Pierre*, E 270, cité dans Pernoud, 1974, p. 313)

Les cendres furent alors collectées pour être jetées dans la Seine (« *Ex ordinatione cardinalis Angliae, post mortem Johannae, fuerunt per tortorem recollecti (...) cineres* » : *id.*, p. 186 ; « *Collecti fuerunt universi cineres quos illic ignis tam de lignis quam de ipsiu corpore et ossibus reliquerat et de ponte in Sequanam projecti* » : Thomas Basin, *Hist. Caroli VII, in* Quicherat, 4, p. 354).

> « Après la mort de Jeanne, les Anglais firent ramasser ses cendres et les jeter dans la Seine, parce qu'ils craignaient qu'elle ne s'évadât ou que certains ne croient qu'elle s'était évadée. »
> (*Déposition de Pierre Cusquel*, R240-241, citée dans Pernoud, 1974, p. 312)

> « J'ai entendu dire par Jean Fleury, clerc du bailli et greffier, que le bourreau lui avait rapporté qu'une fois le corps brûlé au feu et réduit en cendres, son cœur était demeuré intact et plein de sang, et il lui fut dit de réunir les cendres et tout ce qui restait d'elle et de les jeter dans la Seine, ce qu'il fit. »
> (*Déposition de Jean Massieu, id.*, p. 313)

Voici enfin la version racontée du côté sympathisant anglais (c'est-à-dire telle que colportée par les prêches des ecclésiastiques du parti anglophile). Elle est écrite par le « Bourgeois de Paris », issu de l'Université de Paris. On remarquera que l'épisode de la conservation partielle des organes humides (entrailles et cœur) n'y figure pas.

> « Elle fut donc bientôt condamnée à mort par tous les juges et liée à un pieu de l'échafaud de plâtre sur lequel on mit le feu. Elle périt bientôt et sa robe fut toute brûlée, puis on tira le feu en arrière pour que le peuple ne doutât plus. Il la vit toute nue avec tous les secrets que peut et doit avoir une femme [nouvelle confirmation, donc, qu'il ne s'agissait pas d'un homme, à l'intention de ceux qui eussent encore douté...]. Quand cette vision eut assez duré, le bourreau remit un grand feu sous sa pauvre charogne qui fut bientôt calcinée et les os réduits en cendres. »
> (*Journal d'un Bourgeois de Paris, id.*, p. 320)

L'histoire des « reliques »

Si l'on se place dans l'hypothèse que les restes conservés à Chinon sont ceux de Jeanne d'Arc (ce qui reste à prouver... et est bien loin d'être certain), un anonyme aurait donc récupéré quelques restes sous le bûcher construit sur une estrade de maçonnerie. On sait qu'au sein du foyer les fragments de la dépouille de Jeanne (os, cœur, entrailles) furent soigneusement récupérés par le bourreau pour être jetés dans la Seine, mais, selon certains, par les fentes de la plate-forme, des débris du bûcher et d'ossements auraient fort bien pu glisser. C'est donc « *sous* le bûcher » qu'un quidam aurait réussi à récupérer ces fragments (Cochard, 1900, p. 16), comme il est mentionné sur l'étiquette du bocal contenant les « restes de Jeanne d'Arc ». Cependant, on imagine avec peine un admirateur ou un curieux se faufilant à travers la haie de soldats anglais qui devaient ceinturer le bûcher et empêcher – car c'était bien là l'intention des autorités ecclésiastiques et militaires – toute récupération d'éventuels fragments de la Pucelle d'Orléans.

En 1867 a lieu la découverte du bocal d'apothicaire censé contenir quelques ossements crémés de Jeanne d'Arc recueillis sous le bûcher, conservé dans un droguier abandonné dans le grenier d'une pharmacie de la rue du Temple, à Paris. Son propriétaire, B., pharmacien rue Meslay (IIIe arrondissement), en fait don à Sylvain Noblet, étudiant en pharmacie. Sans l'ouvrir, ce dernier en identifie le contenu avec Ernest-Henry Tourlet, un de ses amis, lui aussi étudiant en pharmacie : des ossements et quelques fragments de tissus ; le couvercle du bocal conserve l'inscription suivante : « *Restes trouvés / sous le bûcher de / Jeanne d'Arc / pucelle d'Orléans* ». L'écriture est une cursive du XVIIe siècle, coïncidant avec la datation du bocal.

En 1876, Noblet donne le bocal à Tourlet qui s'est installé à Chinon. Plusieurs années après, en 1891, découvrant l'article du chanoine Cochard (Cochard, 1891), Tourlet se met en relation avec la commission instituée à Orléans pour étudier la cause de Jeanne d'Arc. Le bocal n'a toujours pas été ouvert, et Tourlet autorise la commission à pratiquer cette ouverture à condition qu'elle soit composée « d'hommes d'une compétence et d'une impartialité indiscutables ».

Le 25 octobre 1892, le bocal arrive à Orléans, mais il a été fracturé par les chocs du voyage : un orifice de 5 × 3,5 cm existe alors, qui permet d'en retirer le contenu sans toucher au manuscrit du couvercle.

Pendant plus d'un mois, du 28 octobre au 15 décembre, la commission se réunit ; elle est présidée par Mgr Coullié, évêque d'Orléans, et composée de deux médecins de l'Hôtel-Dieu (les Drs Arqué et Pilate), d'un pharmacien chimiste (Causse), d'un expert en paléographie (L. Jarry), d'un photographe (Léon Dumuys) et de plusieurs ecclésiastiques : Laroche, Agnès et Desnoyers, vicaires généraux, Séjourné, vicaire général et chancelier de l'évêché, Despierres, archiprêtre de la cathédrale d'Orléans. Le chanoine Desnoyers, directeur du Musée historique de l'Orléanais, rédige au début de l'année 1893 un rapport général concluant à des fragments d'os dont une « fausse côte humaine calcinée au feu et recouverte d'une épaisse couche noirâtre de baume dans lequel domine la poix ou un de ses dérivés », une enveloppe de toile grossière de chanvre pur du XVe siècle et deux morceaux de chêne (dont un fragment de torche ?). Ce rapport, resté longtemps inédit, ne sera publié qu'en 1972 (Tourlet, 1972).

Le 18 octobre 1909, une nouvelle commission épiscopale se réunit au domicile de la veuve Tourlet pour reconnaître les reliques. Elle est composée des abbés Pasquier et Denis (représentant Mgr Renou, archevêque de Tours), de l'abbé Gentet, du Dr Léonet et du pharmacien Bruneau. Ils réalisent une translation des restes. La « fausse côte gauche » est enfermée dans un bocal cylindrique en verre bleu de 11,5 cm de long et 3,5 cm de diamètre, fermé par un bouchon maintenu par des fils de soie rouge et scellé aux deux extrémités de cire rouge aux armes de Mgr Renou. Le linge et les fragments de bois sont déposés dans un autre bocal cylindrique, en verre blanc, de 13 × 5 cm, garni d'ouate, également fermé et scellé aux armes de l'archevêque. L'ensemble demeure chez la veuve Tourlet dont c'est encore la propriété en 1938, date à laquelle elle confie ces restes à l'abbé Gentet, vicaire de l'église Saint-Maurice de Chinon. Entre-temps, Jeanne d'Arc a été béatifiée (18 avril 1909), puis canonisée (9 mai 1920).

En 1955, sur la recommandation du professeur Orcel (Muséum national d'histoire naturelle, Paris), Gentet s'adresse à deux laboratoires de datation par le carbone 14 (H. de Vries, Rijks Universiteit, Gröningen, Pays-Bas ; et J. Kulp, Columbia University, Washington), mais, finalement, les études ne sont pas réalisées.

L'année suivante, les deux bocaux sont prêtés à l'historienne Régine Pernoud lors d'une exposition à Rouen et Paris pour le cinquième centenaire de la réhabilitation de Jeanne d'Arc (« Jeanne d'Arc et son temps »). Seul le bocal bleu est exposé, car le blanc s'est fracturé puis a été restauré par Héron, régisseur du musée Jeanne-d'Arc à Chinon. En 1963, l'ensemble (bocaux et documentation) est remis à André Boucher, président des Amis du Vieux Chinon.

Le 27 mars 1974, la « fausse côte » est transférée de son bocal bleu (son opacité empêche une vision aisée) dans un tube de verre épais de 33 cm de long et 4 cm de diamètre, fermé par un bouchon de liège, bourré d'ouate et scellé aux deux extrémités aux armes de Mgr Ferrand, archevêque de Tours. Les « reliques » sont en effet toujours la propriété de l'archevêché, mais en dépôt au Musée des amis du Vieux Chinon en raison des doutes émergeant de plus en plus sur leur authenticité... Pour tenter d'y voir plus clair, on adresse un fragment de bois en 1979 au Dr W.G. Mook, de l'université de Gröningen (Pays-Bas), pour lui faire subir un examen au carbone 14. Les résultats, donnés quelque temps plus tard, ne vont vraiment pas dans le sens de l'authenticité : « 3390 +/– 50 before present », soit 1440 +/– 50 avant J.-C., avec une calibration de 1700-1800 avant J.-C. (soit l'âge du Bronze en Europe). Les partisans de la légitimité des reliques sont consternés !

Nouvelle avarie en 1983 lorsque, le 5 janvier, le bocal originel est brisé par la chute d'une gravure placée au-dessus de lui dans le Musée du Vieux Chinon (maison des États généraux). Recollé par Raymond Mauny, il est replacé à côté des deux autres bocaux (le tube en verre de 33 cm contenant la « fausse côte » et celui de 13 cm contenant la toile). Le reste des fragments repose dans les boîtes en bois pharmaceutiques originales de Tourlet (Eau des Carmes), groupées dans un carton dans la réserve du musée.

Que sait-on précisément sur le corps de Jeanne d'Arc ?

De quoi dispose-t-on précisément sur l'aspect physique, la constitution et les maladies de Jeanne pour servir d'arguments d'identification ? Pas grand-chose, en réalité...

Jeanne est la fille de Jacques d'Arc et d'Isabelle Romée, elle est née à Domrémy (Vosges). Nous ne reprendrons pas ici l'hypothèse, désormais balayée par les historiens, faisant de Jeanne la fille illégitime d'Isabeau de Bavière et de Louis, duc d'Orléans, frère du roi Charles VI (autrement dit une « bâtarde d'Orléans » au même titre que Dunois, l'un des fidèles compagnons de ses campagnes militaires).

Son portrait le plus connu (car le seul contemporain ?) n'a pas été réalisé d'après nature ; il est le fruit de l'imagination du greffier du Parlement de Paris (Clément de Fauquembergue), qui croqua un portrait charge de la Pucelle en marge de son registre (désormais conservé aux Archives nationales, à Paris), le 10 mai 1429, à l'occasion de la prise d'Orléans aux Anglais.

Sur l'aspect physique de Jeanne, voici l'un des témoignages parmi les plus détaillés. On verra qu'il est tout à l'honneur de la Pucelle, alliant féminité et redoutable rigueur morale.

> « Cette Pucelle est d'une élégance certaine ; elle a une attitude virile, parle peu, montre une admirable prudence

> dans toutes ses paroles. Elle a une voix de femme gracieuse, mange peu, boit fort peu de vin ; elle se plaît à cheval et à porter de belles armes, aime beaucoup la compagnie des nobles hommes d'armes, déteste les assemblées et réunions nombreuses, verse facilement d'abondantes larmes, a le visage gai ; elle supporte de façon incroyable les peines et le port de l'armure, au point que pendant six jours et six nuits elle a pu demeurer complètement armée. »
> (*Déposition de Perceval de Boulainvilliers*, Q, V, 114-121, citée dans Pernoud, 1974, p. 130)

Pour ceux qui doutent (encore) du sexe de Jeanne, rappelons ces déclarations formulées au cours du procès de réhabilitation :

> « J'ai entendu dire que Jeanne, lorsqu'elle vint vers le roi, fut examinée par des femmes pour savoir ce qu'il en était d'elle, si elle était un homme ou une femme, et si elle était corrompue ou vierge. Elle fut trouvée femme et vierge et pucelle. Celles qui la visitèrent furent, à ce que j'ouïs dire, la dame de Gaucourt (Jeanne de Preuilly) et la dame de Trèves (Jeanne de Mortemer). »
> (*Déposition de Jean Pasquerel*, R 175, *id.*, p. 74)

> « Le rapport fait au roi par les maîtres, cette pucelle fut remise entre les mains de la reine de Sicile [Yolande d'Aragon, belle-mère du roi Charles VII], notre souveraine dame, et à certaines dames étant avec elle, par lesquelles cette pucelle fut vue, visitée, et secrètement regardée et examinée dans les secrètes parties de son corps. Mais, après qu'elles eurent vu et regardé tout ce qui était à regarder en ce cas, la dame dit et relata au roi qu'elle et ses dames trouvaient certainement que c'était une vraie et entière pucelle en laquelle n'apparaissait aucune corruption ou violence. J'étais présent quand la dame fit son rapport. »
> (*Déposition de Jean d'Aulon*, R 156-157, *id.*, p. 74)

Il y a là non seulement des témoignages relatifs à son examen gynécologique (mentait-elle lorsqu'elle parlait de sa chasteté et de sa virginité ?), mais aussi émanant de compagnons de guerre qui eurent plusieurs fois l'occasion de l'entr'apercevoir nue ; c'est d'ailleurs, dans ce dernier cas, l'occasion pour ces hommes de mettre en avant leur retenue, *a priori* étonnante, devant cette femme de qui émanait, disent-ils, une telle force qu'elle leur ôtait tout désir charnel :

> « Parfois, dans l'armée, j'ai couché avec Jeanne et les soldats à la paillade, et parfois j'ai vu Jeanne se préparer pour la nuit et parfois je regardais ses seins qui étaient beaux et pourtant je n'en ai jamais eu de désir charnel... »
> (*Déposition du duc d'Alençon*, R 153-154, *id.*, p. 80)

> « Et plusieurs fois je l'ai vue au bain et aux étuves, et autant que j'ai pu le voir, je crois qu'elle était vierge, et en tout ce que je sais, elle était toute innocence, si ce n'est dans les armes. »
> (*Déposition de Marguerite la Touroulde*, R 119-120, *id.*, p. 84)

Nul doute que si Jeanne avait eu quoi que ce fût de masculin, ce témoin, qui la voyait nue comme un ver, en eût fait part :

> « J'ai vu Jeanne pour la première fois quand elle était enfermée au château de Beaurevoir pour le seigneur comte de Ligny [Jean de Luxembourg]. Je l'ai vue plusieurs fois en prison et à plusieurs reprises j'ai conversé avec elle. J'ai tenté plusieurs fois, en jouant, de lui toucher les seins, essayant de mettre ma main sur sa poitrine, ce que Jeanne ne voulait souffrir, mais elle me repoussait de tout son pouvoir. »
> (*Déposition d'Haimond de Macy*, R 186, *id.*, p. 208)

Autre confirmation de son sexe : l'examen de virginité opéré cette fois pour le compte des Anglais ; ce fut la duchesse de Bedford qui prit les choses en main au tout début du mois de janvier 1431, à Rouen :

> « Je sais bien qu'une fois, comme on demandait à Jeanne pourquoi elle s'appelait la Pucelle et si elle était telle, elle

répondit : "Je puis bien dire que je suis telle, et si vous ne me croyez pas, faites-moi examiner par des femmes" ; et elle se disait prête à subir cet examen pourvu qu'il fût fait par des femmes honnêtes, comme c'est la coutume. »
(*Déposition de Jean Fabri*, R 224-225, *id.*, p. 226)

« J'ai entendu dire par plusieurs, dont je ne me souviens plus, que Jeanne fut examinée par des matrones et qu'elle fut trouvée vierge et que cet examen avait été fait sur l'ordre de la duchesse de Bedford et que le duc de Bedford se tenait en un lieu secret d'où il voyait examiner Jeanne. »
(*Déposition du notaire Boisguillaume*, R 224-225, *id.*, p. 227)

« Je sais bien qu'elle a été examinée, pour savoir si elle était vierge ou non, par des matrones et sages-femmes, et cela sur l'ordre de la duchesse de Bedford et notamment par Anna Bavon et une autre matrone dont je ne me rappelle pas le nom. Après cet examen, elles ont déclaré qu'elle était vierge et intacte, et cela je l'ai entendu dire par Anna elle-même ; à cause de quoi, la duchesse de Bedford a fait défendre aux gardiens et aux autres qu'ils lui fissent quelque violence. »
(*Déposition de Jean Massieu*, R 224-225, *id.*, 1974, p. 227)

Quant aux maladies de Jeanne, elles furent essentiellement traumatiques.

Première blessure le 7 mai 1429, d'après le témoignage de Jean Pasquerel :

« Le lendemain samedi, je me levai de bon matin et célébrai la messe. Et Jeanne alla à l'assaut contre la forteresse du pont où était l'Anglais Classidas. Et l'assaut dura là du matin jusqu'au coucher du soleil. Dans cet assaut, après déjeuner, Jeanne, comme elle l'avait prédit [« *Demain le sang me sortira du corps au-dessus de mon sein* », R 181-182], fut frappée d'une flèche au-dessus du sein, et quand elle se sentit blessée, elle eut peur et pleura, et fut consolée comme elle le disait. Et quelques soldats, la voyant tellement blessée, voulurent lui appliquer un charme, mais elle ne le voulut pas, disant : "Je préférerais mourir plutôt que faire

quelque chose que je sache être un péché ou être contre la volonté de Dieu." Et qu'elle savait bien qu'elle devait mourir une fois, mais ne savait quand, où ou comment ou à quelle heure. Mais si à sa blessure pouvait être appliqué un remède sans péché elle voulait bien être guérie. Et l'on mit sur sa blessure de l'huile d'olive et du lard. Et après qu'on les lui eut mis, Jeanne se confessa à moi, pleurant et se lamentant. »
(*Déposition de Jean Pasquerel*, R 182, *id.*, p. 118)

« Et ce fait, se retirèrent la Pucelle et ses gens en la ville d'Orléans en laquelle je la fis soigner, car elle avait été blessée d'un trait à l'assaut. »
(*Déposition de Jean d'Aulon*, R 165, *id.*, 1974, p. 121)

« Et Jeanne fut conduite vers son logement pour que sa blessure fût soignée. Une fois les soins donnés par le chirurgien, elle prit son repas, mangeant quatre ou cinq rôties trempées dans du vin mêlé de beaucoup d'eau, et ne prit aucune autre nourriture ou boisson pendant tout le jour. »
(*Déposition du bâtard d'Orléans*, R 133, *id.*, p. 121)

Nouvelle blessure le 8 septembre 1429 lors du siège de Paris (une plaque en marque l'endroit exact, sur l'ancienne façade du café de la Régence, place du Palais royal).

« Leur Pucelle était là, sur le rebord des fossés, et disait : "Rendez-vous vite à nous, par Jésus, car si vous ne vous rendez pas avant la nuit, nous entrerons par force, que vous le vouliez ou non, et vous serez tous mis à mort sans merci. – Voire, dit l'un, paillarde, ribaude !" Et il tira droit sur elle avec son arbalète, lui transperça la jambe, et elle de s'enfuir. »
(*Journal d'un Bourgeois de Paris*, *id.*, p. 181)

« L'assaut durait depuis environ l'heure de midi jusqu'environ l'heure de jour tombant, et après soleil couchant la Pucelle fut frappée d'un trait d'arbalète par la cuisse. Et depuis qu'elle fut frappée, s'efforçait plus fort de dire que chacun s'approchât des murs et que la place serait prise. Mais parce qu'il était nuit et qu'elle était blessée et que les

gens d'armes étaient lassés du long assaut qu'ils avaient fait, le sire de Gaucourt et autres vinrent prendre la Pucelle, et contre son vouloir l'emmenèrent hors des fossés et ainsi se termina l'assaut. »
(*Chronique de Perceval de Cagny*, *id.*, p. 184)

Dernière blessure lors d'un saut d'une grande hauteur, le 23 mai 1430, au moment d'être capturée à Compiègne :

« Quand j'ai su que les Anglais allaient venir pour me prendre, j'en ai été fort courroucée et cependant mes voix me défendirent souvent que je ne saute de cette tour. Et finalement, par crainte des Anglais, j'eus sauté et me suis recommandée à Dieu et à la Vierge Marie, et j'ai été blessée en ce saut. Et après que j'eus sauté, la voix de sainte Catherine me dit que je fasse bon visage et que ceux de Compiègne auraient secours. »
(*Interrogatoire de Jeanne d'Arc*, C 107, *id.*, 1974, p. 206)

« Après que je fus tombée de la tour, je fus pendant deux ou trois jours sans vouloir manger. Et je fus blessée en ce saut tellement que je ne pouvais manger ni boire. Et cependant, j'eus confort de sainte Catherine qui me dit que je me confesse et demande pardon à Dieu de ce que j'avais sauté et que, sans faute, ceux de Compiègne auraient secours avant la fête de saint Martin d'hiver. Alors j'ai commencé à revenir à la santé et j'ai commencé à manger et bientôt j'ai été guérie. »
(*Interrogatoire de Jeanne d'Arc*, C 143-145, *id.*, p. 207)

Au cours de son emprisonnement, elle tombe malade. On ne dispose pas de beaucoup d'informations quant à la nature exacte des symptômes ; c'est Jean Tiphaine, le médecin personnel de la duchesse de Bedford, qui s'occupe de ses soins.

« Quand Jeanne fut malade, les juges m'ont mandé de la visiter et j'ai été conduit vers elle par le nommé d'Estivet. En présence de D'Estivet, de maître Guillaume de La Chambre, maître en médecine, et de plusieurs autres, je lui

ai tâté le pouls pour savoir la cause de sa maladie et je lui ai demandé ce qu'elle avait et où elle avait mal. Elle m'a répondu qu'une carpe lui avait été envoyée par l'évêque de Beauvais, qu'elle en avait mangé, qu'elle pensait que c'était la cause de sa maladie. Alors d'Estivet la rabroua, disant que c'était faux, et il l'appela paillarde, disant : "C'est toi, paillarde, qui a mangé de l'alose et d'autres choses qui t'ont fait du mal." Elle répondit que non, et il y eut beaucoup de paroles injurieuses échangées entre Jeanne et d'Estivet. Par la suite, voulant en savoir davantage sur la maladie de Jeanne, j'ai entendu dire par les gens qui étaient là qu'elle avait eu beaucoup de vomissements. »
(*Déposition du docteur Jean Tiphaine*, R 204-205, *id.*, p. 268)

« En ce qui concerne sa maladie, le cardinal d'Angleterre [Henri Beaufort] et le comte de Warwick m'envoyèrent chercher. J'ai comparu devant eux avec maître Guillaume Desjardins, maître en médecine, et d'autres médecins. Alors le comte de Warwick nous a dit que Jeanne avait été malade, à ce qu'on lui avait rapporté, et qu'il nous avait fait mander pour que nous prenions soin d'elle, car pour rien au monde le roi ne voulait qu'elle meure de sa mort naturelle. Le roi en effet la tenait pour chère et l'avait cher achetée, et il ne voulait pas qu'elle meure, si ce n'est des mains de la justice, et qu'elle fût brûlée. Et nous fîmes tant, la visitant avec soin, qu'elle guérit. J'allai la voir, ainsi que maître Desjardins et les autres. Nous la palpâmes du côté droit et la trouvâmes fiévreuse. C'est pourquoi nous décidâmes de la saigner. En rendant compte de la chose au comte de Warwick, il nous dit : "Faites attention à la saignée, car elle est rusée et pourrait se tuer." Néanmoins elle fut saignée, ce qui la soulagea immédiatement. Une fois ainsi guérie, un certain maître Jean d'Estivet survint, qui échangea avec Jeanne des paroles injurieuses et l'appela "putain, paillarde". Elle en fut irritée si bien qu'elle eut de nouveau la fièvre et retomba malade. Cela parvint à la connaissance du comte qui défendit à d'Estivet d'injurier Jeanne dorénavant. »
(*Déposition du docteur Guillaume de La Chambre*, R 205-206, *id.*, pp. 268-269)

Arguments d'identification

Le bocal de Chinon porte une inscription manuscrite datée du XVIIe siècle, mentionnant la « pucelle d'Orléans ». Est-ce un anachronisme ou usait-on déjà de cette expression à cette époque ? En réalité, elle était utilisée depuis fort longtemps (Bruley, 1939). Sa plus ancienne mention est de 1552 (date d'écriture, la date de publication étant 1555) : on la trouve dans *Le Fort inexpugnable de l'honneur du sexe féminin construit par François de Billon, secrétaire* : « la très courageuse pucelle Jeanne, dite d'Orléans » (p. 47).

Par ailleurs, ce bocal n'a pas toujours été la seule « relique » de Jeanne d'Arc. Il existait, jusqu'au début du XXe siècle, des « fragments de la sainte » aux archives municipales de la ville de Riom. Lors du siège de Saint-Pierre-le-Moûtier et de La Charité-sur-Loire (9 novembre 1429), Jeanne avait écrit, conformément à son habitude, à quelques villes alentour pour les tenir au courant des campagnes militaires et solliciter une aide. Riom faisait partie de ces destinataires. Lorsque Quicherat, au XIXe siècle, fit le tour de France à la recherche d'archives conservant le témoignage de Jeanne d'Arc, il décrivit précisément cette lettre, exceptionnelle pour plusieurs raisons : « On y voit la marque d'un doigt et le reste d'un cheveu noir qui paraît avoir été mis originairement dans la cire. » En effet, au sein du sceau de cire rouge qui était fixé sur la lettre, Jeanne avait inséré l'un de ses cheveux et déposé son empreinte digitale en guise de marque personnelle (ce qui, à l'époque, était pratique courante). La sainte était probablement une brune...

Revenons un instant sur les chefs d'accusation de Jeanne, figurés sur un écriteau placé au pied du bûcher :

> « Jeanne qui se fait appeler la Pucelle, menteresse, pernicieuse, abuseresse du peuple, devineresse, superstitieuse, blasphémeresse de Dieu, présomptueuse, mal créante de la foi de Jésus-Christ, vanteresse, idolâtre, cruelle, dissolue,

invocateresse de diables, apostate, schismatique et hérétique... »

Régine Pernoud rappelle que les procès pour sorcellerie n'étaient pas fréquents au XVe siècle, hormis quelques-uns, retentissants, tel celui de Gilles de Rais ou celui de huit malheureux brûlés en 1456 (Pernoud, 1974, p. 240). Ils ne se multiplieraient qu'à partir de la fin du XVe siècle et jusqu'à la fin du XVIIe. En revanche, les procès et bûchers pour hérésie étaient nombreux à l'époque de Jeanne (mais tel n'était pas le chef d'accusation principal contre elle, bien que le mot « hérétique » figurât au pied de son bûcher).

Et tout cas, Jeanne n'aura pas été la seule à brûler sur la place du Vieux-Marché. À l'époque où le bocal de Chinon apparaît, ou du moins lorsqu'il est rempli, scellé puis inscrit, plusieurs exécutions ont lieu à Rouen, dont aurait pu se servir un éventuel faussaire. Citons par exemple :

> « Thomas Boullé, sorcier (...), fut traîné sur la claie par les rues de Rouen, après amende honorable, la corde au cou, ensuite brûlé vif en la place du Vieux-Marché, le 22 août 1647. »
> (Collin de Plancy, *Dictionnaire infernal*, article « Boullé Thomas »)

> « Il [Mathurin Picard, dans l'affaire des possédés de Louviers] fut condamné ainsi qu'elle [Madeleine Bavan], son corps fut délivré à l'exécuteur des sentences criminelles, traîné sur des claies par les rues et lieux publics, puis conduit en la place du Vieux-Marché (à Rouen) ; là, brûlé et les cendres jetées au vent (1642). »
> (*Id.*, article « Picard Mathurin »)

Cette récupération forcenée des restes humains sitôt après une exécution publique par le feu est attestée pour de nombreuses sorcières, visionnaires, voire pour de véritables mécréantes dont on voulait conserver un souvenir ou dont on pensait que des parcelles corporelles pouvaient être chargées d'une éventuelle énergie, d'un certain pouvoir toujours bons à utiliser pour quelque acte de magie noire... Ainsi pour la Brinvilliers :

> « Ce qu'il y a de plaisant, c'est qu'ayant été brûlée en 1676, après un repentir de vingt-quatre heures, le peuple chercha ses os le lendemain et voulut en faire des reliques en disant qu'elle était sainte. »
> (Collin de Plancy, *Dictionnaire infernal*, article « Brinvilliers Marie Marguerite de »)

L'examen scientifique

L'étude pluridisciplinaire des reliques présumées de Jeanne d'Arc vient à peine de commencer. Durant six à neuf mois, elle va réunir seize chercheurs autour de ces restes relativement modestes. De nombreuses spécialités vont être sollicitées, ayant toutes un rapport plus ou moins direct avec la médecine légale, car l'intérêt de cette étude est bien là. Nous n'apprendrons strictement rien sur Jeanne d'Arc, en particulier rien sur ses derniers instants (tout est déjà connu, décrit, analysé). En revanche, nous nous servirons de ces restes datant au moins du XVIIe siècle comme d'un substrat original pour mettre au point, développer puis valider une technique efficace d'étude des restes humains brûlés et de datation indéterminée. Chaque semaine, des cadavres carbonisés sont apportés aux services de médecine légale ; ils ne sont pas tous identifiés avec certitude, ni toujours en parfait état de conservation. Une grande part est fragmentaire, et parfois ne subsistent que quelques esquilles osseuses dont l'origine humaine n'est d'ailleurs pas toujours évidente à déterminer. Le problème des reliques présumées de Jeanne est identique, et nous comptons le résoudre avec les mêmes méthodes que celles que nous employons sur des cadavres X modernes.

Plusieurs dizaines de personnes nous ont fait parvenir tantôt une mèche de cheveux, tantôt un papier imbibé de sang, accompagnés d'un arbre généalogique démontrant leur filiation avec l'un des deux frères de Jeanne, se proposant pour qu'on compare leur ADN avec celui, en cours d'extraction, de la côte. Nous sommes encore très dubitatifs sur la réalisation de telles comparaisons et préférerions nous contenter de l'ADN pour une simple confirmation du sexe génétique du porteur de la côte ; le sexe masculin serait en effet un argument absolu contre l'authenticité, sauf problème inhérent à une éventuelle contamination...

D'autres examens sont programmés, notamment une étude microscopique de la surface de la côte qui se trouve être recouverte d'un enduit noirâtre de nature indéterminée. Soit il s'agit de matières organiques (peau, graisse, organes) fondues au sein du bûcher puis secondairement solidifiées lors de l'extinction du foyer (une observation courante en médecine légale) ; soit il s'agit d'un baume ou de toute autre substance (aux vertus protectrices ?) dont aurait été recouverte la côte à une période indéterminée (lors de sa récupération ? au XVIIe siècle ? par l'apothicaire Tourlet au XIXe siècle ?). S'il s'agit de reliquats de matières organiques entrées en fusion au cours de la crémation, il est possible que des pollens y aient été trappés, qui pourraient nous fournir des renseignements non seulement sur le cadre géographique du trépas (Normandie, *a priori*, ou du moins le quart nord-ouest de l'Hexagone), mais également sur la saison au cours de laquelle a eu lieu l'exécution (fin du mois de mai, début du mois de juin, ou tout le moins fin du printemps, début de l'été).

Nous tenterons de comprendre l'origine du fémur de chat présent dans cet ensemble : s'agit-il d'un animal jeté tout vif dans le bûcher pour conjurer le diable, comme cela a été suggéré par certains ? Des exemples de telles pratiques sont attestées, comme par exemple le chat noir emmuré vivant dans l'âtre Saint-Maclou, un ancien ossuaire à ciel ouvert situé à Rouen, dont les poutres sont recouvertes de sculptures en forme de fémur, d'humérus, de sablier, de faux de la Mort, etc. Les murs du château de Combourg (cher à Chateaubriand) recelaient également un chat sacrifié dans les mêmes conditions…

Les fragments de bois seront soumis à une datation au carbone 14 (de même qu'un fragment de côte) en guise de contre-expertise de l'examen de 1979, remis en question par plusieurs spécialistes. Si la datation de l'âge du Bronze est confirmée, il faudra en ce cas comprendre l'origine exacte des désormais « fausses reliques », notamment savoir s'il ne pourrait s'agir d'un fragment de momie égyptienne ou de tout autre squelette ancien utilisé pour fabriquer un faux.

Enfin l'examen du tissu et sa comparaison avec des échantillons bien datés permettront d'approcher une datation pour cet ensemble exceptionnel qui réserve, il faut l'admettre, bien des surprises...

25.

Le corps humain comme médicament

Depuis toujours, l'homme se soigne avec de la poudre d'homme.

De nombreuses matières organiques, certaines d'origine humaine, ont été utilisées dans la pharmacopée et en magie : excréments de chauve-souris, lait de femme, urines de vierge, etc. Introduite en Europe avec l'invasion militaire, la médecine arabe (notamment celle d'Avicenne, 980-1037) usait couramment de la *mummia* (poudre de momie) contre de nombreuses maladies (céphalées, paralysie, maux de gorge, fracture, nausée, tuberculose, etc.). Plus tard, Paracelse (de son vrai nom Philippus Théophrastus Bombastus von Hohenheim, 1493-1541) et Gerolamo Cardano (1501-1571) la considérèrent comme un puissant hémostatique.

Ainsi François Ier portait-il toujours sur lui des sachets de poussière de momie mêlée de poudre de rhubarbe, traitement réputé efficace contre de nombreux maux – ce qu'Ambroise Paré considérait non seulement comme inutile, mais comme dangereux ! Il y consacra d'ailleurs un traité en 1582 : *Le Discours de la mumie et de la licorne.*

> « Les anciens Juifs, Arabes, Chaldéens, Égyptiens n'ont jamais pensé faire embaumer leurs corps pour être mangés des Chrétiens : mais avaient en si grand honneur, révérence et recommandation les corps des trépassés, pour l'espérance de la résurrection, qu'ils ont recherché de les embaumer pour les conserver et garder à jamais. »

Lorsque les momies égyptiennes viennent à manquer, certains en fabriquent de fausses en volant des corps sur les gibets ; ils leur retirent le cerveau et les entrailles, font sécher ce qui reste du corps dans un four, le recouvrent de poix ; « après, on les vend [à des apothicaires] pour vraie et bonne Mumie, et on dit les avoir achetés des marchands portugais et avoir apportés d'Égypte ».

Que se passe-t-il à force de manger des morts ? Cela peut-il être considéré comme un traitement ou bien est-ce un poison ? Réponse d'Ambroise Paré (*ibid*) :

> « On nous fait avaler indiscrètement et brutalement la charogne puante et infecte des pendus, ou de la plus vile canaille de la populace d'Égypte, ou de vérolés, ou pestiférés, ou ladres. Comme s'il n'y avait pas moyen de sauver un homme tombé de haut, contus et meurtri, sinon en lui insérant un autre homme dans le corps ! Et s'il n'y avait autre moyen de recouvrer santé, sinon que par une plus brutale inhumanité. »

Une véritable industrie de production de *mummia* voit le jour au XVe siècle en Égypte, autrement dit une véritable « industrie » de fouilles de nécropoles et de réduction en poudre des restes momifiés, qu'ils soient humains ou animaux. En 1462, à Alexandrie, on vend la *mummia* vingt-cinq écus d'or le quintal ! Les prix varient d'un extrême à l'autre : la plus chère est la *mummia bianca* provenant de cadavres de fillettes mortes vierges et en relatif bon état de santé ; de qualité moyenne est la *mummia nera* extraite de ces multiples momies artificielles enduites de bitume, mais sans aucune connotation de « pureté virginale » ; enfin, la *mummia* de basse qualité est extraite de restes humains momifiés naturellement ou possédant une très faible concentration de produits d'embaumement.

L'utilisation des cadavres, anciens ou récents, est particulièrement fréquente au XVIIIe siècle, comme on peut le voir par exemple dans le traité de médecine intitulé *Nouveau recueil des plus beaux secrets de la Médecine* (sans nom d'auteur, chez Pierre Ribou, Paris, 1713) :

« *Vertus de la Mumie* : la Mumie, ou Mommie, est une drogue médicinale mêlée de bitume et de poix découlant des montagnes et forêts de l'Arabie ou autres pays chauds de l'Orient. La Mumie est bonne au tournoiement de tête, aux passions du cœur ; elle est très excellente pour le haut mal : mais il la faut mêler avec de la terre sigillée. Elle guérit les vieilles douleurs de tête les plus opiniâtres ; il faut l'appliquer au nez et elle les dissout ; elle étanche le sang et fait grand bien aux exulcérations intérieures.

« *Propriétés de l'os mort* : on tient que les os de mort pulvérisés et bus sont souverains à mille maladies, chacun se les appropriant à son membre propre. Mathiole a expérimenté que le têt [*sic*] humain a servi au haut mal. »
(*op. cit.*, vol. 1, p. 196)

À la même époque, dans cette véritable guerre d'appropriation des cadavres décrite plus haut, certains luttent contre les étudiants en médecine (mais aussi contre les prêtres) et tentent de récupérer pour leur propre compte les corps des autres : il s'agit de marchands peu scrupuleux usant de tout ou partie des cadavres dans un but thérapeutique (qui relève surtout de la magie ou de la superstition). La peau, découpée en lanières et apprêtée, est utilisée contre l'hystérie, les spasmes et les convulsions ; la poussière d'os est mélangée aux potages et au vin ; la sueur des morts soigne les hémorroïdes ; la liqueur ou l'huile de cerveau, mais aussi le crâne desséché sont utiles contre l'épilepsie ; l'acmé, sorte de mousse récoltée sur les vieilles têtes de morts, guérit de presque tout ; hors ce contexte thérapeutique le sang et la graisse servent de combustible pour les lampes (Le Breton, 1993).

Parfois, en effet, on n'use pas de *mummia*, mais directement de chair humaine. Dans cette recette de « liqueur de momie » rapportée par Renato Grilletto (2004), provenant des archives de l'*Ordine Mauriziano di Torino* et datée de 1700, on trouve par exemple :

> « Viande d'homme jeune et sain, décédé de mort violente, autant qu'on veut. La réduire en miettes et la jeter dans un vase de verre avec de l'huile, puis bien sceller le contenant. Après un mois de repos, la distiller. »

La mort violente, c'est-à-dire la mort non naturelle, est depuis toujours partie prenante des actes de sorcellerie ou de guérison magique. C'est auprès des cadavres et des tombes de sujets morts de cette façon que les sorciers romains allaient de préférence déposer, durant l'Antiquité, leurs tablettes de plomb gravées d'exécrations.

Parfois, on peut user du corps humain non comme matière première, mais plutôt comme contenant, toujours dans un but thérapeutique. Pline l'Ancien rapporte l'usage médical (contre l'épilepsie) consistant à boire de l'eau de source recueillie nuitamment dans le crâne d'un cadavre humain non soumis à la crémation. Même prescription chez Scribonius Longus : « *de calvaria defunti terna coclearia sumant per dies triginta* ». Cet usage anti-comitial du crâne humain se retrouve chez Paracelse qui recommande de réduire tout ou partie d'un crâne humain en poudre, puis de boire cette poudre en décoction ; les zones les plus conseillés sont celles situées près des sutures lambdoïde (entre les pariétaux et l'os occipital) et coronale (entre les pariétaux et le frontal). Sont réputés remarquablement efficaces les crânes des sujets décédés de mort violente (à nouveau) et... non inhumés ! On peut en effet penser que l'os est encore plus chargé d'énergie (positive ou négative, nul ne sait) lorsque l'esprit ne s'est pas préparé à quitter le corps au cours d'une longue et éprouvante agonie. La privation de sépulture ajoute au côté magique (ou interdit) de cette pratique qui relève à l'évidence du surnaturel. Cette potion avait-elle quelque efficacité ? Oui, s'il faut en croire le témoignage de Vladislav IV de Danemark (1340-1375) qui fut ainsi guéri de convulsions le tiraillant depuis sa plus tendre enfance !

Pratiques d'un autre âge ? Pas si sûr... Le 19 avril 1996 furent arrêtés à Turin (Italie) deux prétendus magiciens qui vendaient de la « poudre de momie » (en réalité, de la gélatine verte accompagnée de bouillon de poule).

26.

Un corps sans tête

Descartes entre Stockholm et Paris

Le musée de l'Homme, à Paris, conserve dans ses vitrines l'un des crânes attribués à René Descartes et, selon toute vraisemblance, le seul authentique. Essayons d'en retracer l'origine et de cerner plus précisément les circonstances de la mort du philosophe et du démembrement de son corps.

La mort

Né en Touraine le 31 mars 1596 dans un village au nom de grande ville batave (La Haie), Descartes évolue dans un cadre de la petite bourgeoisie provinciale en lente ascension vers la petite noblesse (son père est conseiller au parlement de Bretagne). Après des études au collège des Jésuites de La Flèche (Sarthe), il obtient une licence de droit à Poitiers ; il s'engage à vingt-deux ans dans l'armée du prince Maurice de Nassau (gouverneur de Hollande, protestant), puis dans celle du prince électeur de Bavière (catholique). Par les trois songes métaphysiques qu'il a dans la nuit du 10 au 11 novembre 1619 en Allemagne, il entrevoit « l'esprit de vérité » et pressent la méthode générale qui le guidera ultérieurement dans ses études philosophiques et mathématiques.

Pendant six ans il parcourt la Bohême, la Hongrie, l'Allemagne du Nord, le Danemark, la Hollande, la Suisse et l'Italie (Venise, Rome et Florence). Revenu à Paris, il y demeure presque trois ans et s'y lie avec le père Marsanne. En 1628, il est présent au siège de La Rochelle. En 1629, il part pour la Hollande où il va passer la partie la plus féconde de son existence, loin de toute censure et à l'abri de l'Inquisition. Il y publie en français le *Discours de la méthode* (1637, de son titre complet : *Discours de la méthode pour bien conduire sa raison et chercher la vérité dans les sciences*), les *Méditations métaphysiques* (1641), les *Principia* (1644) et le *Traité des passions de l'âme* (1649). Après vingt ans de séjour en Hollande, il cède aux sollicitations de la reine Christine de Suède (âgée alors de vingt-trois ans seulement), s'installe à Stockholm chez Chanut, l'ambassadeur de France, et y meurt en février 1650, officiellement d'une pneumonie – il a, en quelque sorte, été tué par le climat. Il faut dire qu'il est assez facile d'attraper froid lorsqu'on est convoqué par la reine dès cinq heures du matin...

Reprenons en détail les derniers jours de sa vie comme si nous avions à disposition son carnet de santé ou son dossier médical.

Le 1er février, revenant de porter à la souveraine son projet de création d'une académie, il sent qu'il prend froid.

Le 2 février, fête purificatrice de la Vierge, il fait ses dévotions, communie, puis s'alite. Des rumeurs circulent sur un empoisonnement par ses ennemis... Chanut, lui, reconnaît dans les symptômes de son hôte ceux de la maladie dont il se remet à peine. Le biographe de Descartes, Baillet, a décrit l'évolution de la maladie : « La fièvre qui était d'abord interne ayant d'abord saisi M. Descartes par le cerveau, elle lui ôta la liberté d'écouter les avis salutaires de cet ami, et ne lui laissa de forces que pour résister à la volonté de tout le monde. » Par malheur, le premier médecin de la reine Christine, Du Ryer, est absent, et Descartes n'a confiance qu'en lui. Ne reste que le Hollandais Van

Wullen (ou Weulles). Chanut lui décrit le mal de Descartes, mais sans lui montrer le patient.

Le 6 février, Van Wullen ordonne une saignée que Descartes refuse sous prétexte qu'elle « abrège nos jours ».

Le 7, Descartes a le cerveau en feu, mais pas d'égarement dans ses discours.

Le 8, la chaleur quitte le cerveau pour tout le corps. Descartes ouvre les yeux, sent sa fièvre.

Le 9, il reconnaît qu'il s'est trompé et s'en ouvre aux époux Chanut. Il accepte la saignée, pratiquée par le chirurgien de l'ambassadeur vers huit heures du matin. Une heure plus tard, apprenant que « le sang qu'on lui avait tiré n'était que de l'huile », il réclame une seconde saignée qui, finalement, ne fait pas tomber la fièvre. Il fait appeler un ecclésiastique, s'entretient avec lui et les Chanut. Il sanglote. Sa respiration reste saccadée jusqu'au lendemain. Il ne crache plus qu'avec difficulté. Les sécrétions qu'il tire de sa poitrine ne sont qu'un sang noirâtre et corrompu. Sur le soir, il demande qu'on lui fasse infuser du tabac dans du vin pour provoquer des vomissements. Le médecin juge ce remède mortel, mais estime que, dorénavant, on peut tout lui permettre. Après quoi, il abandonne entièrement son malade.

La nuit, celui-ci s'entretient avec Chanut et parle de la mort. Vers minuit, sans aucune douleur sensible, il semble perdre un peu connaissance. Il s'éteint à demi, les yeux tout égarés. Quelques heures après, l'oppression de la poitrine augmente jusqu'à lui ôter la respiration.

Au matin du 10 février, il demande à son valet un peu de nourriture « pour donner de l'occupation à l'estomac et aux viscères ». Il mange, « demeure calme ». Vers neuf ou dix heures du soir, il demande à se lever et à demeurer à côté de la cheminée avec son valet. Dans la nuit, il dicte à l'intention de ses frères une lettre de recommandation pour sa nourrice. Mais, dans son fauteuil, il se trouve mal. Lorsqu'il revient à lui, « il par[aî]t changé entièrement et il dit à son valet : Ah, mon cher Schluter, c'est pour ce coup qu'il faut partir ! » Le valet remet son maître au lit, puis court prévenir Chanut et le père aumônier. Chanut veut alors recueillir les dernières paroles et l'ultime soupir de son ami. Mais celui-ci ne parle déjà plus ; il comprend encore l'ambassadeur mais ne lui répond qu'en bougeant les yeux.

À quatre heures du matin, le 11 février 1650, il rend l'âme « dans une tranquillité digne de l'innocence de sa vie ». La *Gazette d'Anvers* annonce quelques jours plus tard qu'en Suède « un fou vient de mourir, qui prétendait vivre aussi longtemps qu'il le voulait » (Kaufmann, 1995).

Le cadavre

Les péripéties subies par le cadavre du philosophe sont assez extraordinaires.

Sitôt son dernier souffle expiré, Chanut et la reine Christine se partagent la dépouille. La reine veut inhumer Descartes en grande pompe dans son pays. Chanut rétorque qu'une telle solution aurait déplu au Français. La reine finit par céder et le corps est déposé au cimetière « des étrangers, des orphelins morts sans baptême ou qui meurent avant l'âge de raison ». L'ensemble des papiers du philosophe est remis à Chanut qui les envoie en France par bateau en 1653 ; mais à peine est-il parvenu à Rouen que le bateau qui les transporte coule dans la Seine, avant d'arriver à Paris !

En 1666, un des successeurs de Chanut, profitant de ce que la reine Christine a abdiqué en 1654, rapatrie les restes de Descartes en France. Il s'agit d'ailleurs plus d'un pillage que d'une translation de corps : le cercueil est ouvert au départ de Suède, pendant le voyage, et encore à l'arrivée. Des fanatiques dérobent de quoi faire des « reliques ». Seul le crâne reste à Stockholm... jusqu'en 1822 où le chimiste suédois Berzélius l'offre à Cuvier qui le remet au Muséum national d'histoire naturelle de Paris. Des mesures anthropologiques sont alors réalisées : on compare ce crâne au portrait de Descartes par Franz Hals et on conclut à une certaine compatibilité.

Retour en 1666 ; après plusieurs mois de voyage, les restes du corps sont entreposés à Paris, chez d'Alibert, trésorier général de France, puis mis en dépôt dans l'église Saint-Paul. Un projet, abandonné, prévoyait de les exposer à l'église Sainte-Geneviève (actuellement Saint-Étienne-du-Mont, près du Panthéon). En 1792, la Révolution française ferme l'église : que faire, alors, des restes ? En octobre 1793, le poète et citoyen André Chénier rend son rapport sur la dépouille de Descartes : on décrète qu'elle sera transférée au Panthéon, mais, une fois encore, rien n'est fait. En 1819, on finit par l'enterrer en l'église Saint-Germain-des-Prés, dans une chapelle proche du chœur, au pied d'une stèle portant son nom, contre le mur sud du bâtiment ; il est encadré par dom Bernard de Montfaucon à gauche et Mabillon à droite.

Quelques renseignements nous sont fournis sur son état de santé par ses lettres personnelles, par les chroniques historiques, mais aussi par les différents portraits que l'on connaît de lui :

- Un portrait par Weenix fait en 1647 (soit trois ans avant sa mort) révèle une notable aggravation des poches sous les yeux.
- Un portrait par Franz Hals (1585-1666, conservé au musée du Louvre) le montre de trois quarts, tête découverte, portant un manteau noir et un col blanc rabattu. Il tient un chapeau à la main. Ce portrait date de ses dernières semaines en Hollande.
- Sur un portrait par Sébastien Bourdon (1616-1671, conservé au musée du Louvre), on le voit presque de face, tête nue, le corps enveloppé dans un manteau noir, la main droite sur un appui en pierre, la gauche tenant un chapeau.
- Un portrait par David Beeck, de Delft.

Sa constitution est fragile : « Étant né d'une mère qui mourut peu de jours après ma naissance [en réalité, treize mois et demi après, soit le 13 mai 1597] d'un mal de poumon causé par quelque déplaisir, j'avais hérité d'elle une toux sèche, une couleur pâle que j'ai gardée jusqu'à l'âge de plus de vingt ans, et qui faisait que tous les médecins qui m'ont vu avant ce temps-là me condamnaient à mourir jeune. » Néanmoins, dès sa sortie du collège des Jésuites, il s'entraîne « à monter à cheval, à faire ses armes et aux exercices convenables à sa condition ». Son mode de vie est accommodé à ses études philosophiques et à un certain dénuement : il mange peu, domine son appétit et son sommeil. Il fait sienne cette maîtrise mesurée du corps qui prévaudra toute sa vie durant ; il considère que l'ascétisme de Spinoza est dangereux pour la liberté de l'esprit et que seul un juste équilibre est idéal pour vivre et philosopher.

Il demeure fidèle aux règles rosicruciennes prescrivant de « mettre la Science au service de l'humanité souffrante, de le faire dans un désintérêt entier et de développer et distribuer gratuitement la médecine ».

Descartes reste persuadé que, par une bonne connaissance de la mécanique humaine, de la médecine, et par les connaissances scientifiques adaptées, il serait possible de prolonger la vie humaine jusqu'à plusieurs siècles.

Mais lui est cerné par la mort. En 1635 naît Francine, la fille qu'il a avec Hélène Jans, une servante hollandaise. Dès 1637, s'installant à Haarlem, il y fait venir l'une et l'autre. Quand en 1640 il prend ses quartiers à Leyde, il pense envoyer Francine en France. L'enfant tombe alors malade, « ayant le corps tout couvert de pourpre » (peut-être s'agit-il de la scarlatine), et meurt en septembre de la même année. Le pauvre père dit alors : « Les larmes et la tristesse n'appartiennent pas qu'aux femmes... »

Alors, finalement, de quoi est mort Descartes ? Officiellement d'une pneumonie, mais le bruit a couru très tôt qu'il aurait pu s'agir d'un empoisonnement ; son influence politique et personnelle vis-à-vis de la Reine, de plus en plus importante, constituerait en effet un mobile suffisant. Bien entendu, l'ouverture de sa tombe et l'examen de ses restes, sitôt leur authenticité confirmée, permettrait certainement de lever le doute...

27.

La paléopathologie des « nez »

Dans le service d'anatomie et de cytologie pathologiques, plus précisément dans les salles d'enseignement du deuxième étage du bâtiment correspondant de l'hôpital Lariboisière (Paris), s'est déroulée à la mi-février 2006 une première en archéologie : des « nez » se sont penchés sur des restes anciens afin de déterminer avec une précision scientifique les odeurs émanant de fragments organiques d'origine archéologique. L'odorat n'avait jamais été utilisée jusqu'à présent à cette fin.

Une dizaine d'échantillons étaient étalés sur une paillasse de laboratoire, certains enveloppés dans des sachets en plastique, d'autres contenus dans des fioles, le reste emballé dans du papier d'aluminium.

Mme Sylvaine Delacourte (le « nez » de Guerlain) et M. Jean-Michel Duriez (celui de Jean Patou) se sont prêtés à l'expérience avec une certaine curiosité et beaucoup de professionnalisme. Chacun notait, sans consulter l'autre, ses impressions olfactives sur un morceau de papier.

Nous avions réuni à leur intention des prélèvements extrêmement variés : une petite mèche de cheveux bruns enfermés dans un sachet en plastique provenant de la tombe d'une religieuse d'un couvent médiéval de Beauvais ; une importante touffe de cheveux blonds de même origine enveloppée dans du papier d'aluminium ; une longue mèche de cheveux brun-noir protégés dans un cadre en bois, provenant de la nécropole d'Ica, dans la vallée désertique de Nazca (Pérou), datée de 700 av. J.-C. ; des fragments de momies égyptiennes d'époque copte (site d'El-Deir) ; des matières pulvérulentes provenant du corps d'Agnès Sorel.

Très vite des écueils auxquels nous n'avions pas pensé ont surgi. Le choix de la salle, d'abord : une femme de ménage venait de passer de l'eau de Javel sur le sol, source d'une bonne odeur de propre... mais surtout génératrice de perturbations olfactives pour nos deux experts ; il fallut donc changer de salle ! Nos parfums et nos déodorants risquaient aussi de gêner les « nez » au cours de leur examen ; après que ces derniers nous eurent indiqué sans hésitation aucune le nom précis de nos parfums respectifs, ils nous prièrent de nous éloigner de quelques mètres de manière à ne pas les parasiter... Certains contenants d'échantillons étaient également source de problèmes : tel sachet en plastique avait dû transiter, ne fût-ce que quelques minutes, dans une cuisine et sentait fortement, pour eux, la friture ; tel pot à colle en verre soufflé (servant de contenant), prétendûment neuf, s'est très vite révélé comme ayant été préalablement utilisé ; de plus, les bouchons de liège avaient fini par imprégner de leur odeur les échantillons.

Que nous apprirent ces examens ?

Quelques restes pulvérulents d'Agnès Sorel, on l'a dit, avaient notamment été soumis à cette expérience d'olfaction. On sait maintenant que la Dame de Beauté est morte d'une intoxication aiguë au mercure pour cause de traitement antiparasitaire (ascaris) et que son corps a été déposé dans un triple cercueil de cèdre, de chêne et de plomb (ces trois composants ayant été identifiés dans l'urne funéraire) (cf. *supra*, pp. 11-31). Existait-il des odeurs, au sein des matières pulvérulentes de son corps, correspondant à ces divers composants végétaux et métalliques ?

Les nez mirent en évidence les émanations suivantes : colle blanche, styrax, note florale assez douce, vanillée, épicée. Rien de métallique, donc. En revanche, de nombreuses fragrances en rapport direct avec des soins d'embaumement utilisant des espèces botaniques variées (fleurs, épices, etc.).

Des fragments d'une momie naturelle (caractérisée par l'absence d'embaumement et le dessèchement en milieu désertique), d'époque copte et provenant d'El-Deir (Égypte, Xe siècle apr. J.-C.), prêtée par le professeur Jean-Louis Heim (musée de l'Homme, Paris), ont également été examinés. Il s'agissait d'une femme d'une trentaine d'années morte en fin de grossesse (huitième mois ?), probablement d'un cancer du sein gauche (mastite carcinomateuse) ; son fœtus avait été expulsé avec le placenta au cours de la décomposition et s'était retrouvé logé entre les cuisses de la défunte. Des odeurs particulières (méconium, colostrum, liquide amniotique...) étaient-elles encore identifiables parmi ces restes ? Pouvait-on encore retrouver des traces de parfums ?

Le résultat fut le suivant : odeur très puissante de gras, de fromage, animale, boisée, poussiéreuse. En réalité, plutôt que les parfums émanant des produits de conception (fœtus, placenta, membranes, etc.), ce furent surtout ceux du pubis de la femme qui furent détectés par les nez. Une odeur de sécrétions vaginales contemporaines d'une fin de grossesse, en quelque sorte...

Les cheveux, tant péruviens que médiévaux, avaient été contaminés par leurs différents contenants, mais aussi par les divers lieux de dépôt. Ainsi la mèche de Nazca (dans un cadre de bois moderne) sentait la réglisse et le céleri ; l'une des mèches de Beauvais (conservée dans un papier d'aluminium) était caractérisée par une odeur doucereuse, vanillée, grasse, tenant presque au graillon ; l'autre mèche de Beauvais (contenue dans un sachet en plastique) révéla une senteur médicamenteuse, florale, paillée, boisée.

Il ne faut pas s'étonner des odeurs vanillées des différents prélèvements, et ne pas imaginer chaque fois la présence ou l'utilisation plus ou moins directe de gousses de vanille ! D'une part, il s'agit là de sensations, donc d'une analogie d'odeur, pas d'une caractérisation chimique définitive. D'autre part, au cours du processus de décomposition, une production de vanilline est fréquente, notamment lors de la phase de fermentation butyrique (cette molécule est à l'origine de l'odeur, cela va de soi).

Au bout d'une heure de ces exercices, M. Duriez nous déclara... que le café était prêt. La cafetière se trouvait deux étages en dessous, séparée de nous par quatre portes fermées...

28.

Une soirée à la chapelle Saint-Louis

(hôpital de la Pitié-Salpêtrière, Paris)

Souvent, histoire de passer le temps, les paléopathologistes entrent dans les églises dans l'espoir d'y repérer une tombe atypique, une relique extravagante, une inscription funéraire plus ou moins attirante. Notre regard fut un jour captivé, dans la chapelle Saint-Louis, à l'entrée de l'hôpital de la Pitié-Salpêtrière, par une urne grise située à hauteur d'homme lorsqu'on entre par le boulevard de l'Hôpital. Une stèle de marbre gris en indiquait le propriétaire :

ICI REPOSE LE CŒUR
DE CHARLES JOSEPH RAPHAEL DURAND DE LAUR
ANCIEN VICAIRE GENERAL DE TARBES
CHEVALIER DE LA LEGION D'HONNEUR
(CHOLERA DE MDCCCXLIX)
PREMIER AUMONIER DE LA SALPETRIERE
PENDANT XXVII ANS
DECEDE LE XI MAI MDCCCLV, A L'AGE DE LVIII ANS
PASTEUR VENERABLE, DOUX, CHERI DE TOUS,
IL S'EST EXPOSE A LA MORT, COMME UN AUTRE
SAINT CHARLES
POUR LE SALUT DE SON TROUPEAU
BONUS PASTOR ANIMAM SUAM DAT PRO QUIBUS SUIS
REQUIESCAT IN PACE

L'idée nous trottait depuis longtemps d'utiliser pour nos travaux celui des cinq sens qui est probablement le moins employé en archéologie : l'odorat (voir *supra*, p. 301-304). En effet, si l'usage de la vue et du toucher semble évident, les autres sens peuvent être mis en pratique : le goût : les céramologues ont pour habitude de croquer ou lécher leurs terres cuites, tandis que certains anthropologues ou archéozoologues font de même pour démêler ossements humains ou animaux ; l'ouïe : certains spécialistes du métal entrechoquent leurs échantillons pour en déterminer grossièrement la nature.

Nous comptions donc faire appel à plusieurs « nez » pour venir respirer le cœur embaumé de Durand de Laur et déterminer, sans détruire le prélèvement, la composition du mélange utilisé pour sa conservation. Mais avant de convoquer ces chercheurs un peu particuliers, il fallait s'assurer que l'urne n'était pas vide...

Un soir, vers 19 heures, après la sortie des quelques fidèles et malades venus prier pour un prompt rétablissement, le père Éric Iborra referma sur nous les lourdes portes de chêne de l'entrée monumentale, dans un grondement de sépulcre. Il sortit de la sacristie un énorme escabeau sur lequel nous montâmes péniblement pour examiner l'urne d'un peu plus près... Malheur ! Celle-ci était complètement scellée. Rien ne bougeait, rien ne s'ouvrait, rien ne se soulevait. Seule la croix tournait sur elle-même, à vide, comme une clé qui n'ouvrait rien.

Les paléopathologistes sont très opportunistes, c'est bien connu. Rien n'est plus décevant que de perdre une soirée de travail. Du coup, en compagnie du prêtre, nous sommes allés d'autel en autel, retirant le linge de couverture, mettant à nu la logette dans laquelle sont déposées systématiquement des reliques. Les unes grises, les autres roses, des plaques de marbre fermaient ces anfractuosités, recouvertes de cinq croix (figurant les cinq plaies du Christ lors de la Passion, comme nous l'apprit le père Iborra).

Et qu'avons-nous trouvé, après avoir écarté les fleurs, les portraits sépia de sainte Thérèse de Lisieux, les cierges et les missels ? Des cavités creusées dans les autels, qui contenaient : de vieux chapelets des années 1950 abandonnés là par quelques dévotes, des messages sur des papiers pliés en quatre (que nous n'avons pas lus, bien entendu), des fragments de bois vermoulu (lambris et débris architecturaux), de vieux clous en fer forgé, des fleurs séchées, des feuilles de journaux dont certains remontaient aux années 1940, quelques cheveux longs (déposés volontairement ?), une bouteille de vin en verre soufflé réutilisée en guise de vase, des lambeaux de tissus, un gant de cuir moisi, des carreaux de céramique d'un ancien dallage, etc. Autant dire beaucoup de poussière, mais aucune relique !

Nous avions donc fait chou blanc. Si la journée fut sans grande découverte, paléopathologiquement parlant, elle nous donna une vision bien différente du contenu d'un édifice religieux de celle que nous nous en étions faite...

29.

Petit guide touristique du paléopathologiste

Inventaire des cas intéressants

Allemagne

Aix-la-Chapelle

• Chapelle palatine. Le sarcophage de Charlemagne trône dans la partie la plus sacrée du bâtiment. L'empereur, rendu boiteux par une chute de cheval en 813, est mort le 28 janvier 814 à plus de soixante-dix ans ; c'est Charles Quint qui lui fit faire un reliquaire en or et argent, car il fut l'objet d'une canonisation en 1165. À côté est conservée la châsse de la Sainte Vierge, réalisée en 1237-1238 ; elle renferme les quatre grandes reliques saintes de la cathédrale (une robe de la Vierge, un lange de l'Enfant Jésus, le pagne du Christ et le linge ayant recueilli la tête de saint Jean-Baptiste). Sous la voûte, enfin, se trouve la pierre tombale d'Otton III, mort en 1002, recouvrant son cercueil et ses ossements.

Leipzig

• Cimetière Saint-Thomas (près de l'église Saint-Jean-hors-les-murs). On y trouve la tombe de Jean-Sébastien Bach, mort le 28 juillet 1750 après avoir été opéré deux fois de la cataracte par le Dr John Taylor (de Londres) et être devenu totalement aveugle. Il aurait miraculeusement recouvré la vue avant de mourir...

Munich

• Basilique d'Altötting. Le cœur de Louis II de Bavière est conservé dans un reliquaire conservé dans l'église, tandis que le reste du corps est enfoui dans la crypte de l'église Saint-Michel. Le roi fou avait été retrouvé noyé le 13 juin 1886 dans le lac de Starnberg, proche du château de Berg, non loin du cadavre de son médecin personnel, le Dr Gudden, qui, lui, avait été étranglé. De multiples hypothèses ont circulé quant à l'origine de ces deux morts, la plus probable étant que le monarque de presque quarante et un ans avait tué Gudden dans un accès de furie. Par l'autopsie de Sa Majesté pratiquée immédiatement avant l'embaumement on tenta de prouver la folie en cherchant des anomalies anatomiques crâniennes ou cérébrales : crâne petit, nettement asymétrique, calotte extrêmement mince, etc.

Wittenberg

• Église du château. Elle conserve le corps de Martin Luther, mort le 18 février 1546 à soixante-deux ans, probablement d'un accident vasculaire cérébral. En 1547, Charles Quint se fit montrer son cercueil d'étain ; quelqu'un de sa suite lui proposant d'en vider et éparpiller le contenu, il répondit, magnanime (ou craintif ?), qu'il avait bien assez de faire la guerre aux vivants et ne comptait pas la faire aux morts.

ROYAUME-UNI

Édimbourg (Écosse)

• Musée d'anatomie. Il contient le squelette d'un dénommé Burke, criminel résurrectionniste, c'est-à-dire spécialisé dans le vol de cadavres ou l'assassinat d'anonymes afin de pourvoir les écoles d'anatomie en corps pour les dissections des étudiants en médecine et chirurgie. Burke (c'était son nom), en partie dénoncé par son complice Hare sous bénéfice d'une immunité judiciaire, fut exécuté puis à son tour autopsié ; son squelette, lavé puis monté, fut déposé dans ce musée. Près de 25 000 personnes défilèrent devant son corps ouvert, autant par plaisir morbide que par rage ou rancune personnelle.

Guildford (Angleterre)

• Cimetière. C'est là que repose Lewis Carroll, mort le 14 janvier 1898, à soixante-cinq ans, d'une infection broncho-pulmonaire.

Londres

• Église Saint Mary-in-the-Savoy of the Strand. On y conserve le corps embaumé de George Clifford, comte de Cumberland (1558-1605). On raconte que cet homme s'était un jour assoupi si profondément qu'il fut considéré comme mort. Il ne se réveilla que lorsque l'embaumeur commença de lui entailler la peau... Sa véritable mort n'intervint qu'une bonne dizaine d'années plus tard.

• National Army Museum. Le squelette de Marengo, le cheval favori de Napoléon Bonaparte, y est conservé. Marengo avait été récupéré par les Anglais après la défaite de Waterloo, les chevaux étant alors considérés comme particulièrement précieux.

• Cathédrale de Westminster. S'y trouve la tombe de Charles Darwin, mort le 19 avril 1882, à soixante-treize ans, d'une maladie de Chagas, une parasitose contractée au cours d'un voyage tropical, et celle d'Isaac Newton, décédé le 20 mars 1727 d'une lithiase vésicale (comme Napoléon III) à quatre-vingt-quatre ans.

Stratford upon Avon (Angleterre)

• Église. Dans le chœur, à cinq mètres sous terre, repose le corps de William Shakespeare, mort le 23 avril 1616, à cinquante et un ans, de la fièvre typhoïde.

ARABIE SAOUDITE

Médine

• Tombe de Mahomet. Le Prophète mourut le 8 juin 632. Une voix venue du ciel ordonna à ses compagnons de laver son corps avec de l'eau par-dessus sa chemise. Ali aurait noté une remarquable odeur émanant de son cadavre et dit : « Tu sens aussi bon vivant que mort ! » On lui mit deux robes de tissu yéménite et, en guise de linceul, on l'enveloppa d'un large manteau de soie à rayures. Sous le matelas où il avait expiré, on creusa une tombe où on l'ensevelit. Son affranchi Chuqrân jeta sur son corps la couverture dont il se couvrait pour dormir la nuit. Un autre homme jeta sa bague dans la tombe pour être le dernier mortel à avoir un contact avec Mahomet.

AUTRICHE

Salzbourg

• Mozarteum. Ce musée conserve le crâne supposé de Mozart. Il aurait été récupéré par la famille du croque-mort dans la fosse commune du cimetière San Mark de Vienne où le corps avait été jeté sans cérémonie, en 1791, avec pour seule assistance un chien errant.

• Inhumé dans la ville, le corps de Paracelse (1493-1541) y a de multiples fois été dérangé, étudié, présenté, décortiqué, probablement en raison de l'aura de mystère, de magie et d'alchimie qui entoure Philippus Theophrastus Bombastus von Hohenheim, son vrai nom. Il existe plusieurs versions des causes de son décès : chute dans un précipice en état d'ébriété, passage à tabac au cours d'une bastonnade, etc. L'examen paléopathologique de son crâne a montré l'existence d'une fracture sur l'os temporal, mais sans aucun signe de cicatrisation. Est-elle contemporaine de la mort, ou bien nettement post mortem et liée aux multiples manipulations du squelette ? En tout cas, Paracelse devait sentir venir la mort, puisqu'il rédigea son testament trois jours avant son décès. Mais peut-être avait-il tout simplement prédit lui-même sa mort violente ?

Vienne

• Église des Augustins. Dans la crypte des cœurs (*Herzgruft*) sont conservées cinquante-quatre urnes contenant les cœurs de nombreux membres de la famille impériale autrichienne de 1637 à 1898 (dont l'impératrice Sissi, assassinée en 1898 à Genève à l'âge de soixante ans).

• Église San Stefan. Dans la crypte des rois (*Kaisergruft*) se trouve notamment le corps du prince Eugène de Savoie, mort le 21 avril 1737 (défenseur de la ville contre les Ottomans), mais son cœur est en Italie, dans la basilique de Superga.

• Cathédrale Saint-Étienne. Les viscères de l'impératrice Sissi y ont été enfouis après son embaumement. L'autopsie, réalisée sitôt après l'assassinat, avait montré une blessure mortelle unique en forme de V, située à quatorze centimètres de la clavicule gauche, profonde de quatre-vingt-cinq millimètres, ayant pénétré le poumon et le ventricule gauche. Le reste du corps de l'impératrice se trouve à l'église des Capucins de Vienne.

• Cimetière central. On y trouve la tombe de Ludwig van Beethoven, mort le 26 mars 1827 à cinquante-six ans, après le transfert de ses restes en 1887 depuis le cimetière Währing où il avait été primitivement inhumé. On ignore les raisons exactes de son décès, l'autopsie pratiquée peu après ayant mis en évidence une anasarque (œdème diffus : pleurésie, ascite) et de multiples lésions de grattage (liées à des puces ? des punaises ?). Une cirrhose alcoolique, un cancer, une maladie de Paget ou encore la syphilis ont été évoqués, sans certitude. Récemment, des études toxicologiques menées sur une mèche de cheveux et un fragment du crâne arrivés, par le jeu des successions, entre des mains privées américaines ont montré une importante intoxication au plomb, vraisemblablement du vivant du sujet.

Faut-il y voir un empoisonnement volontaire ? ou plutôt la conséquence malheureuse de l'absorption par le compositeur de vin en quantités non négligeables dans des gobelets en plomb ?

DANEMARK

Copenhague

• Cimetière d'Assisten. Là se trouve la tombe de Hans Christian Andersen, mort le 4 août 1875 à soixante-dix ans, d'un cancer du foie. L'écrivain n'avait qu'une peur : être enterré vivant. Lors de ses siestes, l'après-midi, il laissait fréquemment un billet sur sa table de nuit sur lequel il était écrit : « Je ne fais que dormir », ou « Je ne suis pas vraiment mort ». Il avait également demandé à son amie Dorothea Melchior de lui sectionner une artère avant de fermer définitivement le cercueil, afin de s'assurer de sa mort pleine et entière.

Silkeborg

• Silkeborg Museum. Ce musée d'une grande richesse conserve plusieurs corps de l'âge du Fer (vers 450 av. J.-C.) retrouvés dans les tourbières, dont le plus célèbre est celui de l'Homme de Tollund. Cet homme, un adulte d'une quarantaine d'années, reposait sur le côté, vêtu uniquement d'une ceinture et d'un bonnet. Il fut vraisemblablement sacrifié ou assassiné par étranglement ou pendaison, comme en témoigne la corde en cuir qu'il porte encore serrée à son cou. Lors de sa découverte en 1950 par deux frères, son état de conservation était si excellent que leur première réaction fut de courir déclarer la découverte à la police locale, croyant qu'il s'agissait d'un meurtre récent... L'examen de son contenu gastrique révéla un régime exclusivement végétarien.

ESPAGNE

Alba de Tormes

• Église du couvent des Carmélites. Le corps de sainte Thérèse d'Avila, morte le 4 octobre 1582, y est pieusement exposé. Primitivement enterrée dans une fosse, elle fut exhumée le 4 juillet 1583, car des parfums d'une force et d'une suavité particulières (lis, violette) émanaient de sa tombe. On découvrit que, sous des vêtements en partie décomposés, le corps était à peu près intact et couvert d'une fine pellicule de mousses. Une huile odorante suintait de la peau. Les vêtements furent changés, puis le cadavre déposé dans un cercueil de bois.

La suite de l'histoire de ce corps ne fut qu'une succession de morcellements destinés à la fabrication de multiples reliques : on commença par la main gauche dès 1583. Puis ce fut le tour du bras gauche, le 24 novembre 1585, après qu'on eut à nouveau constaté l'intégrité corporelle et la persistance de l'écoulement d'un sang vermeil de la plaie d'arrachage. Nouvelles ouvertures du cercueil en janvier puis en août 1586 : on vit que si les vêtements pourrissaient, le corps, lui, ne se corrompait pas. En mars 1592, le cœur fut prélevé (il est d'ailleurs toujours visible actuellement dans la même église). En 1616, de multiples prélèvements furent encore réalisés, dont le pied droit et une côte. À cette date, le corps était toujours intact, de même que lors des examens ultérieurs (1750, 1760).

Madrid

• Couvent des Sœurs Trinitaires Déchaussées. On y trouve la tombe de Miguel de Cervantes, sans aucune indication sur la pierre tombale. L'écrivain, mort le 23 avril 1616 à presque soixante-dix ans, d'une hydropisie (tuberculeuse ? diabétique ?), avait perdu le membre supérieur gauche lors de la bataille de Lépante contre les Turcs, en 1571.

Séville

• Cathédrale. La momie de Ferdinand III, roi de Castille et de Léon (1198-1252), y est déposée. Son étude scientifique récente a mis en évidence une anthracose pulmonaire et une grande quantité d'hémosidérine dans les poumons, liées à des hémorragies multiples et à une insuffisance cardiaque terminale, cause de son décès (Fulcheri, 2001).

FRANCE

Argenteuil

• Basilique Saint-Denis. La relique dite « sainte tunique » (dernière tunique du Christ) y est conservée depuis son dépôt par Charlemagne, après avoir été découverte à Jérusalem par sainte Hélène, mère de l'empereur Constantin, et après un court transit par Constantinople. En 800, à l'occasion du sacre de Charlemagne, l'impératrice d'Orient Irène lui offre la « sainte tunique » qu'il met en dépôt au monastère de l'Humilité-Notre-Dame, à Argenteuil, où l'une de ses filles réside. Afin de protéger la précieuse relique pendant les sacs des Normands, on l'emmure temporairement... pour ne la retrouver qu'en 1003 ! Lors de la prise de la ville par les Huguenots en 1567, un incendie la détériore partiellement. En 1793, le curé Ozet la découpe puis enterre les lambeaux dans son jardin. Deux ans plus tard, il l'exhume, la fait recoudre, lui donnant son état actuel. Nouveau rebondissement en 1983 : un mystérieux groupe s'empare de la relique et ne la restitue que près de trois mois plus tard... De nombreux examens scientifiques sont en cours afin de confirmer ou non son authenticité. Les dernières analyses au carbone 14, douteuses pour certains, donneraient une datation du VIIe siècle apr. J.-C.

Auvers-sur-Oise

• Cimetière municipal. La tombe de Vincent Van Gogh est toujours l'objet de multiples marques de tendresse de la part de ses admirateurs. Le peintre maudit est mort le

29 juillet 1890 à trente-sept ans après s'être tiré une balle dans le cœur ; l'examen de l'orifice d'entrée montrait « au niveau du rebord des côtes gauches, un peu en avant de la ligne axillaire, un petit cercle rouge sombre, presque noir, entouré d'une auréole violacée, et laissait suinter un mince filet de sang ». Cet aspect est caractéristique des plaies par arme à feu après un tir unique effectué à bout touchant. Il n'existait pas d'orifice de sortie (la balle, restée à l'intérieur, s'étant logée sous le cœur). Vincent mit plusieurs heures à mourir, fumant la pipe en attendant le trépas, espérant « ne pas s'être raté ». Hirschig, qui assista aux funérailles du peintre, rapporta qu'au travers des planches disjointes de son cercueil coulait « un liquide infâme » (le sang de Van Gogh ?).

Balbronn (Alsace)

• Église protestante. Dans le chœur de l'église, des fouilles réalisées en 1908 ont permis de retrouver la tombe du chevalier Hans von Mittelhausen, mort en 1564 ; le squelette de celui-ci était accompagné d'une prothèse métallique (en fer) de la main droite. Des exemplaires comparables sont conservés dans les collections du Musée d'histoire de la médecine à Paris.

Blois

• Église Saint-Sauveur. La tombe de Catherine de Médicis, morte le 5 janvier 1589 d'une infection pulmonaire, est vide depuis le transfert de ses cendres, commandé par Henri IV, à la basilique de Saint-Denis. On dispose du procès-verbal de son autopsie. Le poumon était attaqué, du sang était dans le cerveau, enfin il existait un abcès au côté gauche. L'embaumement fut manifestement de mauvaise qualité (ou impossible ?), car les fossoyeurs durent creuser une tombe à la hâte et relativement en urgence, tant la décomposition du corps était avancée... Et on ne lui laissa même pas son talisman protecteur sur lequel étaient gravés des symboles kabbalistiques : Henri III le passa autour de son cou pour se porter chance.

Chantilly

• Château des Condé. Dans le parc fut enterré, à même le sol, enveloppé d'une couverture, en un lieu oublié, non marqué d'un monument ni même d'une croix, le corps du maître d'hôtel Vatel. La marquise de Sévigné nous a transmis avec moult précisions les détails de son suicide, dans la nuit du 24 avril 1671, à quarante ans : monté dans sa chambre, il « mit son épée contre la porte et se la passa au travers du cœur. Mais ce ne fut qu'au troisième coup, car il s'en donna deux fois qui ne furent pas mortels », qu'il expira.

Charenton

• Maison de santé. Donatien Alphonse François, marquis de Sade, était en cure depuis plusieurs mois lorsqu'il mourut, le 2 décembre 1814, d'un œdème aigu du poumon, d'une très probable origine cardiaque. Il avait atteint soixante-quatorze ans et avait expressément demandé à ce qu'on ne pratiquât pas d'autopsie sur son cadavre (« Je défends absolument que mon corps soit ouvert ») ; comme il craignait d'être enterré vivant, il avait prié le médecin responsable d'attendre quelque temps que les premiers signes de la décomposition surviennent pour le porter en terre (« Je demande que [mon corps] soit gardé quarante-huit heures dans la chambre où je décéderai, placé dans une bière qui ne sera clouée qu'au bout de quarante-huit heures »). Ainsi fut fait. On l'enterra dans un coin de l'hospice, et on le déterra plusieurs années après. Son médecin personnel, le Dr Ramon, récupéra le crâne et en fit une analyse morphologique (qui ressemble à s'y méprendre à de la phrénologie...) : « Beau développement de la voûte du crâne (théosophie, bienveillance), point de saillies exagérées derrière et au-dessus des oreilles (point de combativité, organes si développés dans le crâne de Du Guesclin).

Cervelet de dimension modérée, point de distance exagérée d'un apophyse mastoïde à l'autre (point d'excès dans l'amour physique) ». Des moulages furent réalisés, notamment pour le Dr Spurzheim, mais l'original semble désormais perdu (Kaufmann, 1995).

Colmar

• Musée d'Unterlinden. Une tête momifiée, dite « tête de Pierre de Hagenbach » y est conservée, avec des segments de bras et de mains coupés. Il s'agirait, selon la tradition, du bailli de Charles le Téméraire, décapité à Brisach en 1474 pour des raisons douteuses. En réalité, il est beaucoup plus probable qu'il s'agit de la tête d'un chevalier de l'ordre de Malte ou des Hospitaliers de Saint-Jean, fait prisonnier par les Turcs et décapité par leurs soins. La tête, sectionnée à la base du cou, est celle d'un homme d'âge adulte (il a une légère calvitie), aux cheveux roux coupés court, portant une moustache ; des soins d'embaumement ont été responsables d'une coloration foncée de la peau et d'un retrait non seulement des premères vertèbres cervicales, mais aussi des matières cérébrales.

Fontevrault

• Abbaye. Y reposent, sous leurs gisants polychromes respectifs, les corps d'Aliénor d'Aquitaine, morte à quatre-vingts ans en cette abbaye, de Richard Ier Cœur de Lion (l'un de ses fils), d'Henry II Plantagenêt et d'Isabelle d'Angoulême.

Grignan (Drôme)

• Château de Grignan. C'est dans le château de sa fille, Mme de Grignan, que la marquise de Sévigné, née Marie de Rabutin-Chantal, s'éteignit à soixante-dix ans le 17 avril 1696. Son corps fut déposé dans la chapelle du château, au sein d'un caveau collectif qui fut profané en 1793 par la Société populaire de Grignan sous prétexte de récupérer le plomb des cercueils. Le corps de la marquise fut trouvé dans sa robe de brocatelle bleue (dont deux fragments sont encore visibles, l'un au musée Carnavalet, son ancien hôtel particulier à Paris, l'autre à la Sorbonne), et de nombreuses « reliques » furent prélevées : le maçon conserva une mèche de cheveux, le notaire une côte (qu'il plaça dans un médaillon), le juge de paix récupéra une dent (qu'il fit monter en bague). Le crâne fut scié et examiné, puis l'on referma le tout. En 1870, le tombeau fut réouvert, des ossements y étaient entassés et, parmi eux, un crâne scié : celui de la marquise ? (Kaufmann, 1995).

Les-Minimes-de-la-Plaine (près de Grenoble)

• Église Saint-André. Là sont conservés les restes présumés du chevalier Bayard, mort le 30 avril 1524 à Romagnano Sesia (Italie), lapidé par les Espagnols. Initialement enterré dans la chapelle des Minimes, il fut transféré le 4 juillet 1882 à son emplacement actuel; une étude archéologique et anthropologique succincte montra l'absence d'arme au contact du corps, et une conformation féminine du squelette... ce qui laisse planer un certain doute sur l'authenticité des restes.

Maisons-Alfort

• École nationale vétérinaire. De nombreuses préparations anatomiques, certaines humaines, d'Honoré Fragonard y sont visibles, réalisées dans la seconde moitié du XVIIIe siècle.

Montigny-le-Gannelon (Eure-et-Loir)

• Église. Dans ce monument est conservée la châsse de sainte Félicité dont l'histoire est bien connue depuis le XIXe siècle. C'est le pape Léon XII qui offrit au prince Adrien de Montmorency (ambassadeur de France à Rome sous Charles X) les reliques de la sainte, découvertes sous l'église Saint-Cyriac, en hommage à sa petite-fille Félicité de Lévis-Mirepoix. Le corps est figuré par une statue de cire dont les vêtements sont librement inspirés de l'Antiquité.

Nantes

• Église Saint-Nicolas. On y trouve la tombe de Cambronne, mort le 29 janvier 1842 d'une pneumonie.

Paris

• Catacombes. Ce n'étaient pas, à l'origine, des catacombes au sens romain (et sépulcral) du terme, mais bien plutôt des carrières souterraines réutilisées comme ossuaire. Lorsque, à partir de 1786, on décida, pour des raisons d'hygiène (et immobilières), de vider les cimetières parisiens intra-muros, des millions de squelettes y furent entassés selon un goût plus ou moins romantique... ou lugubre.

• Invalides. Le corps de Napoléon repose sous la voûte, accompagné de nombreux maréchaux de France. Napoléon est mort sur l'île de Sainte-Hélène à seulement cinquante et un ans, le 5 mai 1821. L'important déclin physique de l'ex-empereur au cours de ses cinq ans et demi d'exil a fait couler beaucoup d'encre. De nombreuses hypothèses d'empoisonnement ont été soulevées, intéressant tour à tour le maréchal de France Charles Tristan de Montholon, le général anglais Hudson Lowe ou encore le médecin Francesco Antonmarchi. Le mystère s'épaissit si l'on considère les nettes différences qui existent entre les procès-verbaux d'inhumation (1821) et d'exhumation au moment du rapatriement des cendres (1840), de telle sorte que certains pensent que ce n'est pas Napoléon qui est enterré aux Invalides mais peut-être Antonmarchi, ou encore une tierce personne... Dans tous les cas, le compte rendu autopsique rend compte d'un cancer gastrique (« carcinome squirreux ») ulcéré et sténosant, cause vraisemblable du décès. Il est fort probable que les douleurs abdominales chroniques de l'Empereur étaient causées par un ulcère de l'estomac qui a progressivement dégénéré en cancer. Les traces d'arsenic trouvées dans les cheveux de l'Empereur par de nombreuses équipes de recherche (y compris celles du FBI !) pourraient être soit d'origine criminelle, soit, beaucoup plus certainement, d'origine environnementale (l'eau de Sainte-Hélène étant très riche en cet élément). Mais ce n'est pas tout ! Au cours de ses multiples campagnes, Napoléon aurait contracté de nombreuses maladies infectieuses : bilharziose et paludisme rapportés de la campagne d'Égypte, brucellose, tuberculose pulmonaire, scorbut, etc.

À proximité de Napoléon, on trouve, sous une forme ou une autre, d'autres morts déposés dans les différentes chapelles latérales. Citons, par exemple, quelques personnalités du premier Empire : François Bonaparte, fils de l'Empereur, dit « l'Aiglon » ou « le duc de Reichstadt », dont les cendres furent remises en 1940 par Adolf Hitler comme cadeau à la France ; Joseph et Jérôme Bonaparte, frères de l'Empereur ; le général Duroc ; d'autres de la période monarchique : le maréchal de Turenne, le cœur du maréchal de Vauban, Rouget de Lisle ; et quelques commandants en chef du XXe siècle : les maréchaux Foch, Lyautey, Leclerc de Hauteclocque, de Lattre de Tassigny, Juin.

• Cimetière du Père-Lachaise. De nombreuses personnalités sont inhumées dans cette nécropole dont nous recommandons la visite pour des raisons tant artistiques que paléopathologiques. Nous ne détaillerons ici que quelques tombes parmi les plus célèbres. Celle de Guillaume Apollinaire, mort le 9 novembre 1918 à trente-huit ans de la grippe espagnole ; réconfortant, un de ses amis lui avait dit, la veille de son décès : « Tu verras, demain ce sera fini », sans trop se soucier du sens de sa phrase... La tombe de Sarah Bernhardt, morte le 26 mars 1923 d'une insuffisance rénale aiguë après avoir très théâtralement organisé son dernier souffle : en robe blanche, la tête sur un lit de violettes de Parme, un crucifix d'argent dans les mains, arborant sa Légion d'honneur, noyée par la multitude des fleurs envoyées par ses admirateurs, prévenus de son agonie. L'obélisque dominant la tombe de Jean-François Champollion, mort le 4 mars 1832 à l'âge de quarante et un ans ; on ignore la cause exacte de son décès, son frère ayant refusé l'autopsie (parasitose contractée en Égypte ? diabète ?). La tombe de Frédéric Chopin dont le corps a été embaumé (et privé du cœur, déposé en Pologne, pays natal du compositeur). Le sépulcre d'Auguste Comte – encore un homme qui avait peur d'être inhumé vivant, comme le montre son testament : « Dès qu'on croira que j'ai cessé de vivre, on devra me laisser au lit comme un simple malade jusqu'à ce que mon corps soit dans l'état prononcé de putréfaction, seul signe de mort vraiment certain. » Le tombeau d'Oscar Wilde, mort le 30 novembre 1900, à quarante-six ans, d'une otite suppurée dégénérée en méningo-encéphalite, lequel faillit être enterré en fosse commune car il s'était inscrit à l'hôtel d'Alsace (où il trépassa) sous un nom d'emprunt.

• Cimetière du Montparnasse. Comme le cimetière du Père-Lachaise, il regorge de sujets intéressants. La tombe de Charles Baudelaire, par exemple, mort le 31 août 1867, à quarante-six ans, de la syphilis (ses troubles neurologiques étant considérablement amplifiés par une consommation quotidienne d'opium, de digitale, de belladone, de tabac, d'alcool et de quinine...). Celle de la famille Sanson, renfermant le corps de Charles Henri, bourreau de Louis XVI, mort le 4 juillet 1806 à soixante-sept ans.

• Jardin des Plantes. Dans le soubassement de la statue de Buffon se trouve... son cerveau.

• Cimetière de Montmartre. On y trouve notamment la tombe de Charcot (le neurologue), mort le 16 août 1893 d'un infarctus myocardique à soixante-sept ans, et celle de Stendhal (né Henri Beyle), décédé le 23 mars 1842 à cinquante-neuf ans, d'un accident vasculaire cérébral.

• Bibliothèque nationale. Dans le jardin de la bibliothèque, rue Vivienne, aurait été inhumée la momie présumée de Cléopâtre, rapportée d'Alexandrie par l'expédition d'Égypte de Bonaparte. Elle se serait suicidée en plongeant son bras dans un panier rempli d'aspics. À l'intérieur du bâtiment, dans une urne, se trouve le cœur de Voltaire.

• Panthéon. Ce sont au total soixante-treize corps ou parcelles de corps qui reposent sous la voûte du bâtiment. Énumérons certains de ces « Grands Hommes » : Condorcet (mort le 24 mars 1794 à cinquante ans ; peut-être s'est-il suicidé en ingérant un poison). Pierre et Marie Curie (morts des conséquences de manipulations intempestives du radium ; leur cercueil fut plombé pour plus de sécurité). Voltaire et Rousseau (l'autopsie montra pour ce dernier une impressionnante quantité d'eau dans son crâne ; l'autopsie de Voltaire mit en évidence, quant à elle, un cancer de la prostate : « Le rein droit était taché de marques gangreneuses ; la vessie était décomposée, elle avait acquis l'épaisseur de plus d'un pouce (...). Cette substance étant muqueuse et semblable à du lard, sa membrane était dessiquée par le pus qu'elle contenait. La glande prostate était très volumineuse et squirreuse » (Kaufmann, 1995). En 1857, le cercueil de Voltaire fut ouvert, la rumeur circulant que des monarchistes avaient profité du déplacement de ses restes pour les jeter dans un terrain vague et que le sarcophage était vide ; on trouva en réalité un squelette dont le crâne avait été scié (signe d'une autopsie et/ou d'un embaumement), mais un os long manquait, qui avait probablement été récupéré par un admirateur... Le corps d'Émile Zola, mort le 29 septembre 1902 à soixante-deux ans d'une intoxication aiguë au monoxyde de carbone (le tuyau d'évacuation de son poêle avait été bouché : accidentellement ? volontairement ?). La tombe de Mirabeau, mort en 1791, fut profanée deux ans plus tard et son cadavre jeté aux égouts de Paris. Louis-Antoine, comte de Bougainville, navigateur mort en 1811. Et bien d'autres : Victor Hugo, Lazare Carnot, Sadi Carnot, Marcellin Berthelot, le cœur de Léon Gambetta, Jean Jaurès, Victor Schoelcher, Louis Braille, Jean Moulin, René Cassin, Jean

Monnet, l'abbé Grégoire, Gaspard Monge, André Malraux, et, depuis peu, Alexandre Dumas...

• Église Saint-Roch. Dans la chapelle de la Vierge était placé le cercueil de Denis Diderot, mort à soixante-dix ans le 31 juillet 1784 d'un accident vasculaire cérébral. *Était*, car en 1879, lorsque des travaux furent effectués dans l'église afin d'installer une conduite d'aération, on s'aperçut, en creusant le sol, que le cercueil avait disparu ! La profanation systématique des sépultures au moment de la Révolution française était cause de cette subtilisation, le cercueil du philosophe étant en plomb.

• Musée national du Moyen Âge de Cluny. Il renferme la pierre tombale de Nicolas Flamel, mort le 22 mars 1418 à Paris. Cet homme, dont la richesse passait pour être due à sa pratique de l'alchimie, notamment avec l'aide de la « pierre philosophale », fut inhumé en l'église Saint-Jacques-de-la-Boucherie dont la seule tour est encore en place actuellement, rue de Rivoli. Sa pierre tombale fut récupérée au moment de la destruction du bâtiment par un fruitier herboriste qui s'en servait comme planche à découper, avant d'atterrir dans un musée parisien.

• Chapelle expiatoire. On ignore probablement que ce lieu fut autrefois un cimetière royal... Revenons au 21 janvier 1793. La lame de la guillotine sectionne le cou de Louis XVI, le bourreau montre la tête tranchée au peuple réjoui ; certains révolutionnaires s'empressent de tremper leurs piques dans le sang. Mais très vite survient une interrogation : que faire de la dépouille ? Certains voudraient priver le monarque de sépulture, d'autres proposent de l'inhumer auprès de son père, à Sens. Finalement, il est décidé de l'enterrer avec les citoyens dans la section desquels il a été exécuté. Un prêtre (Damoureau) nous a laissé son témoignage sur le service funèbre du feu roi et sur la gestion de son corps : « Arrivé au cimetière, je fis faire le plus grand silence. Un détachement de gendarmerie nous présenta le corps. Il était vêtu d'un gilet de piqué blanc, d'une culotte de soie grise et de bas pareils. Nous psalmodiâmes les vêpres et récitâmes les prières du service des morts. Le corps mis à découvert dans la bière fut, d'après les ordres du pouvoir exécutif, jeté au fond de la fosse, profonde de douze pieds environ du mur, sur un lit de chaux vive. La tête fut placée à ses pieds. Le tout fut ensuite couvert d'un autre lit de chaux vive, puis d'un lit de terre, le tout fortement battu et à plusieurs reprises. »

Un groupe monte la garde au-dessus de la tombe pour éviter toute profanation tant révolutionnaire (destructrice) que royaliste (récupératrice). Puis la sépulture retourne à l'oubli... temporairement.

Deux ans plus tard, le cimetière est fermé pour cause de surpopulation et de risques sanitaires (plusieurs milliers de cadavres y avaient été déposés, si l'on tient compte des victimes de la guillotine, des gardes suisses massacrés le 10 août 1792 au palais des Tuileries, et de la centaine de victimes qui avaient péri étouffées et piétinées lors des fêtes données en l'honneur du mariage de Louis XVI et de Marie-Antoinette).

Le cimetière est mis en vente en 1800 et acheté par un royaliste qui l'exploite immédiatement comme lieu touristique, montrant à qui veut l'emplacement des dépouilles royales. Le 18 janvier 1815, Louis XVIII, qui a fait racheter le terrain, fait procéder à des fouilles : grâce aux indications de témoins de l'enterrement, on exhume les squelettes du roi et de la reine. Déposés dans des coffres, ils gagnent le 21 janvier de la même année la basilique de Saint-Denis, sur de grandioses chars funèbres et accompagnés de tout ce que la France compte alors de sang bleu.

• Église Notre-Dame-des-Victoires. La tombe de Lully (né Giambattista Lulli) se trouve dans cette église. C'est en battant la mesure avec sa canne que le musicien-compositeur se donna un coup à l'orteil ; très vite, la gangrène se développa (le même mal devait tuer Louis XIV). Le 22 mars 1687, il s'éteignit non sans qu'un prêtre eût tenté de le faire échapper à l'enfer en lui faisant brûler la partition manuscrite d'un de ses opéras *profanes*...

• Église Saint-Étienne-du-Mont. Dans cette église où sont conservées les reliques de sainte Geneviève dans un sarcophage paléochrétien, on trouve le tombeau de Blaise Pascal, mort à trente-neuf ans, le 19 août 1662 (au cours de son autopsie, on trouva « un estomac et un foie flétris, des intestins gangrenés », et surtout « une abondance de cervelle prodigieuse »). C'est dans ces lieux qu'eurent lieu les funérailles de Paul Verlaine, mort alcoolique à cinquante et un ans, le 8 janvier 1896.

• Couvent Notre-Dame-de-la-Visitation. Le cœur de la Comtesse de Ségur, née Sophie Rostopchine et devenue sœur Marie-Françoise du Saint-Sacrement, y repose. Il a été prélevé au cours de l'autopsie réalisée par le docteur Roussel, lequel se déclara guéri d'emblée d'une terrible migraine rien qu'au contact de cet organe...

• Musée de l'Homme. Si l'on fait abstraction des restes de Lucy et de l'Homme de Cro Magnon, conservés dans les réserves ultra-protégées de ce musée, des squelettes d'individus somme toute plus proches de nous y sont visibles, notamment les crânes de Boileau, Cartouche, Saint-Simon (avec le traumatisme facial consécutif à sa tentative de suicide), Descartes, etc. D'autres curiosités anatomiques s'y trouvent aussi : le masque funéraire de la mathématicienne Sophie Germain (1776-1831) dont le crâne présente une déformation dite « toulousaine », probablement consécutive au port d'un bonnet serré jusqu'à l'âge de quatre ou cinq ans ; le moulage du visage de Franz Liszt à douze ans et demi, dont l'histoire est particulièrement bien connue (Mennecier, 1999) : le phrénologue Franz Joseph Gall rencontre le jeune prodige le 7 mars 1824 alors qu'il vient de jouer magistralement le concerto de Hummel à l'Opéra italien ; l'enthousiasme du savant transparaît lorsqu'il demande au père du garçon : « Monsieur, je ne peux rien voir ainsi. Pourtant, il me faut absolument examiner à fond ce crâne, car je m'occupe des protubérances du génie. Permettez-moi de faire un moulage en plâtre de la tête de votre fils » – et l'enfant de s'inquiéter aussitôt ce sera de savoir si l'opération est douloureuse... Gall rendit quelque temps plus tard les conclusions suivantes : « Liszt, Hongrois, musicien. Masque en plâtre moulé sur nature. Ce jeune homme a montré de bonne heure un talent fort remarquable. Il cultivait la musique avec passion dans un âge tendre où la plupart des hommes ne montrent encore que la plus parfaite indifférence. L'organe de la musique est là fort développé (l'imitation, la poésie, l'éducabilité). » Bien d'autres moulages crâniens sont conservés dans les collections du musée : ceux de Benjamin Constant, Goethe, Charrette, Marat, Robespierre, Talleyrand, Arago, Laplace, Raspail, Dumont d'Urville, Broussais, Corvisart, Girodet, Horace Vernet, Glück, Debureau, etc. S'y trouve aussi la momie d'un enfant gallo-romain de treize ou quatorze ans, découverte en 1756 à Martres-d'Artière, près de Riom, en Auvergne (numéro d'inventaire M.H. 1093) ; elle aurait été embaumée et bandelettée sans éviscération préalable, puis recouverte de plusieurs baumes protecteurs. Enfin, signalons aussi la « main verte » (M.H. 21498), découverte en 1650 dans une tombe de Merry-sur-Yonne, près d'Auxerre ; l'oxydation de la pièce de bronze (alliage de cuivre et d'étain) déposée dans la main comme obole à Charon a complètement minéralisé cette extrémité et l'a ainsi protégée de la putréfaction, en plus des effets antiseptiques du cuivre.

• Place de la Bastille. Sous la colonne reposent les restes des martyrs des Trois Glorieuses (1830) et de la Révolution de 1848, mais également de nombreuses momies égyptiennes ramenées par les savants de l'expédition de 1799 qui, commençant à pourrir dans les caisses de la Bibliothèque nationale, et du futur Musée du Louvre furent enterrées aux côtés des insurgés de 1830. Lors du transfert des corps, cadavres récents et antiques furent mêlés de telle sorte que la plus grande collection de momies égyptiennes au monde dort encore sous le pavé parisien...

Pluneret (Bretagne)

• Cimetière municipal. Dans la tombe de la Comtesse de Ségur repose le corps de l'écrivain, privé du cœur resté à Paris (couvent Notre-Dame-de-la-Visitation).

Saint-Denis

• Basilique. Elle conserve le cœur de Louis IX (ou Saint Louis), né à Poissy en 1215, mort de la peste durant l'été 1270 à Tunis au retour de la septième croisade ; son corps s'est très vite révélé intransportable jusqu'en France. Il fut décidé de ne rapporter que les os du roi. Les Francs « prirent le corps du roi et le départirent membre à membre, et le firent cuire si longuement en eau et en vin que les os en devinrent tout blancs et tout nets de la chair ». Le cœur fut mis à part et momifié.

Saint-Gildard (près de *Nevers*)

• Chapelle du couvent. Dans une châsse en verre est exposé (sous une fine couche de cire protectrice) le corps de Bernadette Soubirous, morte le 16 avril 1879 à trente-cinq ans d'une tuberculose généralisée sous le nom de sœur Marie-Bernard. Exposé durant trois jours sous des monceaux de fleurs, déposé dans un cercueil six semaines après le décès, le cadavre fut placé dans un cercueil de plomb scellé, puis descendu dans la chapelle Saint-Joseph. De nombreuses exhumations suivies d'examens de la dépouille eurent lieu afin de déterminer s'il s'agissait ou non d'une conservation spontanée (argument de sainteté). En 1909, on ouvrit pour la première fois son cercueil ; le cadavre ne sentait strictement rien et le visage était blanc ; « les mains, croisées sur la poitrine, étaient dans un état de préservation parfaite, de même que les ongles. Elles tenaient un chapelet rouillé (...). La peau était sonore dans toutes ses parties, le ventre, comme tout le reste du corps, donnait à la percussion une sonorité de carton ». Le corps, déshabillé, fut lavé et commença à noircir. On le réenterra alors précipitamment. Dix ans plus tard, on l'exhuma de nouveau ; sur le corps, qui « ne dégage[ait] aucune odeur de putréfaction (personne dans l'assistance [ne fut] incommodé) », les médecins convoqués retrouvèrent « quelques moisissures et une couche de sels qui paraiss[ai]ent être des sels calcaires ». Six ans après, dernière exhumation : les Drs Talon et Comte furent chargés de prélever des reliques (foie, diaphragme, rotules, côtes, muscles des cuisses). Au passage, on remarqua que « le corps ne paraî[ssai]t pas avoir subi la putréfaction ou la décomposition cadavérique habituelle et normale après un aussi long séjour dans un caveau creusé dans la terre ». Quelques mois plus tard (1925), la défunte fut béatifiée ; elle sera canonisée en 1933.

Saint-Malo

• Cimetière de Ricabey. La tombe de Robert Surcouf, corsaire repenti, mort le 8 juillet 1827 à cinquante-trois ans, s'y trouve encore.

Sannois (Val-d'Oise)

• Église. On y voit la tombe de Cyrano de Bergerac, mort le 28 juillet 1655 à trente-sept ans, peut-être des suites de la chute d'une poutre tombée sur son crâne près d'un an auparavant.

Sélestat

• Bibliothèque humaniste. Sur le mur extérieur du bâtiment est fixée une longue côte de cétacé passant depuis des générations pour être la côte du géant Sletto, fondateur légendaire de la ville. D'autres fossiles ou restes d'animaux de grande taille ont souvent figuré dans des collections sous des appellations plus ou moins fabuleuses, comme cette défense de mammouth, dans la cathédrale de Strasbourg (disparue depuis le XIXe siècle), présentée comme une griffe de griffon.

• Église Sainte-Foy. Lors des fouilles archéologiques menées en 1882 à l'occasion de travaux de rénovation dans l'église, une empreinte féminine en négatif fut découverte ; elle s'était imprimée lorsque le cadavre avait été recouvert de chaux vive. Il semble s'agir du corps de la comtesse Hildegarde de Buren, grand-mère de l'empereur Frédéric de Hohenstaufen. Ce plâtre est visible au Musée de l'œuvre Notre-Dame, à Strasbourg (n° inv. 12155). Un an après sa découverte, le sculpteur Louis Stienne réalisa un buste artistique figurant le même personnage et s'inspirant du moulage accidentel initial ; cette œuvre est exposée au Musée d'art moderne et contemporain, à Strasbourg.

Strasbourg

• Église Saint-Thomas. Sous un monumental tombeau se trouve encore le corps du maréchal de Saxe.

• Collège épiscopal Saint-Étienne. Il renferme dans son trésor le reliquaire de la main de sainte Attale, nièce de sainte Odile, première abbesse du lieu, morte le 3 décembre 741. Il s'agit d'une main droite, en partie momifiée, qui aurait été coupée par l'écuyer de Werentrud, lors de l'exposition du corps de la (future) sainte.

• Faculté de médecine. On y conserve une impressionnante quantité de moulages de crânes et/ou de cerveaux d'individus célèbres : Johann Sebastian Bach, Ludwig van Beethoven, Joseph Haydn, Emmanuel Kant, A.T.Moebius, Hugo von Mohl, von Mosheim, Paracelse (né Philippus Théophrastus Bombastus von Hohenheim), Friedrich Schiller, Franz Schubert, von Spurzheim, etc. On y trouve aussi des moulages de pieds déformés de Chinoises...

Toulouse

• Église des Jacobins. Dans ce monument sont conservés les restes de saint Thomas d'Aquin, mort le 7 mars 1274 au matin. La cause de son décès est très probablement un hématome extra-dural, comme le montre cette succession d'événements : quelques jours avant sa mort, alors qu'il se rendait à cheval de Naples à Lyon où le pape Grégoire X l'avait invité au concile, sa tête heurta violemment une branche d'arbre et il fut à moitié assommé. Après un temps de relative bonne santé, il décéda brutalement (un volumineux hématome compressif s'était formé entre le cerveau et le crâne) dans l'abbaye cistercienne de Fossanova (Italie). La renommée du religieux, déjà grande de son vivant, s'accrut après sa mort. Les moines de Fossanova (où le corps avait été enterré) craignaient que les restes ne fussent volés et transportés dans un autre lieu (pratique courante à cette époque où les pèlerinages sur les reliques ou tombes des grands hommes étaient extrêmement lucratifs...) En 1277, soit trois ans seulement après le décès, le crâne fut séparé du corps et conservé à part dans l'abbaye dans l'hypothèse où le cadavre serait dérobé. En 1319, ce qu'il restait du macchabée fut bouilli et rangé dans un reliquaire. Enfin, en 1369, le pape Urbain V fit déplacer ledit reliquaire jusqu'à son emplacement actuel.

HOLLANDE

Amsterdam

• Église Westerkerk. Au pied de la façade nord se trouve la tombe de Rembrandt Harmenszoon van Rijn, mort à soixante-trois ans le 4 octobre 1669. Des fouilles eurent lieu en 1989 pour tenter de retrouver avec certitude sa sépulture ; on identifia un crâne, peut-être le sien, qui fut cassé peu de temps après sa découverte.

Maastricht

• Au pied des remparts. On ignore l'emplacement exact de la tombe de D'Artagnan, mort ici-même à soixante ans, le 25 juin 1673, lors d'affrontements contre les Hollandais, d'un coup de pistolet dans le crâne.

ITALIE

Avigliana (province de Turin)

• Sacra di San Michele. Dans le *Scalone dei Morti*, on peut voir les restes momifiés de plusieurs frères de cette congrégation religieuse.

Bologne

• Basilique San Domenico. S'y trouve le tombeau de saint Dominique, fondateur de l'ordre des Frères Prêcheurs, mort à Bologne le 6 août 1221. Il était né en Espagne, à Calaruenga, vers 1170. Sauf erreur de notre part, aucune étude anthropologique ni paléopathologique n'a jamais été menée sur les restes que renferme le tombeau.

Ferrare

• Monastère Corpus Domini. Là fut enterrée Lucrèce Borgia, fille du pape Alexandre VI, morte le 24 juin 1519 d'une fièvre puerpérale après avoir donné le jour, à trente-neuf ans, à son onzième enfant. Victime d'une épistaxis (écoulement de sang par le nez), exténuée, ne pouvant supporter le poids de ses cheveux, elle se fit raser le crâne. Le lendemain, elle perdit la vue, puis son corps entier se paralysa. Elle mourut quelques heures après.

Cosenza

• Abbaye Forense di San Giovanni in Fiore. Au sein de l'abbaye sont conservés dans un reliquaire les restes de Joachim de Flore (ascète et exégète calabrais mort en 1202), étudiés récemment par Gino Fornaciari et Francesco Mallegni (université de Pise). L'examen paléopathologique a montré qu'il s'agissait du squelette d'un individu, masculin, d'âge avancé, associé à quelques ossements de trois autres sujets adultes, plus ceux d'un enfant ! La taille de l'individu principal (très vraisemblablement Joachim de Flore) était relativement importante (1,75 m), avec une ossature longiligne mais robuste. Une importante arthrose des deux genoux, consécutive aux prières répétées, a également été mise en évidence.

• Duomo. Y sont conservés de nombreux restes historiques, notamment le squelette d'Henri VII, roi d'Allemagne, premier-né de Frédéric II et de Constance d'Aragon, mort à trente et un ans en 1242 après avoir chuté dans un ravin (probablement un suicide). L'examen paléopathologique a mis en évidence une forte asymétrie d'insertion rotulienne, expliquant du coup son surnom de « boiteux ». Une autre découverte a été faite dans le même temps : une importante résorption de l'os au niveau de l'épine nasale et du palais en rapport avec une lèpre (ce que l'Histoire n'avait pas retenu...)

Florence

• Museo di Storia della Scienza, Palazzo Castellani, Piazza dei Giudici. Dans ce musée situé à proximité de la galerie des Offices, sur l'Arno, on peut voir le doigt de Galilée conservé dans un reliquaire.

• Duomo di Santa Maria del Fiore. Le cénotaphe du grand peintre Giotto (mort en 1337) se trouve dans cette église, mais son corps avait été inhumé d'une façon tout à fait impersonnelle dans la nef. Des fouilles furent menées dès 1965 dans cette église afin d'exhumer les restes de personnalités de la Renaissance italienne (dont celle de Brunelleschi) et de mieux comprendre l'organisation architecturale du bâtiment. On suspectait la tombe 78, à proximité du cénotaphe de Giotto, d'être celle du maître lui-même... Cette tombe avait été perturbée au XVe siècle en raison d'inhumations successives voisines. Néanmoins, une reconstruction du visage à partir du crâne original retrouvé dans la tombe a montré une très grande similitude avec les portraits connus de Giotto. C'est ainsi qu'en 2001, soit trente ans après sa découverte (la paléopathologie avance parfois lentement), le professeur Mallegni annonçait que le crâne de Giotto avait (enfin !) pu être formellement identifié. Des dosages élémentaires réalisés à partir d'échantillons osseux auraient même montré une importante concentration en arsenic, plomb, aluminium, manganèse, zinc et cuivre, liée à la préparation des pigments picturaux (bien que les crues de l'Arno aient pu perturber ces taux au fil du temps...). La dentition présentait une usure asymétrique... ce que Mallegni expliqua par l'habitude du maître de tenir ses pinceaux dans sa bouche ! Et son aspect général n'était pas tout à fait normal pour l'époque, avec une taille réduite et des membres courts (nanisme dysharmonieux), en raison d'un arrêt de croissance au cours de l'adolescence (Grilletto, 2005).

• Bibliothèque nationale. Dans les rayonnages de cet austère monument proche de l'église Santa Croce repose une enveloppe de 11,5 cm sur 7 cm contenant quelques grammes de poussière d'os. Une mention autographe du notaire florentin Saturnino Malagola (datée de 1865) témoigne de son origine : « La poussière contenue dans cette enveloppe provient du tapis sur lequel ont été posés les os de Dante Alighieri. »

• Église Santa Croce. De nombreuses personnalités du Quattrocento y sont enterrées, notamment Galilée, mort le 8 janvier 1642 à l'âge de soixante-dix-huit ans (mais sa dépouille n'y fut déposée qu'en 1737, l'Église s'étant opposée auparavant à son inhumation en terre consacrée ; la raison en était sa condamnation par la sainte Inquisition pour « avoir cru et soutenu une doctrine fausse et contraire aux Saintes et Divines Écritures, à savoir que le Soleil est le centre de l'univers, qu'il ne se meut pas d'orient en occident, que la Terre se meut et n'est pas le centre du monde »). On y trouve aussi Nicolas Machiavel, décédé à cinquante-huit ans, le 22 juin 1527, d'une maladie de l'estomac (et peut-être d'une complication du traitement complexe et nocif qu'il prenait contre celle-ci). La dépouille de Michel-Ange s'y trouve également, mort d'épuisement à Rome le 18 février 1564 à quatre-vingt-huit ans, ainsi que de complications liées à ses problèmes de goutte et de calculs urinaires ; le corps fut volé le 9 mars, emballé dans un balluchon à marchandises et convoyé à Florence pour y être enterré le 12 mars à son emplacement définitif ; non seulement le cadavre de Michel-Ange fut, on le voit, l'objet de profonds enjeux politiques et religieux, mais il en alla de même des œuvres laissées en partie inachevées dans ses ateliers de Rome et de Florence, placées sous séquestre par ses clients, créanciers et protecteurs, sitôt sa mort connue. En 1887, les cendres de Giacchinno Rossini, mort le 13 novembre 1868 à soixante-seize ans, furent transférées du cimetière du Père-Lachaise (il était mort près de Paris, à Passy) à Santa Croce.

Lodi

• Museo Gorini presso l'Ospedale Vecchio. De nombreuses préparations anatomiques et momies humaines réalisées aux XVIIIe et XIXe siècles y sont visibles. Certaines sont des têtes de caractère, d'autres sont de véritables entités pathologiques, tel un buste d'acromégale.

Milan

• Sanctuario di San Bernardino alle ossa. Cette église est entièrement décorée d'ossements humains.

Naples

• Chapelle San Severo. Construite à la demande de Raimondo di Sangro (1710-1771), elle héberge non seulement de magnifiques œuvres d'art baroques, mais aussi trois squelettes constituant la « Machine anatomique » : un homme et une femme avec son bébé déposé à ses pieds, encore attaché à elle par le cordon ombilical desséché. Leur système vasculaire a été moulé de leur vivant (c'est d'ailleurs très probablement ce qui les a tués).

• Pompéi et Herculanum. De nombreux corps humains, moulés par les laves du Vésuve lors de l'éruption de 79 apr. J.-C., ont été reconstitués grâce à une méthode originale imaginée par l'archéologue Amedeo Maiuri (1886-1963). Dans l'espace laissé vide lors de la décomposition des chairs au sein du coffrage de lave durcie, on injecte du plâtre frais liquide. En durcissant, il reproduit les contours du corps ; le retrait de la lave permet la récupération du moulage corporel, d'un réalisme parfois saisissant. Des exemplaires sont visibles au Musée archéologique de Naples et à l'Antiquarium de Pompéi.

• Basilica di San Domanico Maggiore. La momie du roi Ferrante Ier d'Aragon (1431-1494) a été récemment étudiée (Fornaciari, 1999). Un cancer colique (adénocarcinome mucineux) a été mis en évidence, qui infiltrait largement les tissus avoisinants du petit bassin. Une mutation ponctuelle (sur le gène K-ras) a été retrouvée à l'examen paléogénétique ; l'alimentation riche en gibier et viande rouge (apanage des Cours de la Renaissance italienne) a été incriminée dans l'apparition de cette mutation, en raison de son effet alkylant.

Otrante

• Cathédrale. Dans la chapelle *dei Beati* sont de multiples ossements humains présentés aux fidèles depuis 1711.

Palerme

• Catacombes des Capucins. Près de 8 000 corps y ont été déposés de 1660 jusqu'à 1880 ; on peut notamment y voir le cadavre d'un bébé de deux ans, probablement embaumé à l'arsenic en 1920, dont la fraîcheur est étonnante.

Pise

• Église San Francesco de' Ferri. Dans la chapelle *dei Conti della Gherardesca* se trouvent les restes du comte Ugolino della Gherardesca. Né dans la première moitié du XIIIe siècle au sein d'une famille noble possédant de nombreux châteaux en Sardaigne, il s'est illustré sa vie durant par de nombreux faits d'armes. Finalement emprisonné, on le laissa mourir de faim (février 1289). La légende dit que, poussé par le désespoir, il en vint à manger ses compagnons de cellule (ses deux fils, Gaddo et Uguccione, et ses deux neveux, Anselmuccio et Nino), d'où son séjour infernal relaté par Dante Alighieri dans le Chant 33 de l'*Enfer*. En 2001, une étude paléopathologique, archéologique et paléographique a été réalisée sur ses restes et sur des manuscrits médiévaux conservés à Pise (Grilletto, 2004) ; elle a permis de déterminer que les restes humains n'étaient pas ceux d'Ugolino, mais qu'il s'agissait probablement d'un faux datant de l'époque fasciste (1928)...

Ravenne

• Église San Francesco. Doit-on parler du tombeau ou du cénotaphe de Dante Alighieri ? Bien malin celui qui pourra démêler le vrai du faux à propos des restes de cet homme qui reste le mythe absolu de la poésie italienne. Né à Florence en 1265, il meurt du paludisme en 1321 au cours d'un rapide voyage diplomatique de Ravenne à Venise qu'il fait pour le service de son protecteur Guido de Polenta. Sa dépouille est d'abord enterrée dans l'église San Francesco. Mais au XVIe siècle Florence cherche à tout prix à collectionner les dépouilles des gloires artistiques de la Renaissance italienne ; le pape soutient cette initiative, et Michel-Ange se propose pour sculpter le tombeau de Dante. Mais, dans l'ombre, un moine subtilise le corps de Dante et le cache dans le mur d'une autre église de Ravenne. Lorsque l'ordre donné d'exhumer le poète est mis à exécution, en 1519, on ne trouve dans le sarcophage que quelques misérables ossements. Envolé, Dante ! Les restes sont redécouverts en 1865 presque par hasard, pour des raisons peu claires : aux yeux de certains, à l'occasion de l'érection d'une statue en l'honneur du poète, sur la place Santa Croce ; pour d'autres, au cours de travaux de plomberie entre les chapelles Rasponi et Bracciaforte, dans San Francesco... Toujours est-il qu'à l'ouverture du cercueil, les os sont inventoriés en présence d'un notaire ; quelques-uns manquent, et, comme par hasard, ce sont ceux découverts dans la tombe d'origine ! Plaqué contre le bois, on trouve un manuscrit relatant les pérégrinations des ossements, signé du prieur du couvent franciscain et daté de 1677.

Toujours en 1865, le sculpteur Enrico Pazzi, un peu fétichiste sur les bords, gratte les os avec un couteau et en répartit la poussière dans six enveloppes différentes. Il en offre une à son amante, qui en verse le contenu dans un médaillon (ce dernier ne quittera son cou que pour rejoindre... les archives du Sénat italien, à Rome). Une autre enveloppe aboutit au musée des Offices de Florence. En 1878, le secrétaire municipal de Ravenne livre à son successeur des fragments du corps du poète, subtilisés deux années auparavant. En 1886, un coffret de verre est légué à la bibliothèque municipale de Ravenne, qui contient d'autres ossements de Dante accompagnés d'un court texte explicatif : « Honnête lecteur, ne te scandalise pas, mais inclinetoi plutôt et révère cette petite urne. Le 16 octobre 1865, moi, Filippo Mordani, ai déposé ici ce fragment d'os de Dante, donné à moi par celui qui le préleva furtivement dans la bière où le père Antonio Santi Mi. Conv. Rav. avait placé les restes du divin poète. Après ma mort, je veux que cette insigne relique soit conservée à perpétuité à la bibliothèque de Ravenne. » Cette ultime volonté n'est pas respectée, car le corps est recomposé à partir de ces multiples pièces de puzzle, au bout de trois jours de dur labeur, en 1921 ; par la même occasion, on élimine les petits ossements d'animaux (lapin, raton laveur, etc.) qui parasitent les reliques. Le corps (si c'est bien le vrai) est toujours à Ravenne, dans l'église San Francesco ; il a été étudié la dernière fois en 1929, mais certains prétendent qu'il aurait été à nouveau caché lors des bombardements de la Seconde Guerre mondiale et ne serait jamais réapparu.

Rome

• Église San Giovanni del Latran. Entre la première et la deuxième chapelle à gauche de la nef se trouve, suspendu au-dessus d'un confessionnal, la tombe du pape Silvestre II (Gerbert d'Aurillac, bénédictin, pape de 999 à 1003). D'étranges bruits (*ossa crepitantes*) sortiraient du sarcophage lorsqu'un pape est sur le point de mourir. Des sons se feraient entendre, des battements (*pulsatio*). Plusieurs ouvertures du caveau ont eu lieu au moment des faits, mais aucune anomalie n'a pu être constatée (Garman, 1709).

• Église Santa Maria della Concezione (chapelle des Capucins). Sur la *Via Veneto*, cette église conserve dans ses caves plusieurs salles décorées d'os humains et de momies de Capucins encore vêtues des habits sacerdotaux. Cette décoration fut réalisée vers 1626-1630.

• Basilique San Pietro (Vatican). Dans la crypte mais aussi dans l'abside même sont présentés plusieurs corps de papes. On y voit notamment le corps d'Innocent XI ou celui de Jean XXIII (Angelo Roncalli, 1881-1963), préparé par l'embaumeur suisse Winckler.

• Forum. On y trouve la tombe de Romulus (sous la *Lapis niger*, au pied de la Curie), et, plus loin, les soubassements du temple, toujours fleuri, où fut assassiné Jules César en 44 av. J.-C.

• Campo dei Fiori. Là fut brûlé Giordano Bruno, le 17 février 1600, à l'âge de cinquante-deux ans, condamné au bûcher par la sainte Inquisition pour hérésie (ligoté, nu et bâillonné). Ses cendres furent dispersées sur la place même.

• Chapelle Sainte-Marie-des-Fièvres. On y trouve la tombe du pape Alexandre VI, un Borgia, mort le 18 août 1503 à soixante-douze ans, d'une crise de paludisme ou d'une intoxication alimentaire contractée lors d'un repas dans les vignes à l'extérieur de Rome. Compte tenu de son obésité et de la chaleur ambiante, la putréfaction du cadavre devint très vite embarrassante lors des cérémonies solennelles ; l'évêque Buchard rapporta qu'il ressemblait « à un drap tout noir ou à un Maure. La figure était boursouflée, ainsi que le nez. La bouche était ouverte en grand et la langue enflée remplissait la bouche. Chacun disait qu'on n'avait jamais rien vu d'aussi horrible ». Tant et si bien qu'à la présentation officielle du corps, on le retourna sur le ventre pour ne plus laisser voir que les pieds... Avec la putréfaction et l'inflation des gaz intestinaux, le cercueil se révéla trop petit : sous une bordée d'injures, le cadavre fut alors roulé dans un tapis et rentré de force dans la tombe !

• Église Parocchia Sacro Cuore di Gesu' in Prati. À droite du chœur, on découvre, dans un petit renfoncement proche de la sacristie, le musée du Purgatoire qui recueille des « preuves de l'existence du purgatoire » (*sic !*). Citons quelques exemples : l'empreinte de trois doigts laissée le dimanche 5 mars 1871 sur le livre de dévotion de Maria Zaganti, de la paroisse de San Andrea del Poggio Berni (Rimini), par la défunte Palmira Rastelli, sœur du curé et morte le 28 décembre 1870 (par l'intermédiaire de son amie Maria, elle demandait à son frère, dom Sante Rastelli, de dire des messes pour elle afin de faciliter son entrée au paradis) ; l'empreinte de cinq doigts marquée sur le bonnet de nuit de Louis Le Sénéchal par sa femme Louise morte le 7 mai 1873, afin qu'il la montre comme preuve authentique de sa demande que des messes soient célébrées. Huit autres « preuves » sont ainsi conservées derrière des vitres opaques. Elles proviennent de toute l'Europe et consistent presque toujours en des empreintes laissées par les doigts de feu des âmes du purgatoire. Nul besoin de dire qu'elles n'ont donné lieu à aucune étude scientifique...

• Via Appia Antica. De multiples sépulcres bordent la vieille voie romaine, encore occupés par quelques prostituées... comme déjà dans l'Antiquité. De manière prévisible, de nombreux corps furent extraits de ces tombeaux abandonnés, avec des destins variables au cours du temps.

En 1485, des ouvriers, récupérant le marbre des mausolées, mirent au jour un sarcophage de marbre blanc qu'ils s'empressèrent d'ouvrir : ils découvrirent le corps d'une jeune fille extrêmement bien conservé (yeux intacts grands ouverts, souplesse des membres, cheveux impeccables, etc.). On souçonna la défunte d'être une sainte... ce qui ne plut que modérément au pape Innocent VIII qui ordonna d'enfouir le corps et de ne plus en parler. D'autres corps datant de la Rome impériale avaient été exhumés quelques années auparavant, certains baignant dans un étrange liquide rougeâtre (d'origine putréfactive ou résidu d'embaumement ?). Sous le pontificat d'Alexandre VI, on jeta au Tibre d'autres dépouilles antiques sorties des entrailles de l'Urbs sous prétexte de leur trop bonne (et douteuse) conservation.

• Basilique di San Crisogono. On peut y voir, dans une chapelle latérale gauche, le corps embaumé de la Bienheureuse Anna Maria Gianetti Taigi, née en 1769, entrée dans l'ordre des Trinitaires et morte le 9 juin 1837 en odeur de sainteté.

• Basilique di San Andrea della Valle. Le corps de San Giuseppe Maria Tomasi repose dans un reliquaire, quasiment intact dans ses vêtements de cardinal. Né en 1649, ce fils du prince de Lampedusa est considéré comme l'un des principaux liturgistes romains. Mort le 1er janvier 1713, il fut béatifié par Pie VII en 1803 et canonisé par Jean-Paul II en 1986.

• Basilique di Santa Maria sopra Minerva. La tombe de sainte Catherine de Sienne (*Sancta Caterina virgo senis*) repose dans cette majestueuse église.

• Église Santa Maria del Popolo. Cette église, maintes fois restaurée et transformée, fut construite au XIe siècle sur les ruines du mausolée des Domitii ; elle est célèbre pour avoir contenu notamment l'urne funéraire du corps incinéré de l'empereur Néron.

• Museo Nazionale di Storia del'Arte Sanitaria. Dans une vitrine, on peut y voir le « crâne de Pline l'Ancien » (Grmek, 1987) ; retrouvé vers 1900 sur la plage d'Herculanum, ce crâne parut à ses découvreurs – ainsi que le reste du squelette – être celui d'un « aristocrate opulent » ; de là à en faire celui du naturaliste mort le 24 août 79 apr. J.-C. au cours de l'éruption du Vésuve, il n'y avait qu'un pas, allègrement franchi par nos collègues italiens !

San Leo (près de San Marino)

• Fort. « Au sommet de la colline, du côté où elle s'incline vers l'ouest », se trouve la tombe anonyme de Cagliostro (né Giuseppe Balsamo), mort le 26 août 1795 à l'âge de cinquante-deux ans après cinq ans de réclusion pour hérésie. Il est probable qu'il succomba autant à un accident vasculaire cérébral qu'en raison de ses mauvaises conditions de détention ou de sa folie...

Superga

• Basilique. Elle conserve le cœur du prince Eugène de Savoie, mort à Vienne (Autriche) le 21 avril 1737. Le corps momifié est inhumé dans l'église San Stefan de Vienne.

Turin

• Museo di Anatomia Umana Normale dell'Università. Y sont conservés notamment des crânes provenant des fouilles archéologiques menées au *Cimeteri di San Pietro in vicoli e di San Lazzaro*. Celles-ci ont révélé une pratique commune en Italie, en Espagne, mais aussi en France à l'époque médiévale : le clouage des crânes, sorte de « coup de grâce » infligé aux condamnés avant leur inhumation (Grilletto, 1986).

Venise

• Église de San Giovanni a Rialto. Des fouilles archéologiques ont été réalisées au pied de cette église du XVe siècle, qui ont livré les restes de soixante-neuf adultes et seize immatures appartenant à plusieurs groupes familiaux. De nombreuses traces de découpe ont été observées sur les ossements, qui correspondent à des lésions causées après la mort au moment de pratiques autopsiques. Il existait une correspondance parfaite entre la topographie des traces de section et les tables anatomiques dessinées par Léonard de Vinci ou Vésale à la même époque. Les recherches historiques ont permis de montrer que l'auteur de ces dissections avait très probablement été Paolo della Pergola, maître aristotélicien et averroïste à la *Scuola di San Giovanni* (Grilletto, 2005).

JORDANIE

Amman

• Musée archéologique. Ce musée conserve plusieurs crânes surmodelés en terre crue provenant d'Aïn Ghazal et datés du Néolithique (6500 av. J.-C.), découverts en 1983. Des exemplaires identiques ont été trouvés depuis à Jéricho.

MALAISIE

Malacca

• Église. On trouve dans le chœur la tombe, désormais vide, de saint François-Xavier (la tombe définitive est à Goa, en Inde). Lorsque le saint homme mourut en 1552, son corps fut déposé dans un cercueil rempli de chaux vive. Trois mois plus tard, le cercueil fut ouvert ; le corps fut trouvé « frais et vermeil comme celui d'un homme qui dort ». Lorsqu'on coupa un morceau de chair, du sang s'écoula de la plaie. Le corps présentait le même aspect un an plus tard, à la réouverture du tombeau, lorsqu'il fut amputé d'un bras devant être envoyé comme relique à Rome : « On trouva le corps flexible et vermeil, et lorsqu'on amputa le bras, le sang coula normalement, rouge et fluide. »

MEXIQUE

Guanajuato (près de Léon)

- Museo de las Momias. De nombreuses momies (plus ou moins naturelles) y sont conservées, telle celle du médecin français Rémi Leroy, mort le 9 juin 1865.

PÉROU

Lima

- Cathédrale. La tête de Hernán Cortés aurait été retrouvée dans une niche des murs de la cathédrale. Elle est désormais présentée dans un reliquaire près de l'entrée.

POLOGNE

Varsovie

- Église Sainte-Croix. Dans un pilier se trouve le cœur de Frédéric Chopin (Boutaric, 2005). Le compositeur avait émis le vœu qu'on le lui retirât tant il avait peur d'être inhumé vivant ! C'est probablement la tuberculose qui l'emporta, le 17 octobre 1849, à l'âge de trente-neuf ans (en attendant qu'un examen paléopathologique du cœur élimine d'autres diagnostics évoqués par les historiens de la médecine, notamment une maladie des valves cardiaques).

PORTUGAL

Evora

- Une chapelle construite par le roi Jean V du Portugal est entièrement décorée d'ossements humains. Aucune étude paléopathologique n'a pour l'instant été menée sur ces restes.

République tchèque

Dux

• Cimetière de l'église. Là se trouve la tombe de Casanova, de son vrai nom Giovanni Casanova de Seingalt, mort le 4 juin 1798 à soixante-treize ans. De nombreuses affections prostatiques et urétrales (peut-être aussi la syphilis) ont progressivement concouru à sa fin.

Russie

Moscou

• Place Rouge. Les momies de Lénine et Staline sont visibles dans deux bâtiments distincts ; de nombreuses polémiques ont toujours cours sur le principe et l'imminence de leur inhumation...

Saint-Pétersbourg

• Cimetière de la laure Saint-Alexandre-Nevski. Là repose Fiodor Mikhaïlovitch Dostoïevski, mort à cinquante-neuf ans, le 28 janvier 1881, d'une rupture vasculaire (aorte ? artère pulmonaire ?). Son corps fut présenté à ses amis et à sa famille sur son bureau de travail ; les bougies s'éteignaient, faute d'oxygène, tant la foule était grande. À son enterrement, sa veuve eut toutes les peines du monde à pénétrer dans le cimetière, d'autres femmes (des admiratrices) s'étant fait passer pour elle afin de se rapprocher de la dépouille...

Sri Lanka

Kandy

• Dalida Maligawa. Dans ce temple, l'un des plus importants de l'île, on trouve le reliquaire de la dent du Bouddha ; certains pensent que l'original aurait été volé lors de l'occupation anglaise de l'île, et remplacé par une dent de crocodile...

Adam's Peak

• Une empreinte de pied, sculptée dans le rocher, est visible au plus haut de cette montagne, point culminant de l'île. Elle est adorée par trois religions comme étant la trace d'Adam (chrétiens et musulmans) ou du Bouddha. Le pèlerinage se fait de nuit, avec de nombreux arrêts sur le long chemin dont l'ascension se pratique généralement à pied, afin de parvenir au sommet au lever du soleil.

SYRIE

Damas

• Mosquée des Omeyyades. Le tombeau (légendaire ?) de saint Jean-Baptiste se trouve dans l'enceinte même de la mosquée et est toujours l'objet d'un culte important.

TUNISIE

Carthage

• Tophet. Alors qu'on pensait initialement que s'y déroulaient de rituelles immolations d'enfants à Baal, de récentes études paléopathologiques tendent à déculpabiliser les Phéniciens. Ç'aurait été en réalité un lieu de crémation des enfants morts avant l'âge de cinq ans (morts-nés et de mort naturelle), donc un mode particulier d'enfouissement plutôt que de sacrifices. D'autres *tophets* existent en Méditerranée (Mozia en Sicile, Tharros, Monte Sirai ou San Antioco en Sardaigne).

TURQUIE

Istanbul

• Palais de Topkapi. Dans le trésor du harem, on trouve un poil de la barbe du prophète Mahomet. Il n'a jamais fait l'objet d'examens scientifiques. Un bras de saint Jean y est également présenté.

• Sainte-Sophie (Aya Sofia). En 1453, au matin du 29 mai, le sultan Mehmet II prenait Constantinople ; le cadavre du dernier empereur byzantin, Constantin Dragasès, fut retrouvé parmi les monceaux de morts ; les Turcs coupèrent sa tête, l'embaumèrent et la firent circuler dans de nombreuses villes de l'Empire ottoman, comme signe de leur imposante victoire.

Et bien d'autres nombreux fragments corporels ou reliques qu'il ne nous est pas possible d'énumérer tous ici, citons : la chemise du prophète Mahomet à Kandahar (Afghanistan) ; la tombe d'Ève à Djeddah (Arabie Saoudite ; elle mesure près de cent mètres de long, selon la tradition héritée de l'Antiquité gréco-romaine qui voulait les tombeaux des héros fussent des sépulcres géants en raison de leur taille nettement supérieure à celle du commun des mortels ; Mayor, 2000) ; un imposant tibia de girafe passant pour une relique à Naples ; une côte de baleine passant pour un ossement du Dragon dans un temple bouddhique de l'île de Chung-Chau (près de Macao), etc. La liste est sans fin.

Et que dire de cette véritable « foire aux reliques » où l'on voit des fragments humains obéir aux lois du marché :

> « Une canine de Napoléon aux enchères. – Une dent qui, selon son propriétaire, a été arrachée à Napoléon en 1817, sera mise aux enchères le 10 novembre prochain [2005] à Wiltshire, dans le sud-ouest de l'Angleterre. D'après les spécialistes, le prix de cette canine supérieure droite, qui a été acquise par son actuel détenteur en 1956, pourrait atteindre 12 000 euros. À la fin de sa vie, prisonnier sur l'île de Sainte-Hélène, l'Empereur souffrait d'inflammations dentaires récurrentes dues, selon toute vraisemblance, au scorbut. C'est dans ce contexte que la dent sur le point d'être mise en vente aurait été arrachée par le médecin per-

sonnel de l'Empereur, Bary O'Meara, avant d'être donnée au général Maceroni, un aide de camp du roi de Naples. Le 19 octobre dernier, un bicorne en peau de castor ayant appartenu à Napoléon avait déjà été mis aux enchères lors d'une vente organisée à l'occasion du 200e anniversaire de la bataille de Trafalgar. Il avait été adjugé pour un montant de 97 000 euros. »
(*Le Figaro*, 2 novembre 2005)

Des ventes aux enchères font en effet parfois resurgir des restes plus ou moins importants d'individus plus ou moins célèbres et anciens. À quand le bras de Nelson ou l'oreille de Van Gogh ?

BIBLIOGRAPHIE

Abbott A., « Earliest malaria DNA found in Roman baby graveyard », *Nature*, 2001, 412, p. 847.

Aceves-Avila F.J., Medina F. et Fraga A., « The antiquity of rheumatoid arthritis : a reappraisal », *Journal of Rheumatology*, 2001, 28, pp. 751-757.

Angel J.L., « Health and the course of civilization as seen in ancient Greece », *The Interne*, 1948, pp. 15-48.

—,*The People of Lerna*, Smithsonian Institution, Washington, 1971.

—, « Ecology and population in the Eastern Mediterranean », *World Archaeology*, 1972, 4, pp. 88-105.

Anonyme, *Les Tombeaux des Richelieu à la Sorbonne*, Paris, 1867.

Blondiaux J., Cotten A., Fontaine C., *et al.*, « Two Roman and medieval cases of symmetrical erosive polyarthropathy from Normandy : anatomico-pathological and radiological evidence for rheumatoid arthritis », *International Journal of Osteoarchaeology*, 1997, 7, pp. 451-466.

Bouchet F., Harter S. et Charlier P., « Étude paléo-parasitologique des restes d'Agnès Sorel », communication présentée au 1er colloque international de pathographie (22-24 avril 2005, Loches), résumé disponible dans le livre des résumés p. 22, 2005.

Boutaric J.J., « Chopin, malade du poumon ou du cœur ? », *in* Charlier P. (*Dir.*), *Actes du 1er Colloque International de Pathographie (Loches, 2005)*, De Boccard, Paris, 2006 (sous presse).

Branigan K., *The tombs of Messara*, Londres, 1970.
Brice G., *Description de la ville de Paris et de tout ce qu'elle contient de plus remarquable*, 6e éd., 1713, t. 2, pp. 410-421.
Brown E.A.R., « Death and the human body in the later Middle Âges. The legislation of Boniface VIII on the division of the corpse », *Viator*, 1981, 12.
Bruley E., « Sur l'expression Pucelle d'Orléans », *Bulletin de la Société archéologique et historique de l'Orléanais*, 1939, 23, p. 237.
Cabanes, *Les morts mystérieuses de l'Histoire, Rois, Reines et Princes Français de Louis XIII à Napoléon III*, Albin Michel, Paris, sans date.
Capasso L. et Di Tota G., « Lice buried under the ashes of Herculaneum », *The Lancet*, 1998, 351, p. 992.
Carpentier P., « Existe-t-il des reliques de sainte Jeanne d'Arc ? », *Ecclesia*, 1951, 26, pp. 11-14.
Cartier N., « Achondroplasie, développement du squelette et FGFR », *Médecine thérapeutique*, 1995, 1 (3), pp. 305-308.
Caughey D.E., « The arthritis of Constantine IX », *Annals of Rheumatoid Diseases*, 1974, 33, pp. 77-80.
Cauvin J., *Naissance des divinités, naissance de l'agriculture.* Paris, Éditions du CNRS, 1997.
Chamoux F., *La Civilisation grecque à l'époque archaïque et classique*, Paris, Arthaud, 1963.
Charlier P., « Nouvelles hypothèses concernant la représentation des utérus dans les ex-voto étrusco-romains. Anatomie et histoire de l'art », *OCNUS*, 2000, 8, pp. 33-46.
—, « Les folies d'Héraclès. Rage, fureur et délire chez le héros thébain d'Euripide et Sophocle », *Medicina nei Secoli*, 2003, 15 (3), pp. 595-614 (2003a).
—, « La mortalité infantile : données paléopathologiques », *in* Gourevitch D. (dir.), *Maternité et petite enfance dans*

l'Antiquité romaine, Catalogue de l'exposition, Bourges, Bituriga, 2003, pp. 98-101 (2003b).

—, « Iconographie des maladies humaines dans l'Art grec orthodoxe : l'exemple du Mont Athos », *Histoire des sciences médicales*, 2003, 1 (37), pp. 105-122 (2003c).

—, *Teras. Paléo-tératologie du pourtour méditerranéen antique (Préhistoire – Bas-Empire Romain). Apport de la tératologie à la compréhension des monstres de la mythologie gréco-romaine*, Thèse pour le doctorat d'État de médecine, Lille 2, 2003 (2003d).

—, « Ce que la paléopathologie apporte à la connaissance des maladies pleuro-pulmonaires », *La Lettre du pneumologue*, 2004, 6 (7), pp. 257-262 (2004a).

—, « Ce que la paléopathologie révèle du sort des individus malformés dans l'Antiquité gréco-romaine », *Revue du praticien (Monographie)*, 2004, 56 (2004b).

—, *Étude anthropologique et paléopathologique des restes présumés d'Agnès Sorel conservés au logis royal de Loches*, Rapport d'activités pour le conseil général d'Indre-et-Loire (en cours de publication scientifique), 2005.

— (*Dir.*), *Actes du 1er Colloque International de Pathographie (Loches, 2005)*, De Boccard, Paris, 2006 (sous presse).

—, *La maladie de Paget avant Sir James*, collection Paléo-rhumatologie (Novartis), Paris, 2006.

—, « A greek burial incineration from the Louvre Museum reflects Homeric burial ritual. Anthropological and paleopathological study of a 5th century B.C. cremation from the lebes BR 2590 (Département des Antiquités Grecques, Etrusques et Romaines, Musée du Louvre) », *in* Schepartz L., Fox SC. (*Dir.*), *New directions in the skeletal biology of Greece*, Occasional Wiener Laboratory Series, American School of Classical Studies in Athens, 2006 (sous presse).

Charon P., « About anencephaly », *Paleopathology Newsletter*, 2002, 119, pp. 12-17.

Chavarria A.P. et Shipley P.G., « The siamese twins of Espagnola », *Annals of Medical History*, 1924, 6.

Cochard, « Existe-t-il des reliques de Jeanne d'Arc ? », *Mémoires de la Société archéologique de l'Orléanais*, 1891, 23, 191 (et mémoire additionnel de 23 pages en 1900).

Cockburn A., *The Evolution and Eradication of Infectious Diseases*, Baltimore, John Hopkins Press, 1963.

Collectif, *Richelieu et le monde de l'esprit*. Catalogue de l'exposition, Imprimerie nationale, Paris, 1985.

Corvisier J.N., *Santé et société en Grèce ancienne*, Paris, Economica, 1985.

Crubézy E. *et al.*, *Archéologie funéraire*, Errance, coll. « Archéologiques », Paris, 2000.

—, *Adaïma 2. La nécropole pré-dynastique*, FIFAO, 47, 2002.

Czarnetzki A., Blin N. et Putsch C.M., « Down's syndrome in ancient Europe », *The Lancet*, 2003, 362, p. 1000.

Dal Monte G., « La conservazione del grano nella Roma imperiale », *Stud. Rom.*, 1956, 4, pp. 148-152.

Dasen V., *Dwarfs in Ancient Egypt and Greece*, Oxford University Press, 1993.

Descartes R. et De Salcy S., *Descartes par lui-même*, Paris, Le Seuil, 1956.

D'Estrée P., « La recherche des cadavres au siècle dernier », *La France médicale*, 1901, pp. 101-102.

Delorme J., *Gymnasion. Étude sur les monuments consacrés à l'éducation en Grèce*, Paris, 1960.

Depierre G. et Fizellier-Sauget B., « Ouverture volontaire de la boîte crânienne à la fin du Moyen Âge et aux Temps modernes », in *Actes des 4es journées anthropologiques de Valbonne*, Paris, 1988, pp. 109-122.

Desnoyers, *Rapports sur un vase en verre qui contiendrait les ossements de Jeanne d'Arc (envoi de Monsieur Tourlet, pharmacien à Chinon)*, Orléans, 1893, 12 p.

Diamandopoulos A.A. *et al.*, « A Neolithic case of Down syndrome », *Journal of the History of Neuroscience*, 1997, 6 (1), pp. 86-89.

Drilhon F., « Un fœtus humain dans un obélisque égyptien en bois », in *Archéologie et Médecine, VIIes Rencontres internationales d'archéologie et d'histoire, Antibes, octobre 1986*, Juan-les-Pins, Éditions APDCA, 1987, pp. 499-521.

Dubos R. et Dubos J., *The White Plague*, Boston, Little, Brown, 1952.

Dunand F. et Lichtenberg R., *Momies d'Égypte et d'ailleurs*, Paris, Éditions du Rocher Champollion, 2002.

Duret L. et Néraudau J.P., *Urbanisme et métamorphoses de la Rome antique*, Paris, Les Belles Lettres, 2001.

Elliot Smith G., « Anatomical report », *Bulletin of the Archaeological Survey in Nubia*, 1908, 1.

Filer J., *Disease. Egyptian Bookshelf*, Londres, British Museum Press, 1995.

Fornaciari G., Marchetti A., Pellegrini S. et Ciranni R., « K-ras mutation in the tumour of king Ferrante I of Aragon (1431-1494) and environmental mutagens at the Aragonese court of Naples », *Int. J. Osteoarchaeol.*, 1999, 9, pp. 297-304.

Frazer J.G., *The fear of the Dead in Primitive religions*, 1933.

Fulcheri E. et Ventura L., « Rileggendo tra antiche e nuove ricette per dare freschezza ai tessuti mummificati o disseccati », *Patologica*, 2001, 93, pp. 700-706.

Garcia-Kutzbach A., « Paleopathology of rheumatic diseases », 13th PANLAR Congress, Aruba (Venezuela), 23-27 juin 2002.

Garman L.C.F., *De miraculis mortuorum*, Dresde Leipzig, 1709.

Gentet P., *Dossier « reliques de Jeanne d'Arc », 20 documents divers*, 1963, Archives de la Société des amis du Vieux-Chinon, casier « Jeanne d'Arc ».

Gentet P., « Notre enquête. Une énigme : le bocal de Chinon », *Message de Jeanne d'Arc*, 1954, 7, pp. 15-16 ; 1954, 8, pp. 21-22.

Genty M., « Les dissections à Paris sous la Révolution et l'Empire », *Le Progrès médical*, 1934, pp. 17-24.

Geoffroy Saint-Hilaire, *Note sur un monstre humain trouvé dans les ruines de Thèbes, Égypte, par M. Passalacqua*, 1826.

Georges P., *L'Ossuaire médiéval du clos des Codeliers de Sens (Yonne) : « recrutement » funéraire et étude générique des modifications de surface anthropiques. Cadavres et corruption à la fin du Moyen Âge*. Mémoire de DEA sous la direction de D. Castex (UMR 5199 PACEA-Laboratoire d'anthropologie des populations du passé), université de Bordeaux I, 1997.

—, « Mourir, c'est pourrir un peu... Techniques et intentions de la lutte contre la corruption des cadavres à la fin du Moyen Âge », *Micrologus*, 1999, 7, pp. 359-382.

—, *Pratiques et concepts techniques de l'embaumement par éviscération en France du* IXe *au* XIXe *s. : archéologie d'une pratique, histoire d'un sens. Définition du sujet, état des sources et des documents et perspectives de recherche*. Thèse d'archéologie sous la direction de M. Aurell et de C. Treffort, Centre d'études supérieures de civilisation médiévale, université de Poitiers, 2002.

Ginouvès R., *Balneutikè. Recherches sur le bain dans l'Antiquité grecque*, Paris, éd. 1962.

Glaisschaib H.S., *À la recherche du grand secret*, Paris, La Table ronde, 1963.

Gourevitch D., « Un enfant muet de naissance s'exprime par le dessin. À propos d'un cas rapporté par Pline l'Ancien », *L'Évolution psychiatrique*, 1991, 56, pp. 889-893.

—, Le Mal d'être femme. La Femme et la médecine dans la Rome antique, Les Belles Lettres, Paris, 1984.

Goyon J.C. et Josset P., *Un corps pour l'éternité. Autopsie d'une momie*, Paris, 1988.

Gréard O., « Derniers souvenirs de la vieille Sorbonne », *Revue de Paris*, 1901, pp. 570-575.

Grilletto R., « I *crani chiodati* dell'Abbazia della Novalesa (Torino) », *Rivista di Antropologia*, 1986, 64, pp. 279-284.

Grilletto R., Cardesi E., Boano R. et Fulcheri E., *Il vaso di Pandora. Paleopatologia : un percorso tra scienza, storia e leggenda*, Turin, Ananke, 2005.

Grimal P., *Dictionnaire de la mythologie gréco-romaine*, Presses Universitaires de France, Paris, 1976.

—, *La vie à Rome dans l'Antiquité*, PUF, collection « Que sais-je ? », Paris, 1982.

Grmek M.D., *Les Maladies à l'aube de la civilisation occidentale*, Paris, Payot, 1983.

—, « Les circonstances de la mort de Pline l'Ancien », *in* Collectif, *Pline l'Ancien, témoin de son temps*, Salamanque, 1987.

Grmek M.D. et Gourevitch D., *Les Maladies dans l'art antique*, Paris, Fayard, 1998.

Guilaine J. et Zammit J., *Le Sentier de la guerre. Visages de la violence préhistorique*, Paris, Le Seuil, 2001.

Hadjouis D., « Tracas de maladies protohistoriques dans les inhumations en silos », *Archéologia*, 2003, 406, pp. 42-49.

Hamburger O., « Un cas de paralysie infantile dans l'Antiquité », *Bulletin de la Société française d'histoire de la médecine*, 1911, 10, pp. 407-412.

Heckscher W., *Rembrandt's Anatomy of Dr Nicollas Tulp*, New York, New York University Press, 1958.

Jacquart D. et Micheau F., *La Médecine arabe et l'Occident médiéval*, Paris, Maisonneuve et Larose, 1990, p. 235.

Jobbé-Duval E., *Les morts malfaisants. Larves, lémures d'après le droit et les croyances populaires des Romains*, Éditions Exergue, 2000 (Réédition).

Johnston S.I., « Defining the dreadful : rearks on the Greek child-killing demon », *in* Meyer M., Mirecki P. (*Dir.*), *Ancient magic and ritual power*, Brill (Leide, New York, Cologne), 1995, pp. 361-387.

Josset P., « L'autopsie d'une momie égyptienne », in *Archéologie et Médecine, VII*[es] *Rencontres internationales d'archéologie et d'histoire, Antibes, octobre 1986*, Juan-les-Pins, Éditions APDCA, 1987, p. 489-497.

Josset P. *et al.*, « La momie d'enfant du musée de Guéret (France) », in *Proceedings of the IXth European Meeting of the Paleopathology Association (Barcelona, September, 1992)*, Barcelone, Museu d'Arqueologia de Catalunya, 1995, p. 181-187.

Kaufmann N., *Petit guide des grandes morts*, Belles Lettres, Paris, 1995.

Keil H., « The louse in Greek Antiquity », *Bulletin of History of Medicine*, 1951, pp. 305-325.

Lacroix B., *La Nécropole protohistorique de La Colombine à Champlay-Yonne (d'après les fouilles de Georges Bolnat)*, Société des fouilles archéologiques et des monuments historiques de l'Yonne, Cahiers d'archéologie et d'histoire de l'art, Cahier n° 2, Paris, 1957.

Le Breton D., *La Chair à vif. Usages médicaux et mondains du corps humain*, Paris, Metailié, 1993.

Le Brun A., *Fouilles récentes à Khirokitia (Chypre) 1977-198*, Éditions Recherche sur les Civilisations, Mémoire N° 41, Tome I (Texte), 1984.

—, *Fouilles récentes à Khirokitia (Chypre) 1983-1986*, Editions Recherche sur les Civilisations, « Mémoire » N° 81, 1989.

Leca A.P., *La Médecine égyptienne au temps des Pharaons*, Paris, Dacosta, 1971.

Lehoux F., *Jean de France, duc de Berry, sa vie, son action politique (1340-1416)*, tome IV, Picard, Paris, 1968.

Lewino F., Charlier P., « Des cœurs de rois dans des tableaux », *Dossier Pour la Science*, 2006, 50 : 102-103.

Manchester K., « Tuberculosis and leprosy in Antiquity : an interpretation », *Medical History*, 1984, 28, pp. 162-173.

Martin R., *L'Urbanisme dans la Grèce antique*, 2e éd., Paris, Picard, 1974.

Mayor A., *The First Fossil Hunters. Paleontology in Greek and Roman Times*, Princeton University Press, 2000.

Mennecier P., « Collections phrénologiques de Franz Joseph Gall et Pierre Marie Dumoutier », *in* De Lumley H. et Di Chiara C.E., *Trésors méconnus du Musée de l'Homme, dans le secret des objets et des mondes*, Paris, Le Cherche Midi Éditeur, 1999, p. 131.

Møller-Christensen V. et Hugues D.R., « An early case of leprosy from Nubia », *Man*, 1966, 1, pp. 242-243.

Moraux P., *Galien de Pergame. Souvenirs d'un médecin*. Paris, Les Belles Lettres, 1985, pp. 113-114.

Mumcuoglu Y.K. et Zias J., « Head lice *Pediculus hominis capitis* (*Anoplura pediculidae*) from hair combs excavated in Israel and dated from the first century B.C. to the eighth century A.D. », *Journal of Medical Entomology*, 1988, 25 (6), pp. 545-547.

Nutton V., *in* Collectif, *The Western Medical Tradition, 800 BC to AD 1800*, Cambridge University Press, 1995.

Ortner D.J. et Utermohle C.J., « Polyarticular inflammatory arthritis in a Pre-Columbian skeleton from Kodiak Island, Alaska, USA », *American Journal of Physical Anthropology*, 1981.

Pancaldi P., « *Revenants* e paura dei morti. Considerazioni sulle ritualità funerarie in alcuni complessi sepolcrali tra l'età del ferro e l'età romana », *in* Corti C., Neri D., Pancaldi P. (*Dir.*), *Pagani e Cristiani, Forme ed attestazioni di religiosità del mondo antico in Emilia*, Volume II, Edizioni Aspasia, Bologna, 2002, pp. 13-50.

Parrot J.M., « Sur les malformations achondroplasiques et le dieu Ptah », *Bulletin anthropologique*, 1878, 1, pp. 296-300.

Pauli L., *Keltischer Volksglaube*, Münchner Beiträge zur Vor- und Frühgeschichte N° 28, Munich, 1975.

Pernoud R., *Jeanne d'Arc par elle-même et par ses témoins*, Genève, Famot Éditions, 1974 (édition originale Paris, Le Seuil, 1962).

Piganiol de La Force, *Description historique de la ville de Paris et de ses environs*, Paris, Aux dépens des libraires associés, t. 6, 1765, pp. 353-357.

Pile K.D., Richens J.E., Laurent R.M. *et al.*, « Arthritis in the highlands of Papua New Guinea », *Annals of Rheumatoid Diseases*, 1993, 52, pp. 49-52.

Quicherat J., *Procès de condamnation et de réhabilitation de Jeanne d'Arc dite la Pucelle*, Paris, Renouard, t. 3 (1845) et 4 (1847).

Resnick D. et Niwayama G., *Diagnosis of Bone and Joint Disorders*, Philadelphie, WB Saunders, 1988.

Roberts-Thomson R.A. et Roberts-Thomson P.J., « Rheumatic disease and the Australian Aborigine », *Annals of Rheumatoid Diseases*, 1999, 58, pp. 266-270.

Rogers J., Watt I. et Dieppe P., « Arthritis in Saxon and Mediaeval skeletons », *British Medical Journal*, 1981, 283, pp. 1668-1670.

Rogers J., Waldron T., Dieppe P. *et al.*, « Arthropathies in paleopathology : the basis of classification according to the most probable cause », *Journal of Archaeological Science*, 1987, 14, pp. 179-193.

Rogers J. et Dieppe P., « Symmetrical erosive arthritis in Ohio Woodlands Indians », *Journal of Rheumatology*, 1989, 16, p. 1012.

—, « Skeletal paleopathology and the rheumatic diseases : where are we now ? », *Annals of Rheumatoid Diseases*, 1990, 49, pp. 885-886.

Rothschild B.M., Turner K.M. et Deluca M.A., « Symmetrical erosive peripheral polyarthritis in the late Archaic period of Alabama », *Science*, 1988, 241, pp. 1498-1501.

Rothschild B.M. et Woods R.J., « Symmetrical erosive disease in Archaic Indians : the origins of rheumatois arthritis in the New World ? », *Seminars in Arthritis Rheumatology*, 1990, 19, pp. 278-284.

Rothschild B.M., Woods R.J., Rothschild C. *et al.*, « Geographic distribution of rheumatoid arthritis in ancient

North America : implications for pathogenesis », *Seminars in Arthritis Rheumatology*, 1992, 22, pp. 181-187 (1992a).

Rothschild B.M., « Synovitis equivalent to erosions in rheumatoid arthritis : implications of skeletal analysis for the clinical management of contemporary rheumatoid arthritis », *Clinical Experimental Rheumatology*, 1992, 10, pp. 117-122 (1992b).

Sarton G., « The death and burial of Vesalius », *Isis*, 1954, p. 136.

Schmidt-Ries H., *Wasser für Hellas. Das Wasser im altgrieschen Raum*, Düsseldorf, Bagel, 1956.

Schnitzler B., Le Minor J.M., Ludes B. et Boës E. (dir.), *Histoire(s) de squelettes. Archéologie, médecine et anthropologie en Alsace*, musée de Strasbourg, 2005.

Schultz M., « Results of the osteological examination of infant skeletons from Elephantine (Egyptian Nubia) », in *Proceedings of the IXth European Meeting of the Paleopathology Association (Barcelona, September, 1992)*, Barcelone, Museu d'Arqueologia de Catalunya, 1995, p. 359.

Silman A.J., Ollier W., Holligan S. *et al.*, « Absence of rheumatoid arthritis in a rural Nigerian population », *Journal of Rheumatology*, 1993, 20, pp. 618-622.

Steinbock R.T., *Paleopathological Diagnosis. An Interpretation*, Springfield (Illinois), Charles C. Thomas, 1976.

Strouhal E., « A probable case of fungal osteomyelitis in the spine from Christian period Sudanese Nubia », in *Proceedings of the IXth European Meeting of the Paleopathology Association (Barcelona, September, 1992)*, Barcelone, Museu d'Arqueologia de Catalunya, 1995, p. 389-394.

Sublimi Saponetti S., Scattarella V., « Probabili pratiche necrophobiche in tombe della prima età del Ferro (IX-VIII sec. A.C.) a Capo Colonna (Trani, Bari) », in *XV Congresso degli Antropologi Italiani, Chieti 28-30 Settembre 2003, La Variabilità umana e storia del popolamento in Italia*, 2003, (résumé p. 171).

Svoronos-Hadjimichalis V., « L'évacuation des fumées dans les maisons grecques », *Bulletin de correspondance hellénique*, 1956, pp. 485-505.

Thillaud P.L., « Pathographie de Louis XVII au Temple (Août 1792-Juin 1795) », *Cahiers de la Rotonde*, 1979, 6 : 71-97.

Thillaud P.L., *Paléopathologie humaine*, Sceaux, Kronos Éditions, 1996.

Thillaud P.L., Glon Y., Charlier P. et Vignal J.N., « La momie gallo-romaine du Fin-Renard », *in* Gourevitch D. (dir.), *Maternité et petite enfance dans l'Antiquité romaine*, Bituriga, Bourges, Ville de Bourges, 2003.

Thillaud P.L., « Les secrets de la momie de Bourges, enquête paléopathologique », *Histoire des sciences médicales*, 2004, 38 (3), pp. 361-364.

Thould A.K. et Thould B.T., « Arthritis in Roman Britain », *British Medical Journal*, 1983, 287, pp. 1909-1911.

Toraude L.G., « Les tribulations posthumes du masque de Richelieu », *Revue moderne de pharmacie*, 1924, 14e année, pp. 100-104.

Tourlet E., « Le bocal de Chinon. Restes trouvés sous le bûcher de Jeanne d'Arc, pucelle d'Orléans », *Bulletin de la Société des amis du Vieux-Chinon*, 1972, 7, 6, pp. 526-535.

Treuil R., « Le Néolithique et le Bronze ancien égéens. Les problèmes stratigraphiques et chronologiques, les techniques, les hommes », BEFAR, Rome, 1983.

Tsaliki A., « Vampires beyond legend : A bioarchaeological approach », *in* LaVerghetta M., Capasso L. (*Ed.*), *Proceedings of the Paleopathological Association, Chieti, 2000, Edigrafital*, Teramo, Italie, 2001, pp. 295-300.

Valentin F. et d'Errico F., « Skeletal evidence of operation on cadavers from Sens (Yonne, France) at the end of the 15th century », *American Journal of Physical Anthropology*, 1995, 98, pp. 375-390.

Venard M., *La Sorbonne et Richelieu*, Paris, Chancellerie des universités de Paris, 1973.

Volckringer J., « Une curieuse découverte dans un vieux droguier de pharmacie », *Revue d'histoire de la pharmacie*, 1976, 23, pp. 231 et 253-258.

Webb S., *Paleopathology of Aboriginal Australians*, Melbourne, Cambridge University Press, 1995.

Weigert R.A., *L'Église de la Sorbonne*, Paris, Éditions du cerf, coll. « Nefs et clochers », 1947.

Wilkins R.F., Hensen J.A., Malmgren J.A. *et al*, « HLA antigens in Yakima Indians with arthritis. Lack of association with HLA-DW4 and HLA-DR4 », *Arthritis Rheumatology*, 1983, 25, pp. 1435-1439.

Woods R.J. et Rothschild B.M., « Population analysis of symmetrical erosive arthritis in Ohio Woodland Indians (1200 years ago) », *Journal of Rheumatology*, 1988, 15, pp. 1258-1263.

INDEX DES NOMS DE LIEUX

INDEX DES NOMS DE PERSONNES

INDEX THÉMATIQUE

TABLE DES MATIÈRES

Dépôt légal : Juin 2008

Lightning Source France
1 Av. Johannes Gutenberg
78310 Maurepas, France
FRHW010759040325
42680FR00007B/115

9 782213 627229